U0273186

GAOGAOSKY | 高高 BOOKS

大瘟疫

病毒、毁灭和帝国的抗争

刘滴川 著

天地出版社 | TIANDI PRESS

图书在版编目（CIP）数据

大瘟疫：病毒、毁灭和帝国的抗争 / 刘滴川著. —成都：天地出版社，2019.3（2020年5月重印）
ISBN 978-7-5455-4424-4

Ⅰ. ①大… Ⅱ. ①刘… Ⅲ. ①瘟疫—历史—世界 Ⅳ. ①R51-091

中国版本图书馆CIP数据核字（2018）第285961号

大瘟疫：病毒、毁灭和帝国的抗争
DAWENYI：BINGDU、HUIMIE HE DIGUO DE KANGZHENG

出品人 杨 政
著 者 刘滴川
责任编辑 刘 倩 聂俊珍
装帧设计 高高国际
责任印制 葛红梅

出版发行 天地出版社
（成都市槐树街2号 邮政编码：610014）
网 址 http://www.tiandiph.com
http://www.天地出版社.com
电子邮箱 tiandicbs@vip.163.com
经 销 新华文轩出版传媒股份有限公司

印 刷 北京盛通印刷股份有限公司
版 次 2019年3月第1版
印 次 2020年5月第3次印刷
成品尺寸 146mm×210mm 1/32
印 张 10
彩 插 16页
字 数 191千
定 价 58.00元
书 号 ISBN 978-7-5455-4424-4

咨询电话：（028）87734639（总编室）
购书热线：（010）67693207（市场部）

自序

《春秋公羊传·隐公元年》曰：**“何言乎王正月？大一统也。”**

西周以降，秦汉是中国历史上又一个一轨九州、同风天下的“大一统”时期。三户亡秦，汉承秦制。汉初的统治者在承继秦朝中央官僚体制的同时，也汲取了秦二世而亡的历史教训，倚黄老之术御国，假和戎之策攘夷，就此，奠定两汉四百余年国祚。

南宫适问于孔子曰：**“羿善射，奡荡舟，俱不得其死然。禹稷躬稼而有天下。”**自距今8000年至5000年前后的新石器时代，华夏各民族陆续以农耕替代渔猎，农耕成为华夏文明主要生产方式和经济业态。有汉一代，虽不乏张骞凿空、班超制夷的佳话名垂青史，但在宾服通贡的朝贡贸易格局下，对外贸易的政治意义远胜于经济利益，因此在经济总量中占比尚小。农耕仍是秦帝国、汉帝国主要的经济业态。

苏东坡《策问》有云：“古者以民之多寡为国之贫富。”产业革命以前，人口数量是衡量自然经济发展水平和经济规模的重要指标，而人口数量的最大威胁则来自战争与瘟疫。秦汉之际，兵革互兴。两汉享国四百余年，而汉匈战争竟历一百三十余载，更兼及秦末战争、楚汉之争、七国之乱、黄巾之祸云云。因战争所致黎民流离、人口罹难的记载可谓史不绝书。可相比战争，瘟疫之横行，由疫而成灾，疫灾对古代社会的破坏力实则更大。自先秦至南北朝，中国瘟疫、疫灾暴发的频次整体呈震荡上升态势，并以西晋时尤甚，达到古代中国瘟疫流行、疫灾破坏之极峰。而秦汉正处于瘟疫、疫灾上行的过渡期。由于在大一统的地缘政治格局下长期频发的内外战争和修攘制御的镇抚外交需求，战争动员、军屯移民、使节朝贡等形式的跨区域、大跨度的人口迁徙成为常态，加之地理气候的变迁，传统的、各自封闭的疫源区和宿主动物栖息地相互连接，这一时期的瘟疫流行开始从区域内传播转向全国性暴发。古代中国全国性的瘟疫大暴发和全国疫灾由此发轫。其中，自东汉建安十三年起暴发的全国大瘟疫一直延续至西晋，曹操《蒿里行》所云“铠甲生虮虱，万姓以死亡。白骨露于野，千里无鸡鸣”的诗句，王粲《七哀诗》所云“出门无所见，白骨蔽平原。路有饥妇人，抱子弃草间”的诗句，所描绘的全都是由疫成灾后中原地区饿殍千里、白骨露野的人间惨剧。

贵族与平民同归，人间并地狱不二。现代卫生体系建立以前，瘟疫对古代社会各阶层造成的破坏往往是无差别的。是时、积极的经济政策和铁制农具的普及刺激了社会生产的发展，这使时人，特别是当时的新兴贵族既坐拥着空前的社会财富，又直面着瘟疫弥漫的死亡威胁。由此，诸多特有的文化现象才显得“理所当然”，比如秦皇汉武之所以往东海求仙、西域寻药，皆因旧传东海仙山和西方昆仑有不死之药；当求药不成，转而炼药，随着火法炼丹的贵族风尚的传播，原始的火药才在“偶然间”问世，西来的琉璃烧造技艺才实现了本土化的流行；当炼药不成，人之将死，“死为生继”便是最好的自我安慰，视死如生的葬俗纵贯秦汉，画家只好用墓室壁画中持药戴胜的西王母和捣药的玉兔去隐喻墓主人生前“药到病除”的未尽的理想。

贵族生而“不死”，平民死而“不息”：钜鹿人张角竖“致太平”大旗，开道教异端、中国秘密文化之先河，后人谓之“千古习邪之首恶”，张角所以仅十余年竟召徒众数十万、遍及八州，举事即致汉室倾覆，皆因符水咒说以疗病。汉末三国之际，诞生于大瘟疫期间的太平道、五斗米道、李家道等道教异端盛行，甚至佛教在中国的早期传播，无不以“为病者请祷”、为社会救济而起家。特别是由太平道引发的黄巾之祸，更是缔造了后世值大瘟疫时代间如魔咒般的、宗教异端角力封建王朝的宗教性叛乱的“黄巾模式”。

可谓瘟疫可弭，流毒不弭。

理想与信仰无助的崩溃或是重建只关乎前者，而直面瘟疫与疫灾的痛定思痛又使得华夏文明之于秦汉的瘟疫，和欧洲天主教之于黑死病相比，更早地闪现出了理性而不止于人性的光辉。诞生于这一时期的《黄帝内经》中的“运气七篇”是中医哲学系统论的集大成者，而作为“运气学”的后继，张仲景《伤寒论》的出现则是东汉末年瘟疫大暴发所直接激发的。中医运气学通过“运气”将地球气候的周期性变化与人类机体，乃至人类社会的周期性变化相互关联，既给出了瘟疫流行、暴发的理论依据，也奠定了其在传统中医学中尖端理论的学术地位。

凡此种种，秦汉之际瘟疫的历史正如黑死病之于欧洲乃至整个世界，它不仅仅是瘟疫的历史，而是以瘟疫、疫灾为背景和诱因的，在政治、文化、科学、艺术、宗教等诸多方面流变的文明史。那么，以上这些，也将是本书所要研究的方向，即既面向历史中的瘟疫和疫灾，研究造成这些瘟疫、疫灾的自然疫源性疾病在当时流行暴发的历史原因、历史特点、疫源地和宿主动物，也面向瘟疫中的历史，研究瘟疫对秦汉及后世的华夏文明造成了怎样重大且深刻的影响。

刘滴川

目录

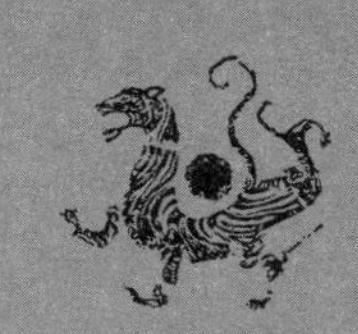

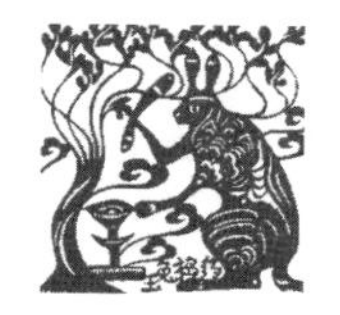

第 1 章

万死千生

秦汉以前中国瘟疫的历史与文化

有人说，战场和疫区都是人间的地狱。可战争关乎文明的兴衰，瘟疫却关乎文明的终结。

瘟疫是一个与医学息息相关的词汇，但严格来说，它却又并不属于医学范畴。它不是某一个确切的疾病种类的代称或某几个疾病种类的统称，而是泛指由一些强烈致病性的微生物，如细菌、病毒所引起的传染病。被称作瘟疫的传染病的致病微生物本身并不具备统一的生物特征，所以瘟疫并不是从这个层面被定义的。只有当某种传染病在历史上或在当下，造成了一定范围内的、连续性的死亡病例，并且由此引发了一系列的社会危机的时候，这种传染病才会被称为瘟疫。

所以，瘟疫虽然以现代医学传染病的概念为基础，但它更多的是一个历史层面的文化概念。通俗地讲，就是在人类与不同种类或不断变异的致病性微生物的博弈历史中，人类的每一次落败，都伴随着一种新的瘟疫的被定义，从古代史中被称作“黑死病”的肺鼠疫到导致拿破仑东征失败的斑疹伤寒，包括21世纪初暴发的严重急性呼吸综合征（SARS），等等，它们都因为造成了区域性的，甚至全球性的群体性死亡病例，并引发严重的社会危机，成为了历史中的新瘟疫。

在历史中，瘟疫在人类群体、人类社会中大规模传播并引发疫灾的历史并不是随着人类的诞生便开始的。自旧石器时代约至殷商之间的数万年中，人类虽饱受各种疾病的困扰，但不至于遭受流行病大规模传播，甚或瘟疫暴发的威胁。

《淮南子·修务训》云：“古者，民茹草饮水，采树木之实，食蠃蛖之肉，时多疾病毒伤之害。”《韩非子·五蠹》亦云：“民食果蓏蚌蛤，腥臊恶臭而伤害腹胃，民多疾病。”在引火技术和保存火种的能力成熟之前，茹毛饮血的饮食习惯使原始先民饱受消化系统的肠胃类疾病或蛔虫病的困扰。这样的情况直到距今8000年至5000年之间的新石器晚期，随着农耕生产逐渐替代渔猎生产才得以改变。不过，自这一时期至夏朝，由于社会生产力非常低下，东亚地区的人口总量还很少。从今天的考古发现可知，是时，仅黄河流域内的文化遗址就分属仰韶文化、裴李岗文化、马家窑文化、龙山文化、齐家文化、大汶口文化等多种文化类型。多种多样的文化类型表明当时的各个部落之间仅存在相当有限的文化交流，而不可能出现大规模、大跨度的人口迁徙。部落与部落之间相对孤立，相互隔绝。人口的分散分布加之极低的人口密度，使得传染病、流行病的传播缺乏基本的媒介。

延伸阅读

《道德经》曰："小国寡民，使有什伯之器而不用，使民重死而不远徙。"道家老子的"小国寡民"与儒家春秋学的"大一统"可谓是古代中国，特别是汉代统治者们治国理想的左右两极。汉武帝设五经博士，以儒家思想治国，走的是"大一统"的儒家路线，而原本汉初的文景之治，行黄老无为之道，走的则是"小国寡民"的路线。不过，秦汉之际，时人理解的"小国寡民"如河上公所云："圣人虽治大国，犹以为小，俭约不奢泰。民虽众，犹若寡少，不敢劳之也。"也就是说，小国并非国小，而是以之为小，寡民并非民寡，而是以之为寡，"小国寡民"实则"大国多民"。当然，近现代的学者多不以为然。

小国便是国小，寡民便是人少。老子所倡导的"小国寡

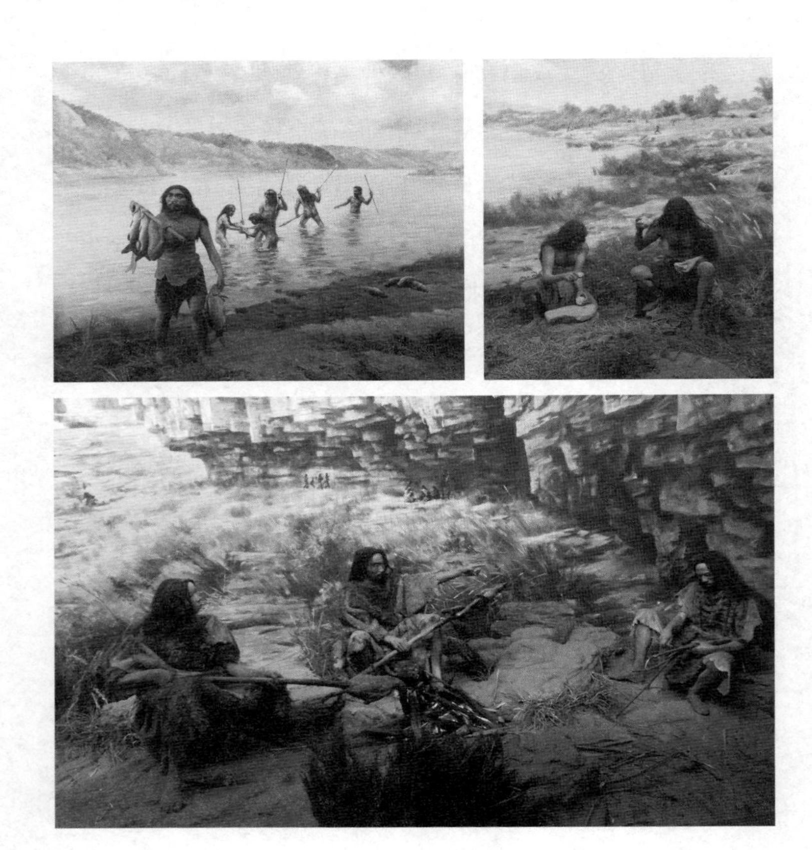

“小国寡民”本质上是由生产力发展水平决定的政治发展模式，所谓的“国”，大多是部落和较小的部落联盟。

民”实际上是石器时代、洪荒时代理想的社会组织形式。这显然无法真正适应大一统的秦汉帝国的政治格局。不过，如果从瘟疫史或流行病学的角度看，老子所倡导的这种“小国寡民”的组织形式无疑是现代医学和现代卫生防疫体系全面建立以前，最不利于瘟疫传播的政治格局，任何致病性高、致死率高的传染病都不可能在洪荒时代从事渔猎采集生产的小型的部落中长期存在，因为类似的传染病一旦传播，部落内全体成员中的大多数人会在短时间内因感染传染病而丧生，即便有少数人幸存下来，幸存的人也会因为疫灾破坏了部落的社会生产，没有食物果腹而死亡。而由于人口在部落中分布，部落与部落之间的距离很远，彼此间的交流十分有限，区域性的瘟疫无法在因人口迁徙带来的人口再生过程中获得“循环传播”的机会。这也就是为什么洪荒时代的社会生产力最低，且基本不存在医疗卫生条件，但这一时期却没有出现大规模的瘟疫和疫灾的原因。

约距今3000余年前，取代夏朝的商朝开始通过频繁的对外战争建立起以商为中心的黄河流域的新秩序。已知最早的瘟疫记载和瘟疫概念的形成便始于殷商。

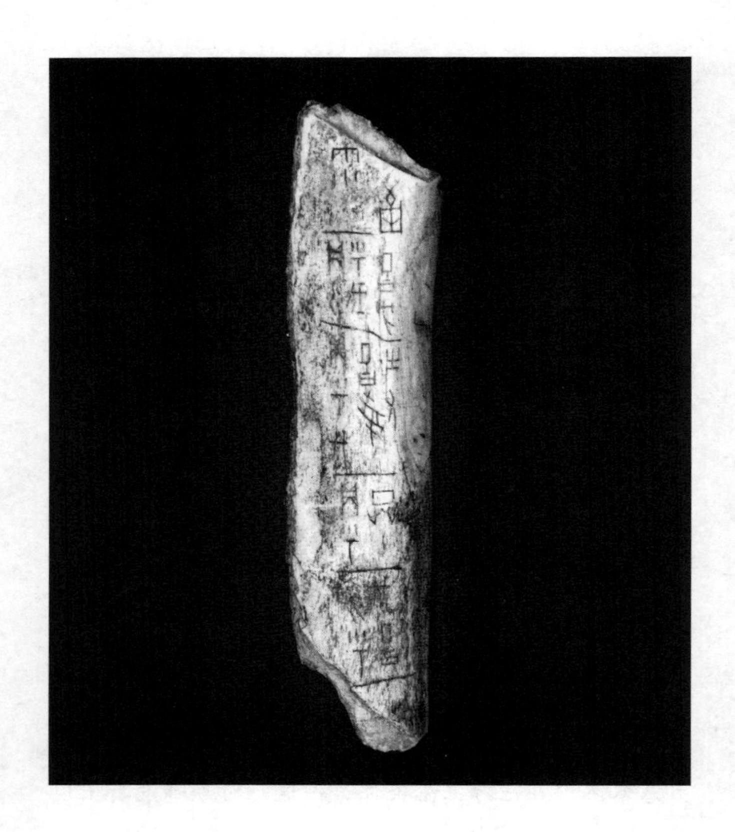

甲骨文卜辞，商，安阳小屯村出土

延伸阅读

在甲骨文卜辞中，殷商的贞人，也就是刻下甲骨文卜辞的“书法家们”，记录了很多生活在商王朝周围的其他部族或酋盟政权的名字，这些部族和酋盟政权全都以“某方”的形式命名，比如经常出现的就有龙方、吕方、土方、危方、刑方、鬼方、羌方、攸方，等等。这些某方，被称作方国。它们分布在商王朝国境外的四周，是商王朝的“邻国”，有大量的甲骨文卜辞都直接或间接记载、反映了这些方国与商王朝之间的朝贡、贸易和战争的历史。

这些方国国名大量而频繁地出现，说明了商代积极的外交政策，也从侧面反映了殷商时期以大商邑为中心的中国，政治、经济、文化交流的活跃性。不过，交流的活跃有赖于频繁的人口迁徙。而生产力的发展、城市规模的扩大，又必然导致城邑内的人口密度空前增大。这一切，都使得殷商成为了中国历史上第一个遭受瘟疫、疫灾威胁的王朝。

左图这段卜辞的内容是：莆，雨。吕方平伐贞勿。有又吕受贞平伐。正贞平。伐吕勿平。

晚商时，甲骨文刻辞中有很多指代人体部位的字，如首、耳、鼻、口、舌、齿、肱、臀、趾等，以及唯一一个出现的脏器——心。与此相对应的，刻辞中也出现了一些以人体部位为基础的疾病或症状的命名，如用“疾”字与人体部位组词，有疾首、疾耳、疾口、疾舌和疾目等。甲骨文“疾”字是最早出现的指代疾病概念的汉字，而当“疾”字与其他人体部位、人体器官之外的字组词时，新的词通称都与传染病、流行病的概念有关。如传染病、流行病的传播被称作“降疾”，这表明殷商时，华夏民族就已经具备了疾病的分类常识，可以将人体的疾病划分为传染性疾病和非传染性疾病，并且能够意识到引发传染病、流行病的致病因素来自于人体之外。再如，传染病、流行病在人群中的大量传播被称作“雨疾”，比喻病如雨下；传染病、流行病高发的年份被称作“疾年”，这类似于后世常说的荒年、流年、饥生、丰年等。

受到甲骨文刻辞的影响，后来的先秦文献中，也出现了一些由“疾”字和非人体部位、人体器官的字所组成的词，这些词也多用来表示传染病、流行病。比如《周礼·天官》云：“春时有痟首疾。”又云：“秋时有瘧寒疾。”《灵枢·论疾诊尺》有云：“夏天伤于暑，秋生痎疟。”余云岫《古代疾病名候疏义》则疑“痟首疾”为春季时的流行性感冒，指疟由蚊所传授。[1]又如《周礼·天官》所云“秋时有疟寒疾”及《孟子·公孙丑下》所云“有寒疾，不可以风”，余氏又引张子鹤《中国医药科学讨论》谓寒疾也是流行性感冒。[2]显然，这些先秦文献及甲骨文刻辞中的由表示人体部位或人体器官之外的字与“疾”字组成的词虽然表示传染病、流行病，但这些传染病、流行病的传染性即便很强，致死率却很低，不足以对患者的生命和社会造成巨大的威胁和破坏。所以，这些词表示的传染病、流行病并不属于瘟疫，或者还没有发展到瘟疫的程度。

另外，古代文献，特别是中医典籍中，经常会用“时气”“温病”和“热病”等词表示传染病、流行病，由于文献记载相对简单，今人很难根据有限的记载确定这些传染病、流行病的具体类型及其所对应的现代医学的疾病名称。这些传染病、流行病在特定的环境中，具转化成或引发瘟疫的可能，但仅就这些词语本身，还无法认定它们属于瘟疫。

1　余云岫编著，张苇航、王育林点校：《古代疾病名候疏义》，学苑出版社，2012年，第332页。

2　同上书，第333页。

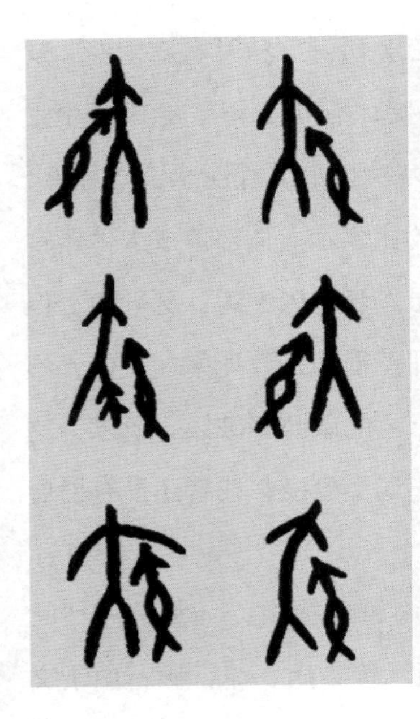

甲骨文“疾”字（外伤）（左）

甲骨文“疾”字（疾病）（右）

延伸阅读

《说文》云："疾，病也。"

甲骨文有两个"疾"字，它们都是会意字。这两个"疾"字虽然都表示病，但一个表示外伤，一个却表示疾病。或者更通俗地说，它们类似于现代医院中的外科和内科。"外科"的"疾"字写作""。这个字由一个"人"字和一个"矢"字组成，"矢"就是弓箭的箭，箭射入了人的身体，所以人受了外伤。这个"疾"字就表示外伤。"内科"的"疾"字写作""。这个字由左边的一张榻和右边的一个人组成，人的周围还有两个或三个点，这些点表示人出的汗。一个人躺在床榻上大汗淋漓，说明他正在忍受肉体的煎熬，或者是正在发烧。所以，这个"疾"字表示内在的疾病。在甲骨文卜辞中，经常会出现"疾"字，如"辛御疾身"（《合集》一三六六七），"贞，御疾身于父乙。"（《合集》一三六六八）等，后人就可以通过两个不同的"疾"字的使用来判断病患伤病的性质。

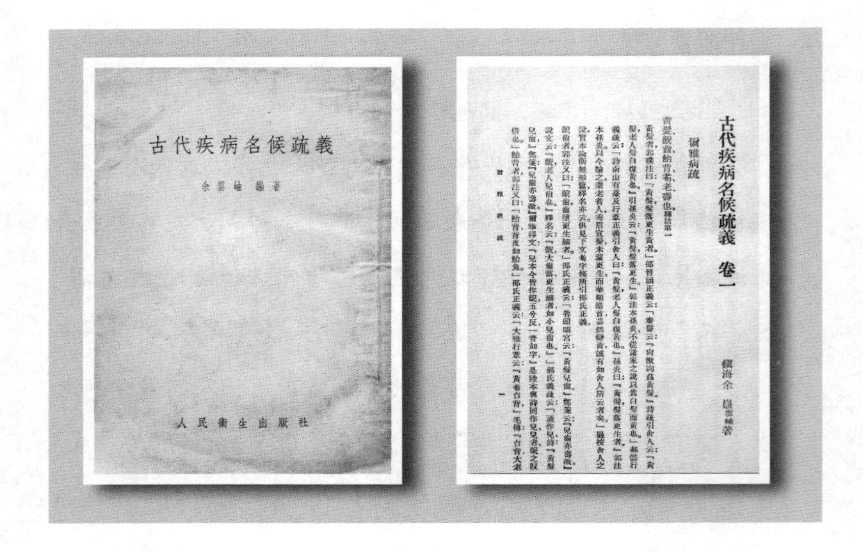

古代疾病名候疏義

余雲岫 編著

人民衛生出版社

古代疾病名候疏義 卷一

鎮海余 巖雲岫著

爾雅病疏

黃髮、齯齒、鮐背、耇老，壽也。釋詁第一

黃髮者，郭璞注曰：「黃髮，髮落更生黃者。」邵晉涵正義云：「秦誓云：『尚猷詢茲黃髮。』詩疏引舍人云：『黃髮，老人髮白復黃也。』引孫炎云：『黃髮，髮落更生。』郭注本孫炎，不從諸家之說以為白髮而黃也。」郝懿行義疏云：「詩南山有臺及行葦正義引舍人曰：『黃髮，老人髮白復黃也。』孫炎曰：『黃髮，髮落更生者。』郭注本孫炎。以今驗之，耆老者人秀眉宣髮，未嘗更生，而華顛皓首，若然變黃，誠有如舍人所云者矣。」巖按舍人之說，實本論衡無形篇，釋名亦云。俱見下文耇字條所引邵氏正義。

齯齒者，郭注又曰：「齯齒，齒墮更生細者。」邵氏正義云：「魯頌閟宮云：『黃髮兒齒。』鄭箋云：『兒齒亦壽徵。』說文云：『齯，老人兒齒也。』釋名云：『齯，大齒落更生細者，如小兒齒也。』」郝氏義疏云：「通作兒，詩『黃髮兒齒』，鄭箋『兒齒亦壽徵』，爾雅釋文：『兒本今皆作齯，五兮反，一音如字。』是陸本與詩同作兒，兒者齯之假借也。」鮐背者，郭注又曰：「鮐背，背皮如鮐魚。」邵氏正義云：「大雅行葦云：『黃耇台背。』毛傳：『台背，大老

爾雅病疏 一

余云岫编著：《古代疾病名候疏义》，人民卫生出版社，1953年

延伸阅读

余岩（1879—1954年），字云岫，号百之，谱名允绶，浙江镇海人。

他少时学中医，后公费赴日本留学。辛亥革命时一度返国参加救护工作。民国五年（1916年），自日本大阪医科大学毕业后回国，任公立上海医院医务长。翌年，在沪开业行医，兼任上海商务印书馆编辑。曾任国民政府卫生部中央卫生委员会委员、内政部卫生专门委员会委员、教育部医学教育委员会顾问、东南医学院校董会副主席、中国医药研究所所长、上海市医师公会第一任会长和《中华医学杂志》主编等职。

他编著的《古代疾病名候疏义》搜集了《尔雅》《方言》《说文解字》《释名》《广雅》等训诂书中所有的疾病词条，以及儒家经典《十三经》中有关疾病的记载，在遵循乾嘉学者训诂之法的基础上，力求用现代医学的理论释读古代文献中的疾病术语，是中国医学史基础研究的重要著作。

不过，真正令余氏名声大噪的是他所推动的“废止中医案”。晚清时，西医大规模输入中国，并日益大行其道。以西医为代表的现代医学以实证主义科学为认知基础，这与倡导辨证施治的经验主义的中医产生了深刻的、不可调和的理论对峙和文化冲突。

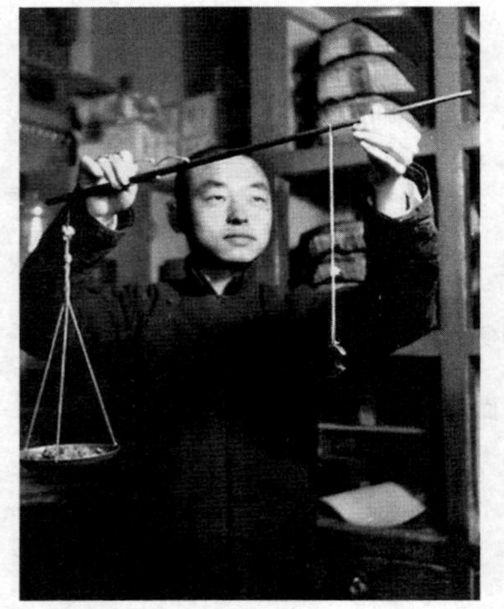

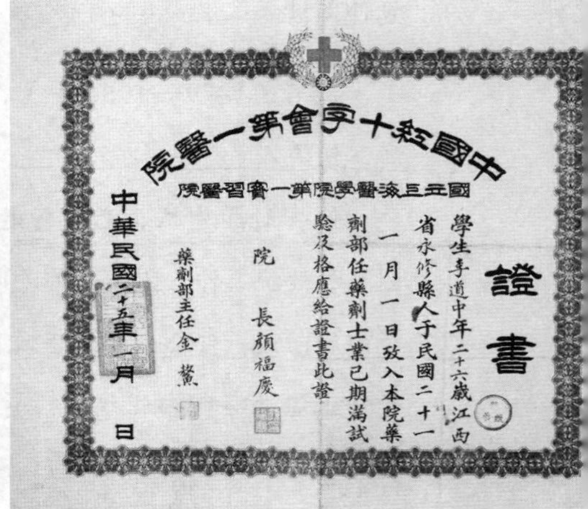

中國紅十字會第一醫院

國立上海醫學院第一實習醫院

證書

學生李道中年二十六歲江西省永修縣人于民國二十一一月一日攷入本院藥劑部任藥劑士業已期滿試驗及格應給證書此證

院長顏福慶

藥劑部主任金

中華民國二十五年一月 日

民国时的中药铺伙计 （左）

民国时西医学生的毕业证书 （右）

五四新文化运动以来，知识界反传统的思潮日益高涨，中医成为了知识界严重愚昧落后的旧文化的代表。以此为背景，1929 年，主张“坚决消灭中医”的余云岫在汪精卫的支持下，提出了“废医存药”的废止中医案，并在民国第一届中央卫生委员会会议上通过该案。“废止中医案”事件成为了晚清以来中国传统文化与西学交锋并全面落败的标志性事件。

除此之外，古代文献中还有一些词与某些现代传染病、流行病的译名一致，但与现代疾病有本质上的差异。这是现代翻译者在翻译过程中所引发的歧义。比如古代文献，特别是中医典籍中经常会出现的“伤寒”即一例。今天现代医学所说的“伤寒”是由伤寒杆菌造成的伤寒病，伤寒病在古代和近代欧洲的流行和暴发，曾经引发过多次严重的疫灾，属于历史中典型的瘟疫范畴。但在以中医理论为依据的古代文献中，“伤寒”并不是伤寒病。《素问・热论》云：“今夫热病者，皆伤寒之类也。”也就是说，中医所说的伤寒，其典型症状就是发热。凡是发热性的疾病或具备发热特征的疾病可能都会被称作伤寒。

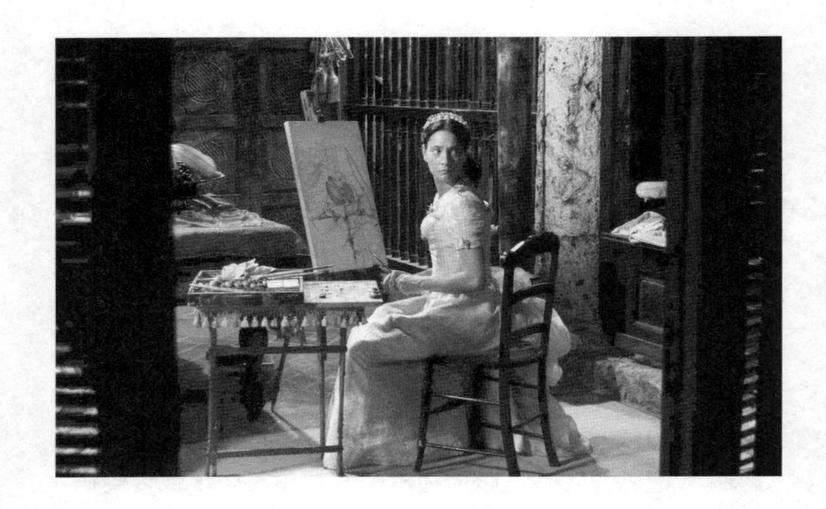

电影《霍乱时期的爱情》剧照

霍乱是由霍乱弧菌污染而引发的一种急性腹泻性传染病，它曾经在人类历史中长期流行，并且引发过无数次大大小小的瘟疫。哥伦比亚作家加西亚·马尔克斯的长篇小说《霍乱时期的爱情》，就是以霍乱的流行作为小说背景的。在小说中，作家赋予了霍乱一种文学的象征意义——爱情。霍乱使一些人走向死亡，却也让活下来的人能够获得生命的反思，并且激发出顽强的生命力。

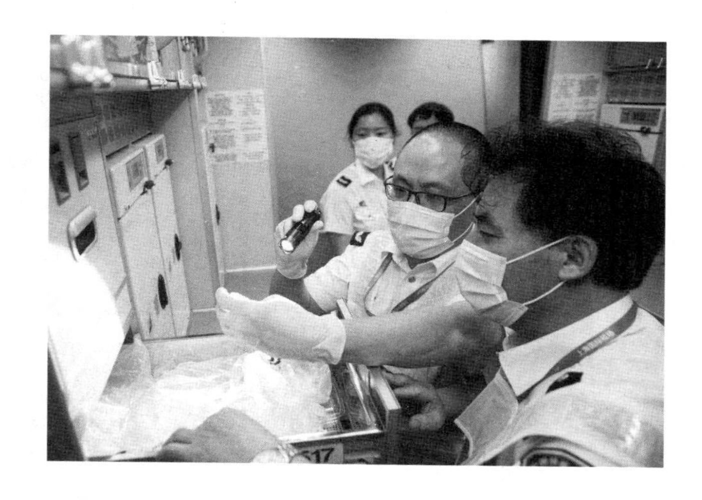

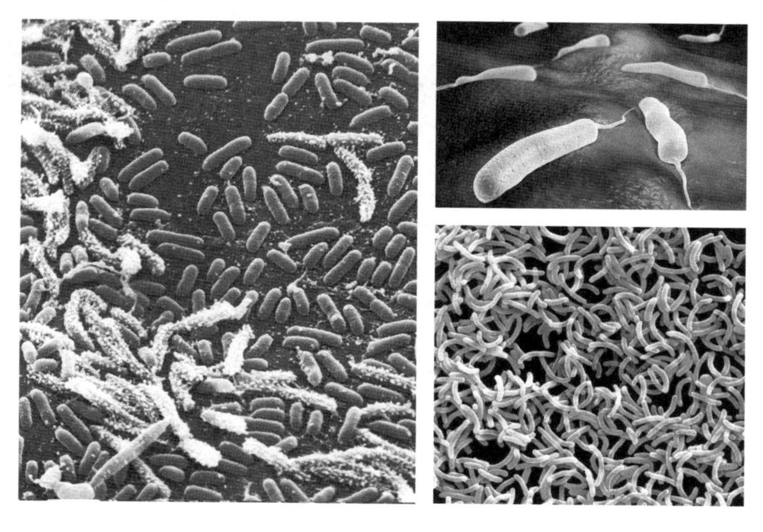

检疫部门对来自霍乱疫区的飞机强制登机检疫（上）

霍乱弧菌（下）

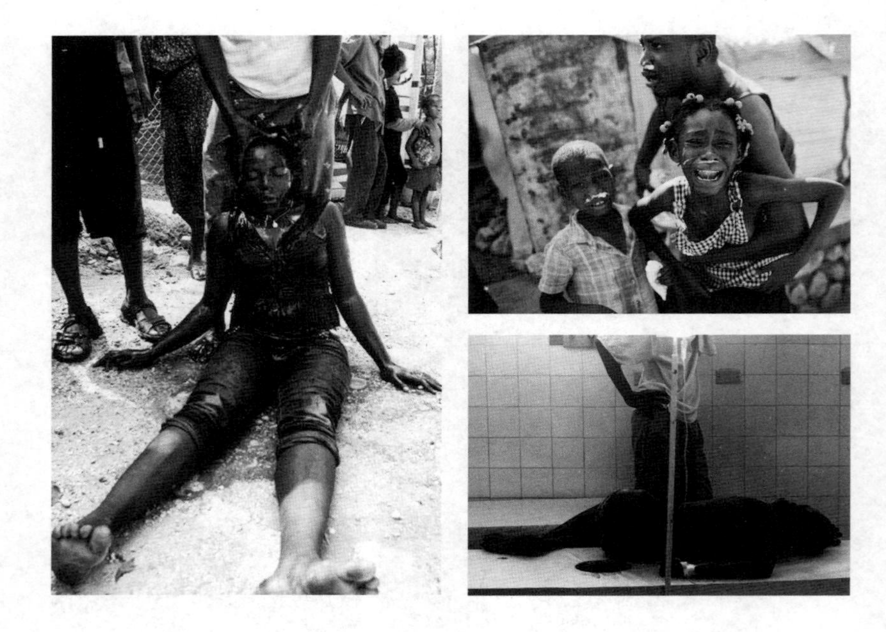

2010 年，海地暴发霍乱，超千人死亡

《难经·五十八难》基于《内经》对伤寒定义的基本特征，进一步予以界定，云："伤寒有五，有中风、有伤寒、有湿温、有热病、有温病。"可见，中医所说的伤寒也可以是一切外感病的泛指，并不一定专指某一种病。所以，虽然今天已知有很多古代的瘟疫都属于外感病，但由于外感病的范围太大，所以不能一概而论地判断古代文献中所说的"伤寒"都属于瘟疫的范畴。

还有"霍乱"。今日现代医学所说的"霍乱"特指因摄入受到霍乱弧菌污染的食物或水引起的急性腹泻性传染病。但在古代中医著作和历史文献中，"霍乱"显然与霍乱弧菌无关。早在《黄帝内经》中，霍乱便屡次出现，如《灵枢·五乱》云："乱于肠胃，则为霍乱。"《素问·气交变大论》云："岁土不及，民病飧泄霍乱。"《素问·六元正纪大论》云："太阴所至为中满霍乱吐下。"后世医家亦多有论述，其症状亦载于史籍。如张仲景《伤寒论》云："呕吐而利，此名霍乱。"《汉书·严朱吾丘主父徐严终王贾传》载："夏月暑时，欧泄霍乱之病相随属也，曾未施兵接刃，死伤者必众矣。"可见，中医和古代文献所说的"霍乱"指的是挥霍撩乱、呕吐腹泻，并伴有明显的腹痛和发热的症状，并没有清晰的疾病类别的分界。

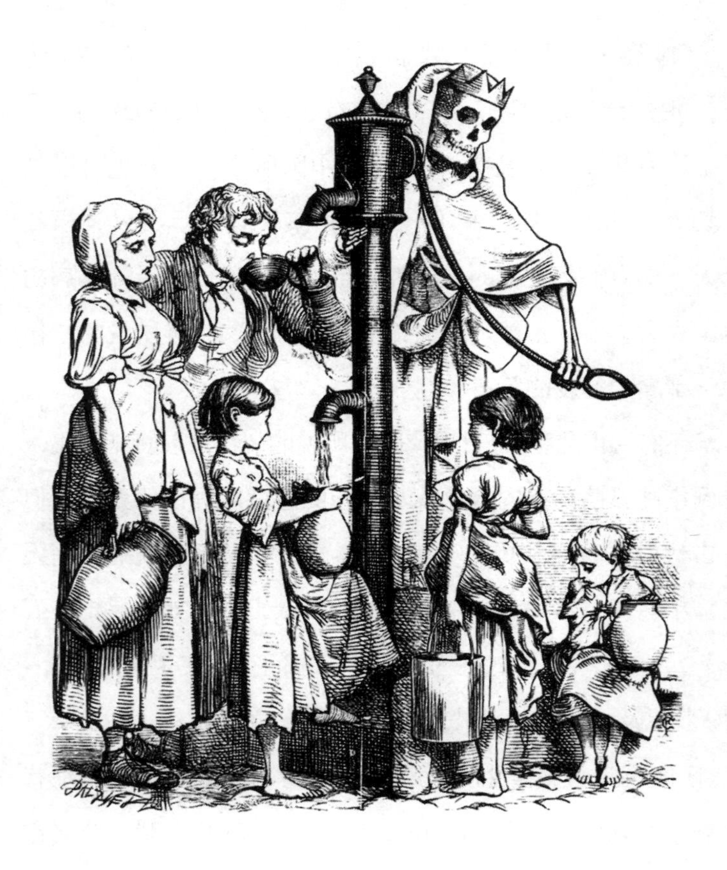

1854 年英国一处被霍乱弧菌污染的水井。该漫画发表于 *1866* 年

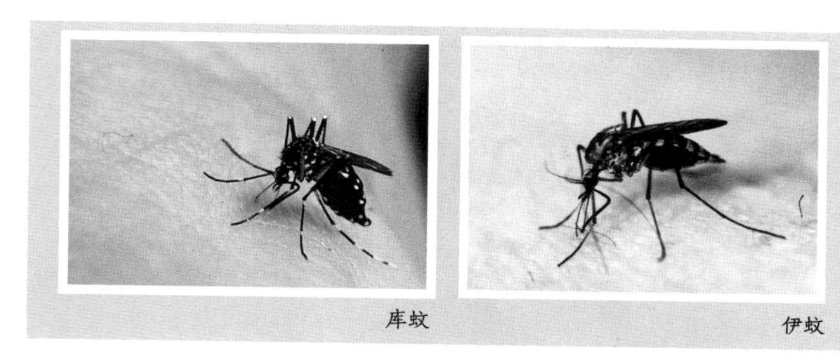

库蚊　　伊蚊

延伸阅读

在历史上和当今，现代医学所说的疟疾都是一种较为常见的瘟疫。据世界卫生组织公布的资料，2015 年全球有 2.12 亿例疟疾病例，42.9 万例死亡病例，死亡率大约为 0.2%。其中，非洲是疟疾的主要疫区，当地有 1.9 亿人感染疟疾，40 万人因罹患疟疾而死亡。

疟疾是一种虫媒传染病，是由病媒生物传播的自然疫源性疾病。也就是说，自然界中的动物是最初的传染源，传染源以昆虫作为媒介传染给了人类。这类传染病的流行通常需要特别的自然环境，比如流行性乙型脑炎，简称“乙脑”，它多在夏秋季节流行，这是因为乙脑的传播媒介主要是库蚊、伊蚊和按蚊中的某些种类，而这一时节是蚊类活动的频繁期。除疟疾和乙脑之外，常见的虫媒传染病还包括鼠疫和登革热等。而在历史上，这些传染病的传播都曾引发过著名的瘟疫灾难。

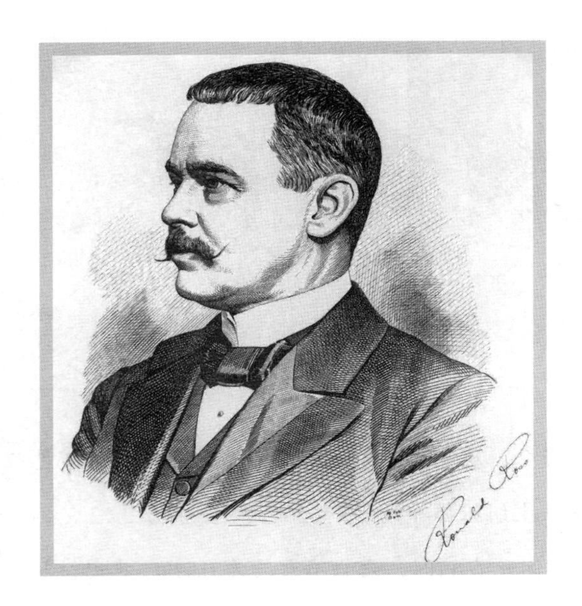

罗纳德·罗斯（*1857* 年 *5* 月 *13* 日—*1932* 年 *9* 月 *16* 日）

英国医生、微生物学家、热带病医师。*1898* 年，他在患疟疾的鸟类血液中发现了类似蚊胃腔疟原虫的着色胞囊，在蚊子的唾液中观察到鸟类疟原虫，从而证实了蚊子在传播疟疾中起作用的假说。他也因此获得 *1902* 年诺贝尔生理学和医学奖。

如果就这些症状判断疾病的类别，则这里所说的“霍乱”应当包括但不限于急性胃肠炎、细菌性食物中毒、肠梗阻一类的急腹症等，而至于某一次“霍乱”是否属于瘟疫，还必须根据相关史料中描述的这次传染病的流行特征，根据是否能够证实其具有强传染性和高死亡率的特征来判断。

另外，古代文献中还经常出现的“瘧”和“瘧疾”，今简化字写作“疟”和“疟疾”，也属于类似的情况。现代医学中的疟疾是经按蚊叮咬或输入了带有疟原虫的患者的血液而感染的，由疟原虫所引起的虫媒传染病。但《礼记·月令》云：“孟秋行夏令，则民多瘧疾。”郑玄注云：“瘧疾，寒热所为也。”《释名》云：“瘧，酷虐也。”又如《左传·昭公十九年》所云“夏许悼公瘧”及《左传·定公四年》所云“瘧疾方起”等，皆言此寒热之证。可见，在古代，瘧疾有可能是一类传染病、流行病，但绝非现代医学所特指的虫媒传染病，而是季节性外邪所致的时令病。所以，古代文献中的“瘧疾”也不属于瘟疫的范畴。

以上都属于甄别古代瘟疫、疫灾历史的基本知识。

早在殷商时，殷人便具有了将疾病划分为非传染性疾病、传染性疾病和瘟疫的常识。时人以“降疾”“雨疾”描绘传染病、流行病的传播或大量传播，但专以“疫”“疾疫”界定传染性强、致死率高的传染病，也就是瘟疫。《说文》云：“疫，民皆病也。”《释名》云：“疫，役也，言有鬼行役也。”先秦、秦汉时，除从甲骨文刻辞中保留下来的“殴”字之外，最常见的表示瘟疫的字还包括“殴”字的通假字、异体字“疫”和“役”，“厉”字及其通假字“疠”，以及由这些字组成的词。比如：疫，《礼记·月令》云：“孟春行秋令，则其民大疫。”又云：“果实早成，民殃于疫。”《史记·天官书》云：“氐为天根，主疫。”《史记·赵世家》云：“甘露降，时雨至，年谷丰孰，民不疾疫，众人善之，然而贤主图之。”《汉书·刑法志》云：“鬻棺者欲岁之疫。”以上云云，便是“瘟疫”的“疫”。

厉，如《礼记·檀弓下》云：“吴侵陈，斩祀杀厉。”又如《左传·哀公元年》云：“在国，天有灾疠，亲巡其孤寡，而共其乏困。”“厉”字通“疠”，《说文》云：“疠，恶疾也。”这个“厉”字，以及以“厉”为本字加上病字头的“疠”字也都表示瘟疫。

菑疠，如《左传·哀公六年》云：“天有菑疠。”

疠疫，如《左传·昭公元年》云：“山川之神，则水旱疠疫之灾，于是乎禜之。”

疠疾，如《左传·昭公四年》云：“疠疾不降。”又如

《周礼·天官》云："四时皆有疠疾。"

这些由"疫""疠"组成的词同样表示瘟疫。除此之外，先秦、秦汉时可以代表瘟疫的字、词较为常见的还包括：

瘟，如《抱朴子内篇·微旨》云："经瘟疫则不畏，遇急难则隐形。"宗懔《荆楚岁时记》云："以五彩丝系臂，名曰辟兵，令人不病瘟。"又云："正月旦，吞鸡子、赤豆七枚，辟瘟气。"

札，如《周礼·大司乐》云："大札，令弛县。"郑玄注云："札，疫疠也。"

恶，如《左传·成公六年》云："郇瑕氏土薄水浅，其恶易觏。"杜预注云："恶，疾灾。"

渍，如《吕氏春秋·贵公篇》云："仲父之疾病矣，渍甚。"余云岫《古代疾病名候疏义》谓："'渐染'即今之传染。传染病流行之时，死者亦众多，故亦曰'渍'也。"[1]

大灾、大瘠和瘈，如《春秋公羊传注疏·庄公二十年》云："夏，齐大灾。大灾者何？大瘠也。大瘠者何？瘈也。瘈者，民疾疫也。"这些字（以上也包括了一些表示瘟疫的字的异体字），也都可以表示瘟疫。

1　余云岫编著，张苇航、王育林点校：《古代疾病名候疏义》，学苑出版社，2012 年，第 258 页。

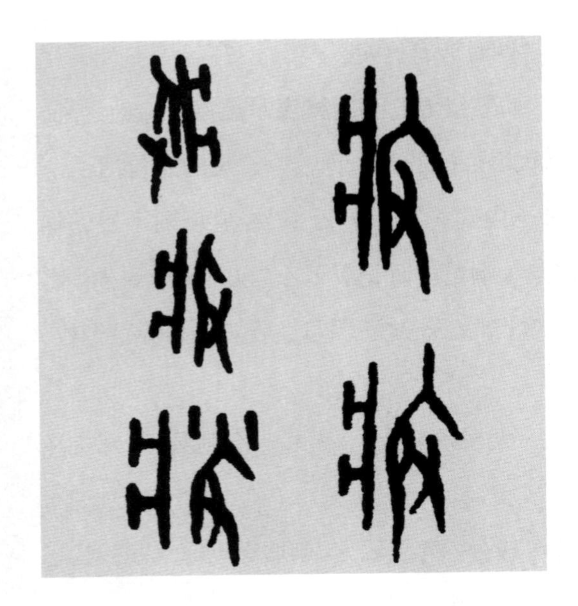

甲骨文“疒殳”（“疫”）字

延伸阅读

瘟疫的“瘦”字，或“疫”字，都是会意字。《释名》云：“疫，役也。”在甲骨文中，“疫”字最初写作（）。“疫”字从病、从役。《说文》云：“役，戍边也。”役是戍边的兵士或者役夫。

古代部队行军，士兵或者役夫的生活十分艰苦，人体的抵抗力随之下降，加上军队中的卫生条件极差，而军队又不同于农业生产，人员的集中度高，人口密度极大，这些都为传染病、流行病的传播和暴发提供了充分的条件。再者，戍边的部队来自于国中，部队行军的本质就是人口大规模、大跨度的迁徙。通过戍边或战争，不同地区的人汇集在一起，这为传染病、流行病的传播提供了媒介的条件。

因此，甲骨文中的“瘦”字由“病”字和“役”字组成，或可从侧面证实，殷商时，最初的瘟疫应该流传在戍边的兵士和役夫中间。华夏民族最早的瘟疫应该是暴发于部队或战俘营里的，这一点也符合古今中外瘟疫暴发的历史规律。

商周是中国瘟疫流行的萌芽期，这一时期，随着内外交流的增多、城市规模的扩大，瘟疫开始在人口密度较大或人员流动性较多的军队、城市中传播。不过，可能由于瘟疫规模较小，加之文献记载简略，或是具体时间难于判断，或是在疾病特征方面记载得含糊不清，几乎没有能够明确判断时间或界定瘟疫性质的瘟疫传播或疫灾暴发事件。

能够明确瘟疫流行的时间和主要疫区范围的历史记载始于春秋战国。据龚胜生、刘杨、张涛在《先秦两汉时期疫灾地理研究》一文中的研究，春秋战国大规模的疫灾主要有 8 次（见表 1）。[1]

表 1　春秋战国时期疫灾情况表

顺序次数	疫灾发生时间	史载主要灾情	物候与自然、地质灾害及其他	资料来源
1	鲁庄公二十年(公元前 674 年)夏	夏，齐大灾。大灾者何？大瘠也。大瘠者何?痢也	无	《公羊传·昭公十九年》

1　龚胜生、刘杨、张涛:《先秦两汉时期疫灾地理研究》,《中国历史地理论丛》2010 年第 25 卷第 3 期，第 98 页。

（续表）

顺序次数	疫灾发生时间	史载主要灾情	物候与自然、地质灾害及其他	资料来源
2	鲁襄公九年（公元前564年）	九年春，宋灾	无	《左传·襄公九年》
3	鲁昭公十九年(公元前523年)	郑国不天，寡君之二三臣，札瘥夭昏，今又丧我先大夫偃	无	《左传·昭公十九年》
4	公元前514年至公元前496年	在国，天有菑疠	无	《左传·哀公元年》
5	秦献公十六年(公元前369年)	民大疫	无	《史记·六国年表》
6	魏惠成王八年(公元前362年)	梁惠成八年，雨于赤髀，后国饥兵疫	雨于赤髀，后国饥兵疫	《路史》卷三三
7	赵惠文王二十二年（公元前277年）	大疫	二十一年，赵徙漳水武平西。二十二年，大疫	《史记·赵世家》
8	秦始皇四年（公元前243年）	天下疫	蝗虫从东方来，蔽天，天下疫	《史记·秦始皇本纪》

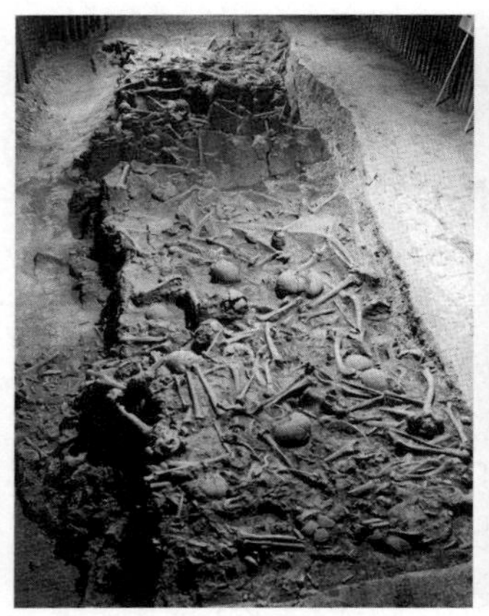

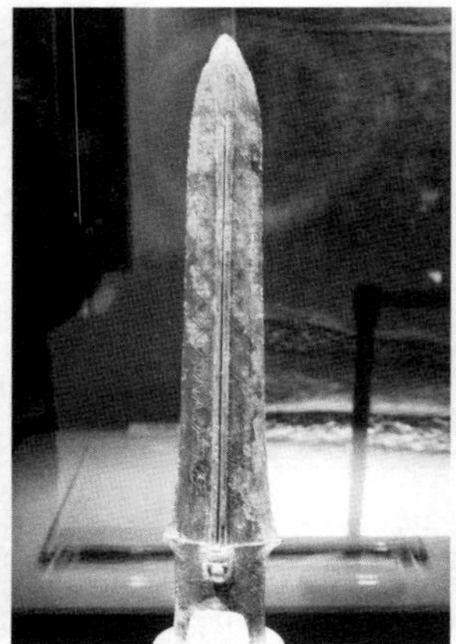

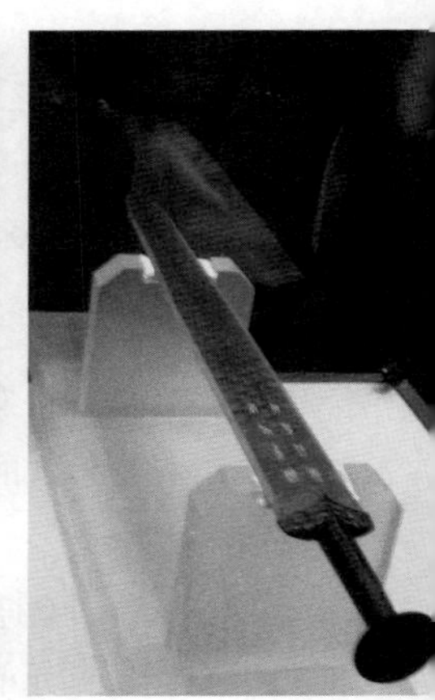

长平之战后白起杀降留下的“万人坑”（左）

吴王夫差矛 （中、右）

春秋战国诸侯争霸，战争是争霸的主要方式，大量青铜兵器的出土从侧面反映了春秋战国时期战争的常态化。

以上的文献记载及相关研究成果表明，春秋战国时，中国瘟疫、疫灾的流行和暴发的规模较小、频率较低，瘟疫、疫灾延续的时间也比较短暂，对人口和社会的破坏力远不如同时期频发的战争更加直接。这一时期，史料中记载的疫灾年份仅有 8 个，疫灾频度仅为 1.64%。即便考虑到文献资料的佚失等原因造成的记载不全的因素，在中国古代瘟疫史中，春秋战国时瘟疫流行、疫灾暴发的频度依旧相当低。可是，这仍然无法改变瘟疫流行导致人口罹难和社会破坏的历史规律。随着瘟疫流行在这一时期内的常态化，一些缘起于瘟疫、疫灾的民间文化现象或生活习惯开始在中国兴起，并且作为一种特有的瘟疫文化保存下来。这其中最为典型且基本可以确定发源时代的，便是民间习俗——用艾。

《素问 · 异法方宜论》云：“其地高陵居，风寒冰冽，其民乐野处而乳食，藏寒生满病，其治宜灸焫。故灸焫者，亦从北方来。”灸焫即艾灸。华夏民族发现并利用艾草药用价值的历史非常悠久，而以艾熏、艾灸治病，以及在春夏之交挂艾、熏艾的习俗，大约始于春秋战国。现代研究和实验表明，艾草中含有的艾蒿黄酮具有抗菌、抗氧化和免疫抑制等作用。[1]

1　李春娜、占颖、刘洋洋等：《艾蒿药理作用和开发利用研究进展》，《中华中医药杂志》2014 年第 12 期。

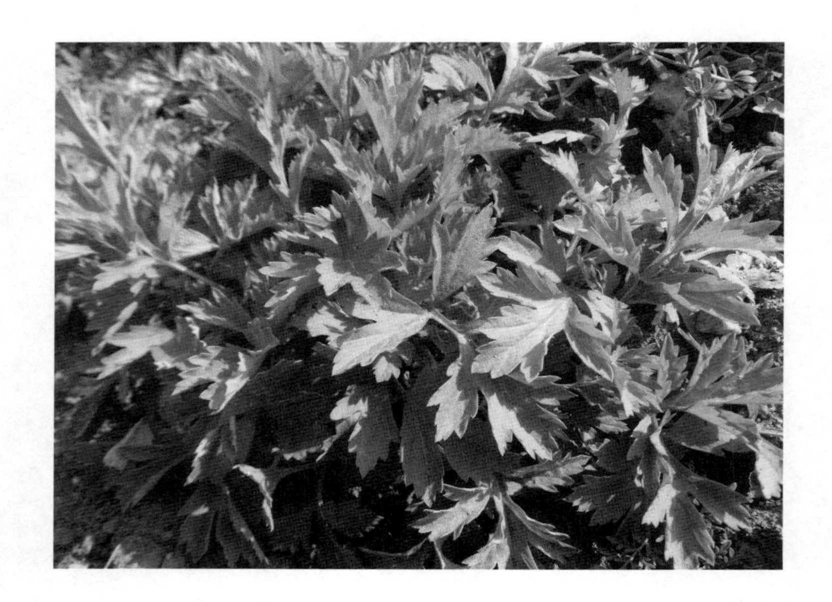

艾草

《楚辞·离骚》（节选）

世幽昧以昡曜兮，孰云察余之善恶。

民好恶其不同兮，惟此党人其独异。

户服艾以盈要兮，谓幽兰其不可佩。

延伸阅读

艾草，又名蕲艾、艾萧、艾蒿、艾绒等。《本草纲目·草部》云："艾以叶入药，性温、味苦、无毒，纯阳之性，通十二经，具回阳、理气血、逐湿寒、止血安胎等功效，亦常用于针灸。"

艾草对大肠杆菌的抑菌效果尤其明显，为高度敏感。[1]《诗经》《楚辞》中，时人采艾、用艾的记载非常普遍，而时至今日，逢端午挂艾的民间习俗正是古代辟邪祛疫的瘟疫文化的遗存。

1　向双云、周珍辉、李玉冰等：《8 种中草药对大肠杆菌的体外抑菌试验》，《黑龙江畜牧兽医》2016 年第 10 期。

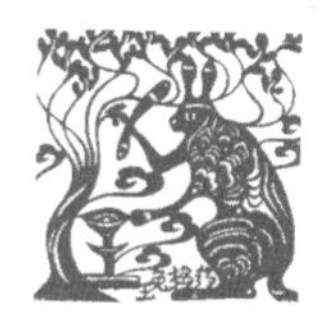

第 2 章

哀死事生

秦汉疫灾的史学文献考据及时空分布特征

早死晚死都是死，走到哪里也是死。对，这就是大瘟疫。

秦汉是中国瘟疫流行、疫灾暴发的高发期，这一阶段，瘟疫流行的频次逐渐提高，疫灾的范围及延续时间不断扩大、增长，直到东汉末年至西晋，到达中国古代疫灾暴发的极峰。

由于这一时期瘟疫、疫灾的高发性及其对后世产生的深刻影响，近代以来，秦汉瘟疫研究在中国瘟疫史中，一直是医学史学、历史地理学和环境史学等学科共同的热点课题。不过，由于文献记载的出处相对分散、来源不同，且对疫情的描述又详略不一，造成学界在瘟疫暴发数字的统计上始终无法取得共识。在历史地理学史上，最早的统计数字大约可追溯至 20 世纪 30 年代邓云特（历史学家邓拓先生）所著《中国救荒史》一书中所云："嬴秦两汉四百四十年，疫灾十三次。"而同一时期，国立暨南大学史地系教授陈高傭所著中国第一部大型历代灾难分类统计专著《中国历年天灾人祸》中则提出秦代1次，两汉13次。[1]（以上两项研究针对秦汉时期所有的自然灾害，不仅针对疫灾。）20世纪90年代以来，特别是2003年“非典”（SARS）事件后，专门针对两汉时期瘟疫史的研究进入了一个高潮。仅就针对疫灾次数的统计数据，就有杨振红统计的30次[2]，王玉兴统计的33次[3]，张剑光、邹国慰统计的38次[4]，陈业新统计的42次[5]，王永飞统计的45次[6]，龚胜生统计的46次[7]，以及王文涛统计的50次[8]等。

瘟疫、疫灾的次数统计及相关灾情记载是流行病特征、瘟疫疫灾等研究的理论基础。现对《史记》《汉书》《后汉书》《东观汉记》《后汉纪》《三国志》及《资治通鉴》中所记载的秦汉时期疫灾暴发情况进行整理，并对人类群体性流行病感染现象进行基本考证，属于瘟疫流行的历史记载一共包括如

1　陈高傭：《中国历年天灾人祸（分类统计）》，北京图书馆出版社，2007年。

2　杨振红：《汉代自然灾害初探》，《中国史研究》1999年第4期。

3　王玉兴：《中国古代疫情年表》，《天津中医学院学报》2003年第3期。

4　张剑光、邹国慰：《略论两汉疫情的特点和救灾措施》，《北京师范大学学报》1999年第4期。

5　陈业新：《灾害与两汉社会研究》，上海人民出版社，2004年，第57页。

6　王永飞：《两汉时期疾疫的时空分布与特征》，《咸阳师范学院学报》2008年第3期。

7　龚胜生：《中国疫灾的时空分布变迁规律》，《地理学报》2003年第6期。

8　王文涛：《汉代的疫病及其流行特点》，《史学月刊》2006年第11期。

下的 57 条（次）。其中，秦朝、秦末战争和楚汉战争时期，均无瘟疫流行、疫灾暴发的记载。

第一条，高后七年（公元前 181 年）。《史记 · 南越列传》和《汉书 · 西南夷两粤朝鲜传》俱载："高后遣将军隆虑侯灶往击之（南越王赵佗）。会暑湿，士卒大疫。"瘟疫暴发于军中士卒之间，疫前的主要气候特征是"会暑湿"，未见其他地质自然灾害。

第二条，文帝初年，具体时间不详（约公元前 179 年至公元前 174 年）。据《汉书 · 严朱吾丘主父徐严终王贾传》载："会天暑多雨，楼船卒水居击棹，未战而疾死者过半。"瘟疫暴发于水军军卒之间，疫前的主要气候特征是"会天暑多雨"，未见其他地质自然灾害。

第三条，汉文帝前元末年，具体时间不详（约在公元前 164 年以前）。据《汉书 · 文帝纪》载："间者数年比不登，又有水旱疾疫之灾。"瘟疫暴发于民间，未言具体时间，疫前的主要气候特征是有水旱灾害，主要物候特征为粮食减产，未见其他地质自然灾害。

第四条，汉景帝后元元年五月丙戌（初九）至是年秋（公元前 143 年 6 月 10 日至当年 9 月）。据《汉书 · 天文志》载："地大动，铃铃然，民大疫死，棺贵，至秋止。"

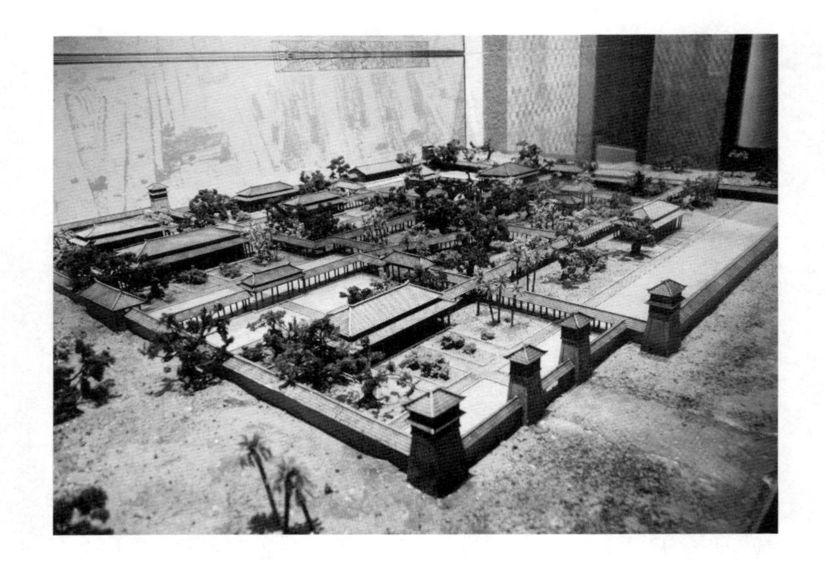

广州西汉南越国王宫复原模型

延伸阅读

南越国是秦末、西汉初年割据岭南地区的王国。秦二世二年（公元前 208 年），秦南海郡尉赵佗乘秦亡内乱而无暇南顾之际，封关绝道，并相继兼并岭南的桂林郡和象郡，于汉高祖三年（公元前 204 年）建立南越国，自号“南越武王”，定都番禺（今广东省广州市）。

汉高祖十一年（公元前 196 年），汉高祖遣陆贾正式封赵佗为南越王，承认南海、桂林、象郡三郡为赵佗所有，赵佗受汉高祖所赐南越王印绶。南越国成为汉朝的藩属国。可到了高后七年（公元前 181 年），因吕后计划停止与南越国的贸易，导致南越国不满。赵佗宣布与汉朝脱离臣属关系，自号“南越武帝”，出兵攻占了汉朝分封的长沙国边邑数县。吕后闻讯遣周灶出兵，进攻南越国。《史记·南越列传》和《汉书·西南夷两粤朝鲜传》中所记载的这场瘟疫便暴发于周灶的南征大军中。

瘟疫暴发于民间，疫前未见气象、气候及物候异常，地质灾害为大地震。而据《史记·孝景本纪》载：“地动，其蚤食时复动。上庸地动二十二日，坏城垣。”汉上庸治所在今湖北省十堰市竹山县西南，据现代地震学相关数据推测，这

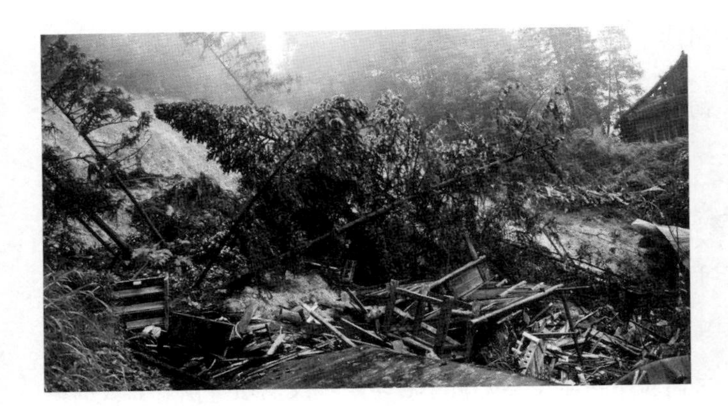

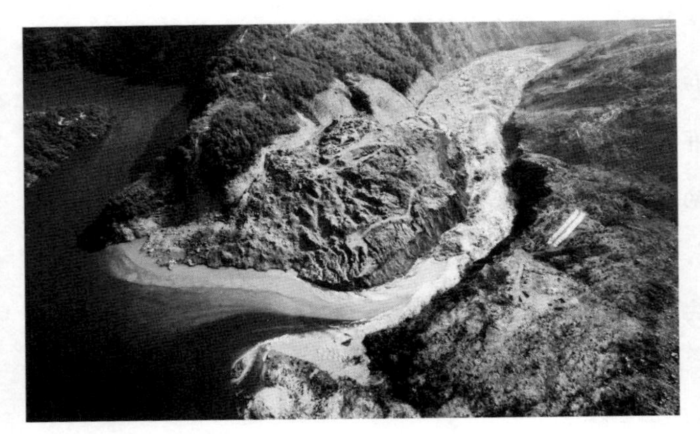

地震引发的山体滑坡 （上）

2008 年汶川地震后形成的唐家山堰塞湖 （下）

次地震的震中位于北纬 31° 1′ 、东经 110° 1′ ，震级为 5 级。据此可判断这次疫灾是地震后暴发的一次区域性疫灾。

地震除会对地面建筑物和构筑物造成直接的物理性破坏，会对山体等自然物造成破坏，进而导致直接性的人员伤亡之外，还会引发一系列的地震次生灾害。强烈地震发生以后，灾区的水源和供水系统等都遭到破坏或受到污染，灾区的生活环境严重恶化，因此极易导致瘟疫流行、疫灾暴发。特别是在卫生条件、医疗条件乃至食物保障条件欠佳的古代社会，震后震区内的瘟疫流行应该是非常普遍的现象。中国地处环太平洋地震带与欧亚地震带之间，秦汉时期又是中国古代地震的活跃期，虽然现有的历史文献中，将疫灾与地震直接关联的记载并不多见，但可以想见，这一时期内，地震后震区的瘟疫传播应属一种普遍现象。

第五条，汉景帝后元二年（公元前 142 年）十月。据《史记 · 孝景本纪》载："大旱。衡山国、河东、云中郡民疫。"瘟疫暴发于民间，在当年秋。疫前主要的自然灾害是大旱灾。这次瘟疫的具体疫区在衡山国、河东和云中郡。其中，汉景帝时的衡山国都六，治所在今安徽省六安市，河东指今山西、陕西之间黄河南段以东的晋西南地区，云中郡治所在今内蒙古呼和浩特市托克托县境内。

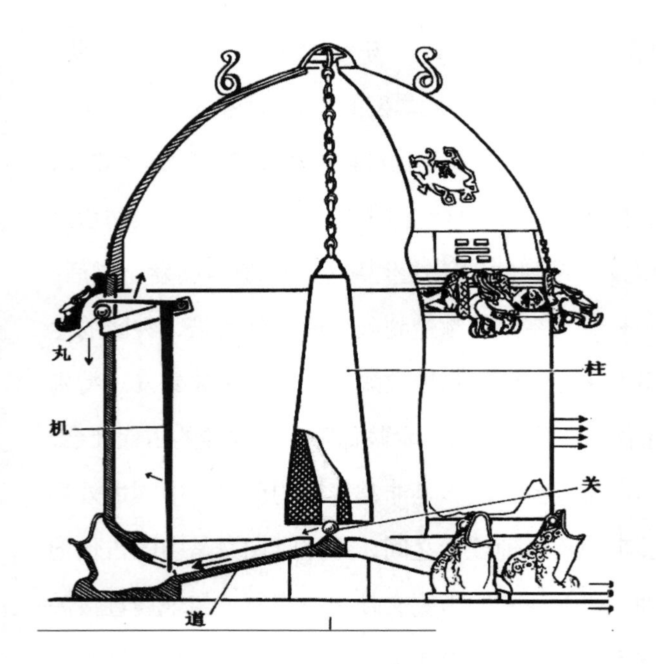

地动仪复原图

延伸阅读

秦汉，特别是东汉，是中国古代地震的活跃期。张衡是东汉时著名的文学家、天文学家、数学家和发明家。据文献记载，他于阳嘉元年（公元 132 年）发明的候风地动仪是世界上最早的地动仪。

据《后汉纪·顺帝纪》载："衡作地动仪，以铜为器，圆径八尺，形似酒樽，合盖充隆，饰以山龟鸟兽。樽中有都柱，傍行八道，施关发机。外有八方兆龙，首衔铜丸，蟾蜍承之。其牙机巧制，皆隐樽中，张讫，覆之以盖，周密无际，若一体焉。地动摇樽，所从来龙机发则吐丸，蟾蜍张口受之。丸声震扬，伺音觉知，即有龙机，其余七首不发，则知地震所起从来也。合契若神，自此之后，地动史官注记，记所从方起。来观之者，莫不服其奇。"不过，由于只有文献记载，却没有实物出土，地动仪的真实性，特别是它的有效性值得商榷。

衡山国、河东和云中郡三地之间并不接壤，且相隔甚远，可见，汉景帝后元二年十月暴发的疫灾不能视为一次瘟疫引发的疫灾。实际上，应为相互隔绝的三个不同的疫区中，三场瘟疫同时流行、疫灾同时暴发的历史事件。

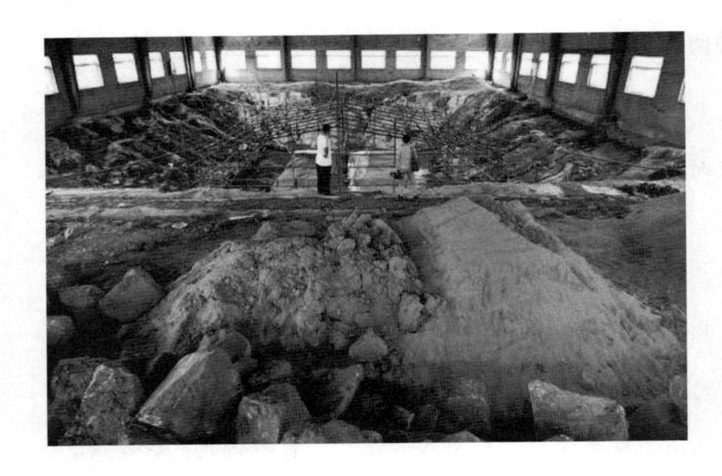

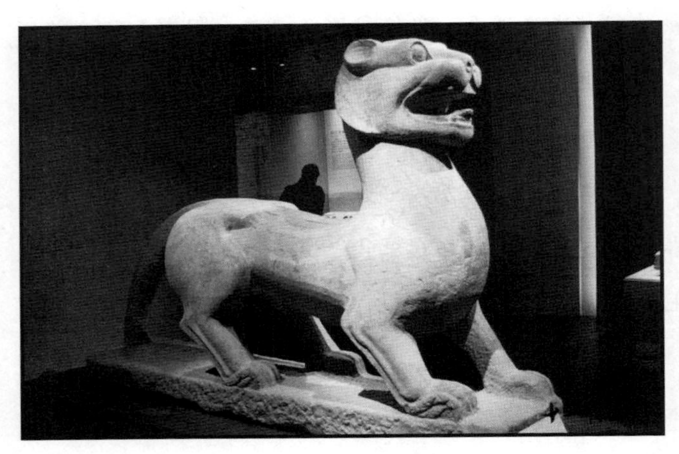

安徽六安王汉墓（上）

汉代镇墓兽，河南省博物院藏（下）

第六条，汉武帝元鼎六年（公元前111年）夏。据《汉书·严朱吾丘主父徐严终王贾传》载："入越地……夏月暑时，欧泄霍乱之病相随属也，曾未施兵接刃，死伤者必众矣。"这次瘟疫暴发于越地，流传于军队当中。疫前的主要气候特征是"暑"，未见其他地质自然灾害。这次瘟疫中，患者的症状是"呕泄霍乱"。

第七条，汉武帝征和四年（公元前89年）。据《汉书·匈奴传》载："会连雨雪数月，畜产死，人民疫病，谷稼不熟。"这次瘟疫暴发在北地，流传于民间。疫前经历了数月的雨雪灾害，导致牲畜死亡、粮食作物生长不利，疫区食物短缺。

第八条，汉宣帝元康二年（公元前64年）夏五月。据《汉书·宣帝纪》载："今天下颇被疾疫之灾。"这次瘟疫是历史记载中第一次全国性瘟疫或全国多地有多场瘟疫同时暴发。这次疫前没有相关气象灾害、自然灾害的记录。

第九条，汉宣帝末年（公元前63年至公元前51年之间）。据《汉书·宣元六王传》载："阴阳不调，百姓疾疫饥馑死者且半。"这条记录并没有指出明确的疫区，而且瘟疫的时间跨度较长，应为多次瘟疫在不同地区的流行累加所致。疫灾导致人口罹难超过半数，并致使粮食短缺。

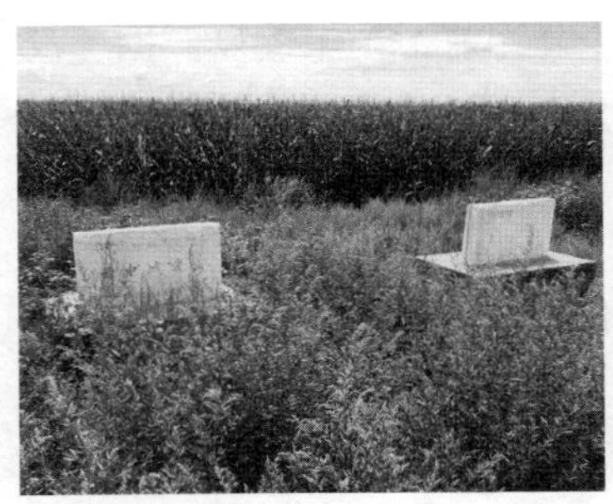

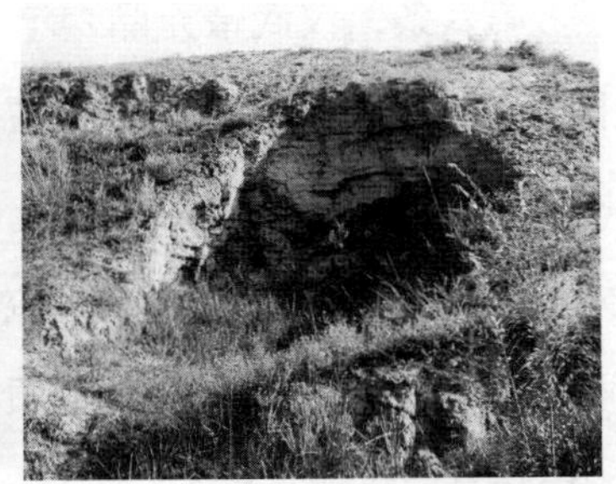

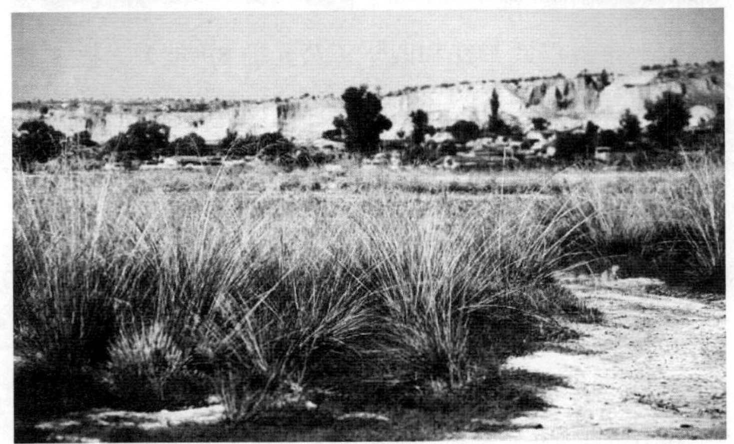

云中郡故城遗址

位于内蒙古自治区呼和浩特市托克托县古城村西，土默川腹地，是战国至隋唐时期的城市遗址。其城垣周长约8公里，呈不规则状，墙体夯筑，东、西、北三面城墙破坏严重，唯南城墙存留较完整。城墙夯土中含有战国至西汉陶片，外层夯土还夹杂北朝遗物。遗址中出土有战国、秦汉和北朝遗存。城中心有一高大土丘，为钟鼓楼遗址，曾出土北魏“大代太和八年”鎏金铜佛像一尊。城西墙外还有较大规模的古墓群。

第十条，汉元帝初元元年（公元前48年）六月。据《汉书·元帝纪》载："民疾疫。"这条记录非常简略，并未记载疫区、疫状及相关自然气象灾害等。

第十一条，汉元帝初元元年（公元前48年）。据《汉书·眭两夏侯京翼李传》载："是岁，关东大水，郡国十一饥，疫尤甚。"这次瘟疫暴发在当年秋天。瘟疫的流行很可能与当年关东地区的洪水有关，疫灾暴发于洪泛区，应是洪水的次生灾害。此外，关东有十一个郡和封国都暴发了粮食危机。

第十二条，汉元帝初元三年（公元前46年）。据《汉书·眭两夏侯京翼李传》云："今东方连年饥馑，加之以疾疫，百姓菜色，或至相食。"关东及今山东地区连年饥荒，粮食危机严重。这次瘟疫并没有指出具体时间，应为一段时间内，多地区多场瘟疫流行累加而成。饥荒加上疫灾，对社会的破坏力极大，竟致百姓"或至相食"的人间惨剧。

第十三条，汉元帝初元五年（公元前44年）四月以前。据《汉书·元帝纪》载："乃者关东连遭灾害，饥寒疾疫，夭不终命。"这次疫灾同样暴发于关东地区。该地区疫前"连遭灾害"，且天气寒冷。

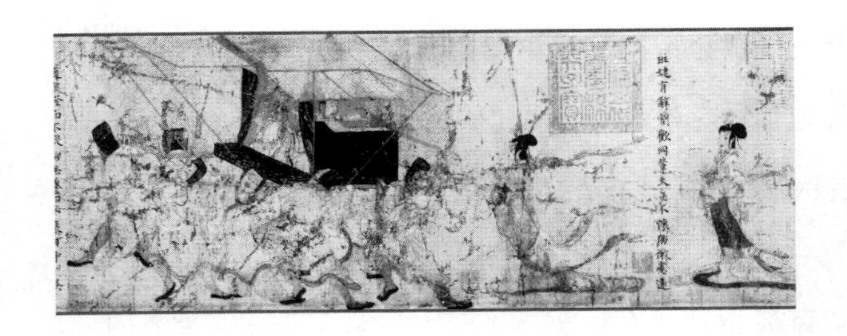

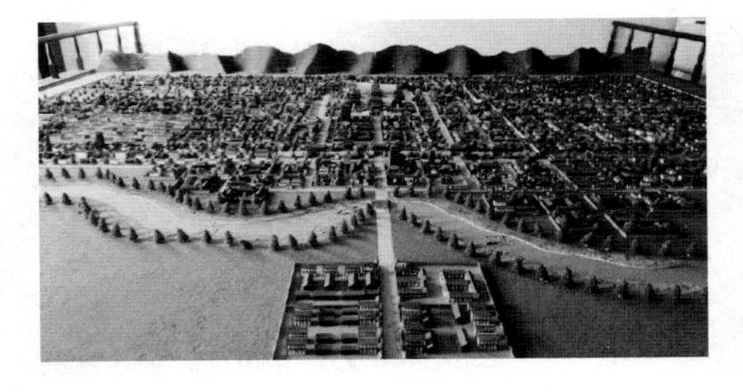

《女史箴图》中的汉元帝、班婕妤、冯婕妤（上）

汉魏洛阳城复原模型（下）

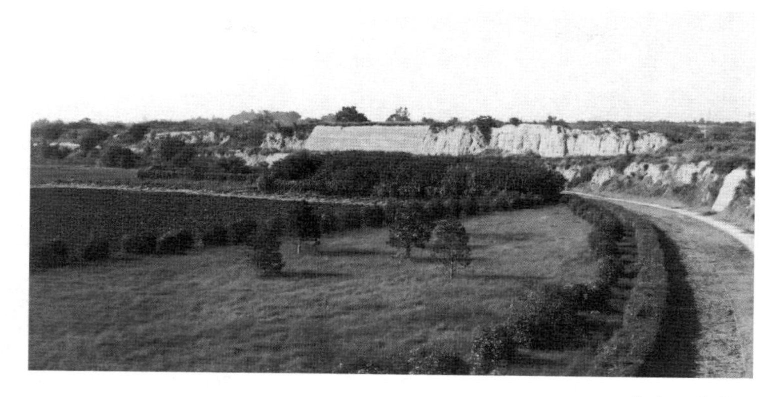

汉魏洛阳城遗址

据上文第十一条、第十二条、第十三条所记之疫灾可知，汉元帝初元元年至初元五年，关东及其以东地区历经水灾、饥荒，这里所说的“连遭灾害”指的就是这些灾害。这三条记载表明，汉元帝初元年间，关东地区瘟疫横行，延续时间长达五年。这场旷日持久的疫灾与水灾和粮食短缺有直接的因果关系。

第十四条，汉元帝建昭二年（公元前 37 年）。据《资治通鉴·汉纪二十一》载：“民人饥、疫，盗贼不禁，刑人满市，《春秋》所记灾异尽备。”这条记录没有明确指出瘟疫流行、疫灾暴发的时间和地点，但据行文判断，是一个时期内灾害情况的总结。此外，由“民人饥”可知，汉元帝在位后

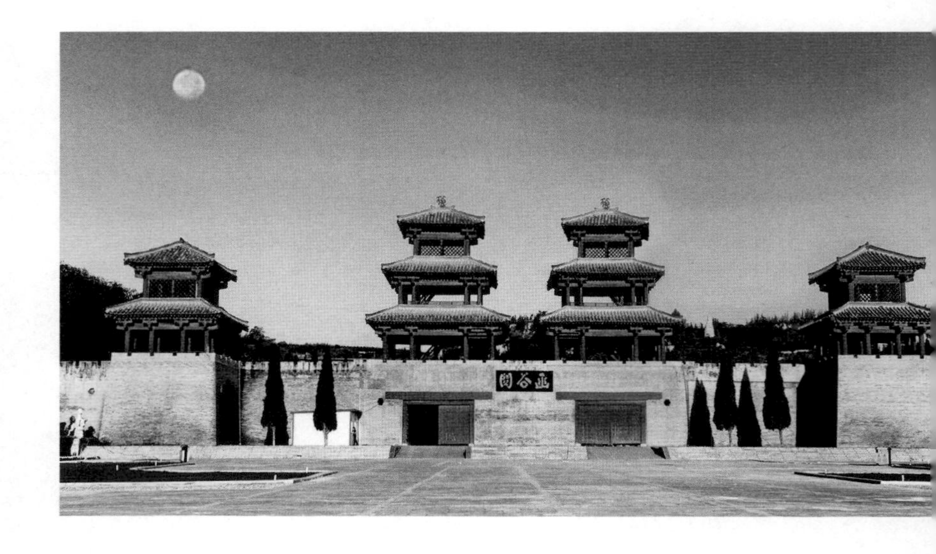

函谷关

延伸阅读

秦汉立国，秦都咸阳，西汉都长安，咸阳和长安均位于今陕西省西安市境内，即关中地区。所谓的关，实际上指的是秦出于军事防御需要在关中平原外围建立的四个重要关隘，即东方的函谷关，南方的武关，西方的大散关和北方的萧关。这四关之内谓之“关中”，四关之外，最为常见的、最著名的称谓便是“关东”。

“关东”，指的就是函谷关以东的地区。而函谷关在战国时，是秦国进攻韩、赵、魏的通道，也是韩、赵、魏进攻秦国的通道，后来，它又是连接西都长安和东都洛阳的必经之路，所以，函谷关在四关中的知名度最高，关东地区也是与关中并列的要地。

汉元帝初元元年（公元前 48 年），关东地区洪水泛滥，洪灾引发了饥荒和瘟疫，并持续数十年。这场始于初元元年的，旷日持久的大饥荒和大瘟疫对西汉末年的国家政治和关东社会产生了深刻的影响，并直接引发了以关东地区山阳郡冶铁徒役苏令为首的叛乱。汉成帝永始三年（公元前 14 年），山阳郡（治所在今山东省菏泽市巨野县内）冶铁徒役苏令起兵反汉。《汉书 · 成帝纪》载：“（十二月，）山阳铁官徒苏令等二百二十八人攻杀长吏，盗库兵，自称将军，经历

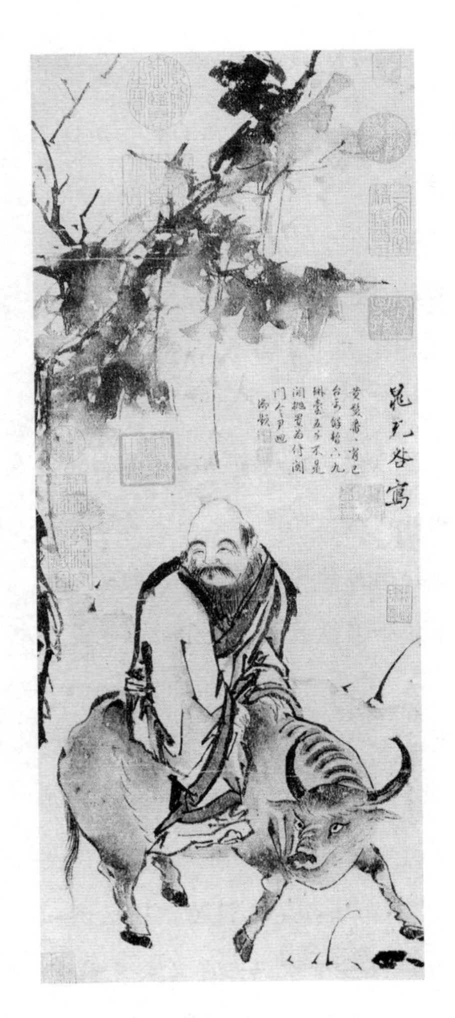

《老子骑牛图》，宋，晁补之

崤山和函谷关是关中和关东的重要分界，以西是关中地区，以东是关东地区。春秋时，老子骑青牛出函谷关。他在函谷关留下了 *5000* 余字的《道德经》，然后前往关中，此后就不知所踪了。

郡国十九，杀东郡太守、汝南都尉。”《汉书·五行志》亦云苏令起义“经历郡国四十余”。

苏令叛乱之所以能在短时间内由山阳迅速蔓延至关东大半，主要原因是长期饥荒和瘟疫导致的社会动荡。这场叛乱虽然得以镇压，但它也拉开了西汉末年关东、山东地区以赤眉军为首的叛汉序幕。由此，关东地区长期以来因饥荒和疫灾导致的社会危机开始影响并终将彻底颠覆整个西汉王朝的政局。

期，民间粮食短缺的情况仍然没有改变。

第十五条，汉成帝竟宁元年（公元前33年）至鸿嘉二年（公元前19年）。据《汉书·成帝纪》载：“数遭水旱疾疫之灾，黎民娄困于饥寒。”又据《资治通鉴·汉纪二十三》载：“外有微行之害，内有疾病之忧，皇天数见灾异，欲人变更，终已不改。”西汉末期，水旱灾害频发，粮食短缺的局势日益恶化，而瘟疫的流行和疫灾的暴发也进入了一个持续期。

第十六条，汉成帝永始二年（公元前15年）。据《汉书·薛宣朱博传》载：“岁比不登，仓廪空虚，百姓饥馑，流离道路，疾疫死者以万数，人至相食，盗贼并兴，群职旷废。”疫前由于粮食歉收导致饥荒，百姓竞相逃荒、流离失

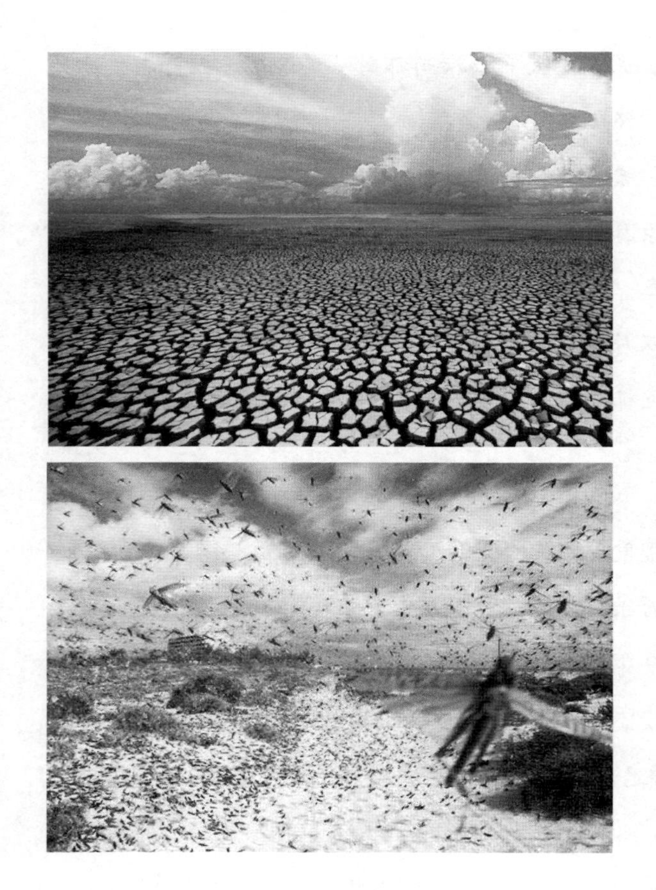

旱灾（上）

蝗灾（下）

所。这场瘟疫暴发于逃荒的流民队伍当中，死者有万人之巨。

此外，虽然“万数”只是虚数，但这是古代文献记载中首次出现疫灾死亡人数的说明。而且瘟疫不仅造成了人口罹难，且摧毁了社会秩序，导致国家机器运转不灵，即所谓“人至相食，盗贼并兴，群职旷废”。

第十七条，汉成帝绥和二年（公元前7年）十月。据《汉书·翟方进传》载：“于今十年，灾害并臻，民被饥饿，加以疾疫溺死，关门牡开。”瘟疫暴发于饥荒当中。这条记载只说“灾害并臻”，却并未言明除饥荒外，疫前还有何种灾害发生。

第十八条，汉哀帝建平四年（公元前3年）。据《汉书·王贡两龚鲍传》载：“时气疾疫，七死也。”这条记录并未记载瘟疫流行的地区和具体时间，也未有提及疫前的主要气候特征和其他地质自然灾害。

第十九条，汉哀帝元寿元年（公元前2年）。据《汉书·平帝纪》载：“民疾疫者。”这次瘟疫暴发之前，曾经发生了旱灾、蝗灾，云：“郡国大旱，蝗，青州尤甚，民流亡。”可见，旱灾和蝗灾导致了粮食危机，瘟疫暴发在逃荒的难民队伍当中。青州是疫区的中心。西汉时，青州治所位于今山东省潍坊市青州市五里镇下圈村。

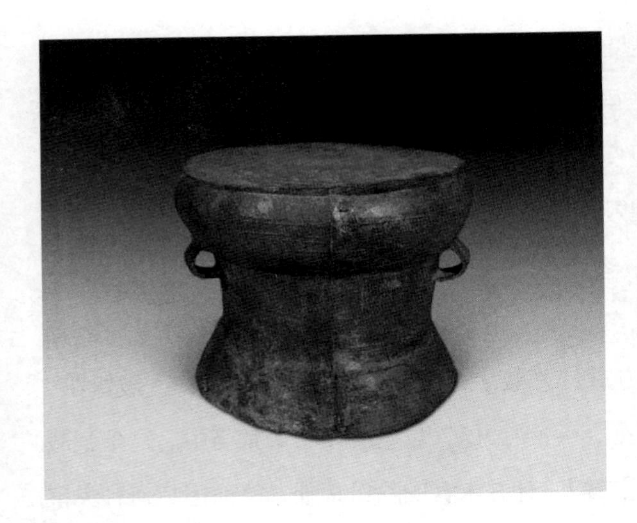

铜鼓，汉

铜鼓是汉代包括西南夷在内南方酋盟政权、部落中流行的乐器、礼器类型。铜鼓以青铜铸造，其表面的纹饰和相关装饰物表现了不同酋盟政权独特的生产方式和文化内涵。

延伸阅读

自战国后期至秦汉时期，世居于中国西南部云贵高原的原始部落逐渐进入青铜时代，并形成了一些古国。这些古国大多向汉朝称臣，接受汉朝的分封，成为汉朝的番国，并被汉朝合称为西南夷。西南夷中，实力最强的三个番国是古滇国（今云南省简称“滇”即源于此）、夜郎国（成语“夜郎自大”的出处）和句町国。新莽天凤元年（公元 14 年）至天凤三年（公元 16 年）在西南巴蜀、云贵一代暴发的瘟疫，起因就是王莽派遣平蛮将军冯茂进攻句町国。

西汉末年，王莽篡汉称帝后一改汉制，无端将句町王从王位贬为侯位。句町王邯怨恨王莽的政策，决定不再内附新莽，却被周钦诈杀。此后，其弟承为报兄仇攻杀周钦。王莽于是在天凤元年派遣平蛮将军冯茂进攻句町国。但此后三年，由于新莽军中瘟疫，加之句町国有力的抵抗，新莽屡战屡败，“死者数万”，只好罢兵。

事实上，王莽称帝以后，由于其一系列的外交政策的失当，致使新莽政权在数年内同时向匈奴、高句丽、西南夷等地用兵。新莽地皇二年（公元 21 年），王莽又“遣国师和仲曹放助郭兴击句町”。不过，这次出征不仅同样没有征服句町，反而促使王莽下台。

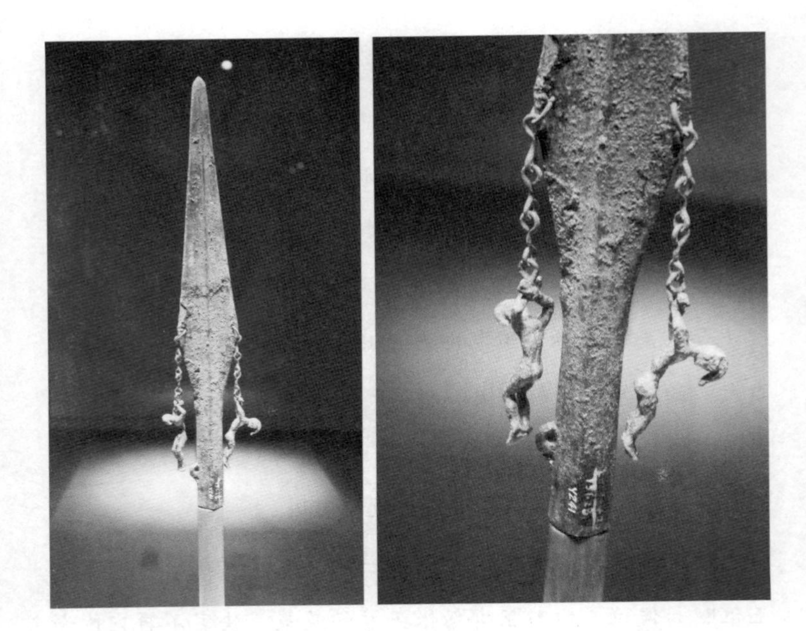

汉代西南夷的吊人青铜矛

第二十条，新莽天凤元年（公元 14 年）至天凤三年（公元 16 年）。据《汉书 · 王莽传》载："平蛮将军冯茂击句町，士卒疾疫，死者什六七。"又云："其后军粮前后不相及，士卒饥疫。"还有《汉书 · 西南夷两粤朝鲜传》载："出入三年，疾疫死者什七，巴、蜀躁动……其后军粮前后不相及，士卒饥疫，三岁余，死者数万。"此外，《资治通鉴 · 汉纪 · 王莽下》亦云："广汉、巴、蜀、犍为吏民十万人、转输者合二十万人击之……其后军粮前后不相及，士卒饥疫……吏士罹毒气死者什七。"这次在西南地区延续时间长达三年的瘟疫记载相当丰富。瘟疫的流行与军队中军粮补给不利有关，瘟疫最初在军中流行，后来蔓延到广汉、巴、蜀、犍等地，可见瘟疫传播速度之快。另外，以上三条史料均记载这次瘟疫的感染者中因疫致死者"什七"，也就是说，瘟疫的致死率高达 70%。不过，文献记载均未提及此次瘟疫感染者的具体症状。

第二十一条，新莽地皇三年（公元 22 年）。据《后汉书 · 刘玄刘盆子列传》载："大疾疫，死者且半，乃各分散引去。"又据《资治通鉴 · 汉纪三十》载："绿林贼遇疾疫，死者且半，乃各分散引去。"这场瘟疫主要暴发于绿林军的军队当中。大疫灾中，瘟疫的致死率高达 50%，而疫灾暴发的同时，严重的饥荒导致了巨大的社会危机，史载是时"关东人

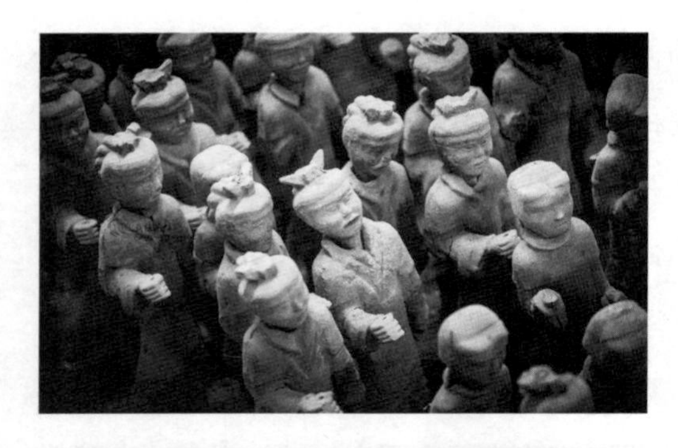

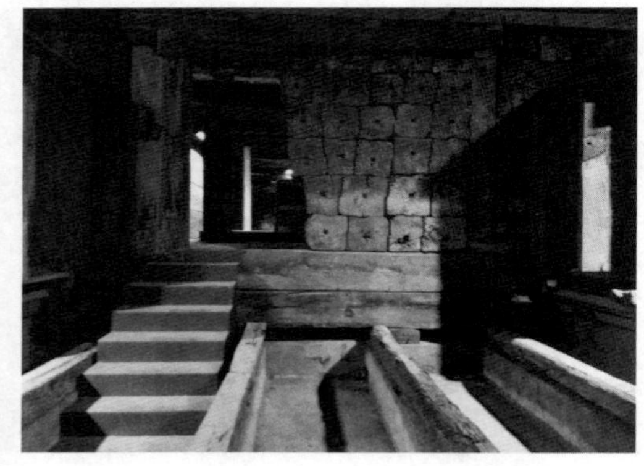

徐州狮子山汉墓兵马俑（上）

扬州高邮广陵王汉墓博物馆（下）

相食，煮草木为酪。”疫前未见自然地质灾害的记载。

第二十二条，汉光武帝建武十三年（公元 37 年）。据《后汉书·五行志》载：“扬、徐部大疾疫，会稽江左甚。”扬、徐部指东汉扬州刺史部和徐州刺史部，会稽是会稽郡，江左是一个地理名词，即江东（因为长江在今安徽境内向东北方向斜流，而以此段江为标准确定东西和左右）。也就是说，建武十三年的这次瘟疫流行、疫灾暴发的疫区在扬州、徐州和会稽郡，而会稽郡长江以东的区域是中心疫区。史料并未详记瘟疫流行前、流行中的自然气候特征以及是否伴有其他自然地质灾害。

第二十三条，汉光武帝建武十四年（公元 38 年）四月。据《后汉书·钟离宋寒列传》载：“会稽大疫，死者万数。”这条记录与第二十二条相隔仅一年，且疫区同在会稽郡，可见应为同一场瘟疫的两次高潮。这也是秦汉时期江南地区首次瘟疫流行的记载。瘟疫流行前、流行中的自然气候特征及是否伴有其他自然地质灾害亦未详。

第二十四条，汉光武帝建武二十年（公元 44 年）秋。据《后汉书·马援列传》载：“二十五年秋（征交趾）军吏经瘴疫死者十四五。”交趾在今广东省至越南北部，这场瘟疫暴发于军中，致死率高达百分之四五十。其他情况未详。

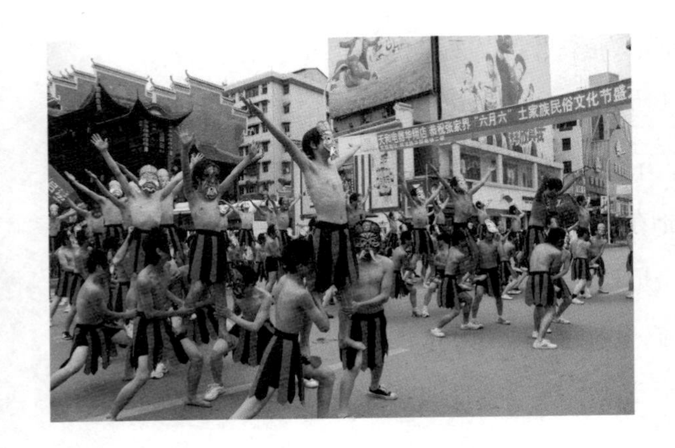

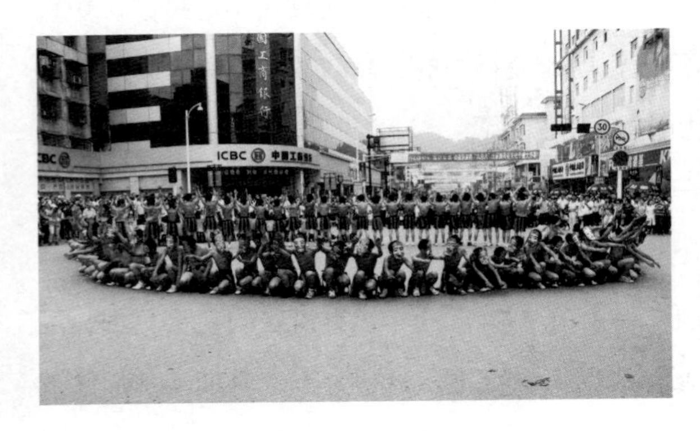

张家界土家族“傩神崇拜”活动

延伸阅读

现代土家族的远祖是殷商时就已存在于甲骨文记载中的“巴”人，甲骨文称其为“巴方”。西周、东周时，中原华夏民族称巴蜀之民为南夷。秦灭巴以后，在巴地设巴郡、南郡和黔中郡。汉代改黔中郡为武陵郡。因此，史书上称这一地区的少数民族为巴蛮、南郡蛮和武陵蛮。

第二十五条，汉光武帝建武二十二年（公元46年）。据《后汉书·南匈奴列传》载：“匈奴中连年旱蝗，赤地数千里，草木尽枯，人畜饥疫，死耗太半。”这场瘟疫暴发于匈奴境内。疫前，匈奴已连续数年苦于蝗灾，草场退化，赤地千里，牧草枯萎，畜牧业损失惨重，因此暴发了严重的饥荒。

第二十六条，汉光武帝建武二十五年（公元49年）。据《后汉书·马援列传》载：“会暑甚。士卒多疫死，援亦中病，遂困，乃穿岸为室，以避炎气。”这场瘟疫暴发于进攻五溪蛮的汉军中。

五溪蛮也称“武陵蛮”，《资治通鉴》谓之“武溪蛮”，是东汉初年至南朝宋时，中原华夏民族对分布于今湘西及黔、渝、鄂四省市交界地的沅水上游若干土著部落的总称。

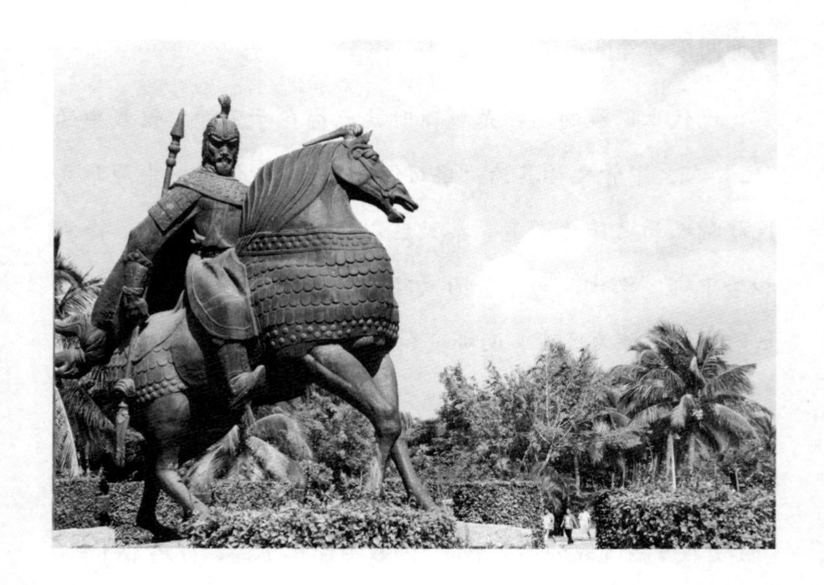

马援像

延伸阅读

马援，字文渊，扶风茂陵人。他是西汉末年至东汉初年杰出的军事家，也是东汉的开国功臣之一。

马援素有大志，他年少时就常对家中的宾客说："丈夫为志，穷当益坚，老当益壮。"在匈奴、乌桓扰边时，他主动请战，表示"男儿当死于边野，以马革裹尸还葬耳，何能卧床上在儿女子手中邪？"成语"老当益壮""马革裹尸"都出自他口。

新莽末年，马援先追随陇右军阀隗嚣，后归顺光武帝刘秀。他先后助破隗嚣、抚平羌乱、二定交趾，官至伏波将军，因功封新息侯。马援一生有很多卓著的战绩和精彩的故事，其中，知名度较高的当属成语"聚米为山"的典故。

建武八年（公元32年），光武帝刘秀亲自西征隗嚣，到达漆县。各军将领都认为刘秀的安全至关重要，不宜深入险阻，于是对战略方向犹豫不决。刘秀深夜召见马援，马援则指出，隗嚣将帅已有土崩瓦解之势，若进兵则必破之。马援随后在刘秀面前用米堆出山谷的模型，分析敌我双方的形势，指明众军进山的道路和作战计划。刘秀听后激动地说："虏在吾目中矣。"果然，次日早晨，汉军以马援堆米成山做出的战略部署进兵山谷，隗嚣大溃。

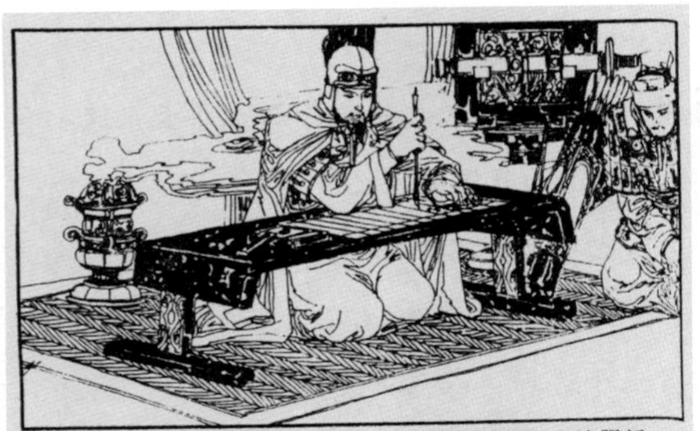

36．他又上书光武，沥陈破羌以西城廓坚固，土壤肥沃，千万不能放弃，倘若再让羌人聚居故地，则陇右定无安宁之日。从国家利益出发，应将羌人分遣他处为是。

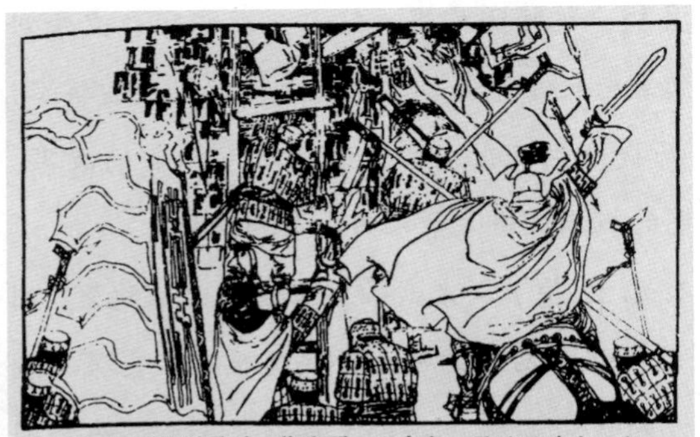

47．马援挥兵掩杀，收降了一万余众。又乘胜追击，直抵交趾城下。

《马革裹尸》连环画，沈毅编文，姚耐、石夫、姚平绘画马援是中国古代知名度极高的传奇英雄，为后人所崇拜和敬仰。近代护国运动的发起者蔡锷将军去世后，孙中山就曾致挽联："平生慷慨班都护，万里间关马伏波。"其中的马伏波，说的就是伏波将军马援。

汉光武帝建武二十五年（公元 49 年），马援讨伐五溪蛮，军中暴发瘟疫，马援不幸感染瘟疫去世，倒也实现了他马革裹尸的理想。不过，马援军中瘟疫横行不止一次，在建武二十年（公元 44 年）秋定交趾之战中，他的军中便暴发了瘟疫。而伏波将军马援乃是秦汉时期，历史明确记载的唯一因感染瘟疫而死的高级将领。

这场瘟疫暴发时，当地的自然气候特征为"会暑甚"，未见其他自然地质灾害的记载。瘟疫导致汉军死伤过半，且主将马援亦因感染瘟疫而死。

第二十七条，汉光武帝建武二十六年（公元 50 年）。据《后汉书·五行五》（古今注）云："郡国七大疫。"[1] 这条记载非常简略，未言明瘟疫流行的疫区及瘟疫流行前、流行中的自然气候特点等相关信息。

1　顾颉刚、史念海：《中国疆域沿革史》，商务印书馆，1999 年，第 76 页、第 87 页。

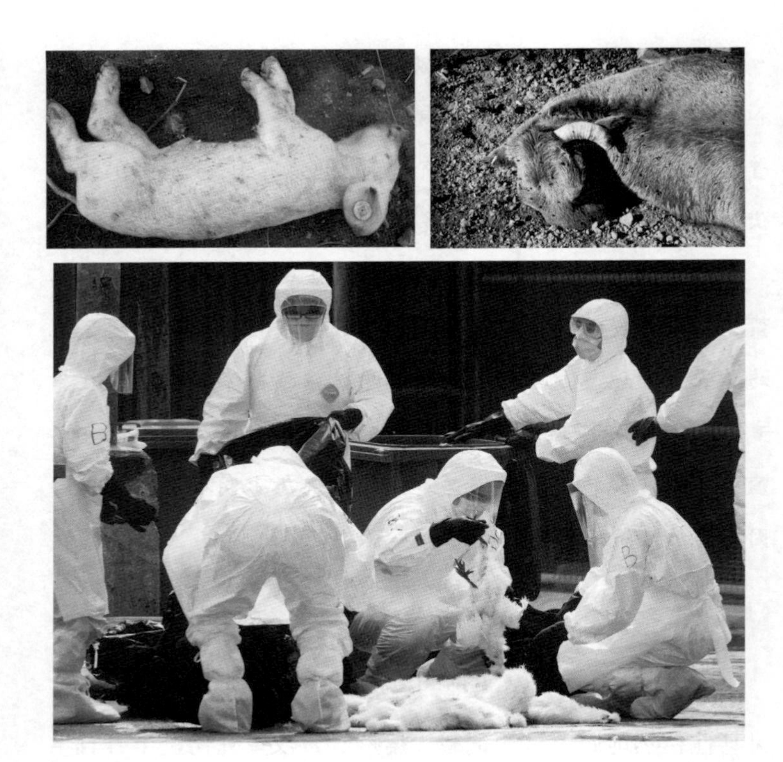

因口蹄疫病死的猪（左上）

因疯牛病病死的牛（右上）

因禽流感紧急捕杀鸡群（下）

“郡国七”指的是“七郡国”，也就是七个郡国。顾颉刚、史念海所著《中国疆域沿革史》一书曾指出：“西汉十三州刺史部共有二十国，而在建武十三年（公元 37 年）省并之后，存国有豫州之梁国，冀州之赵国、中山国、信都国，兖州之淮阳国、东平国，徐州之广陵国、楚国、鲁国，荆州之长沙国，共十国。”由此可见，光武帝建武二十六年的“郡国七大疫”虽然是一条相当简略的记载，但却是一场全国性的大瘟疫。

第二十八条，汉光武帝建武二十七年（公元 51 年）。据《后汉书·吴盖陈臧列传》载：“匈奴贪利，无有礼信，穷则稽首，安则侵盗，缘边被其毒痛，中国忧其抵突。虏今人畜疫死，旱蝗赤地，疫困之力，不当中国一郡。”这场发生在匈奴境内的瘟疫、疫灾与以往有所不同，除了疫灾同时还伴随有旱灾和蝗灾，瘟疫的传播也不仅局限于人，而是“人畜疫死”。这说明，导致这场瘟疫的传染病、流行病是一种人兽共患病。匈奴是游牧民族，其牲畜以牛羊为主，因此，该瘟疫同时可以传染人和牛羊。

第二十九条，汉明帝永平十八年（公元 75 年）。据《后汉书·肃宗孝章帝纪》载：“是岁，牛疫。京师及三州大旱，诏勿收兖、豫、徐州田租、刍稿，其以见谷赈给贫人……比年牛多疾疫，垦田减少，谷价颇贵，人以流亡。”

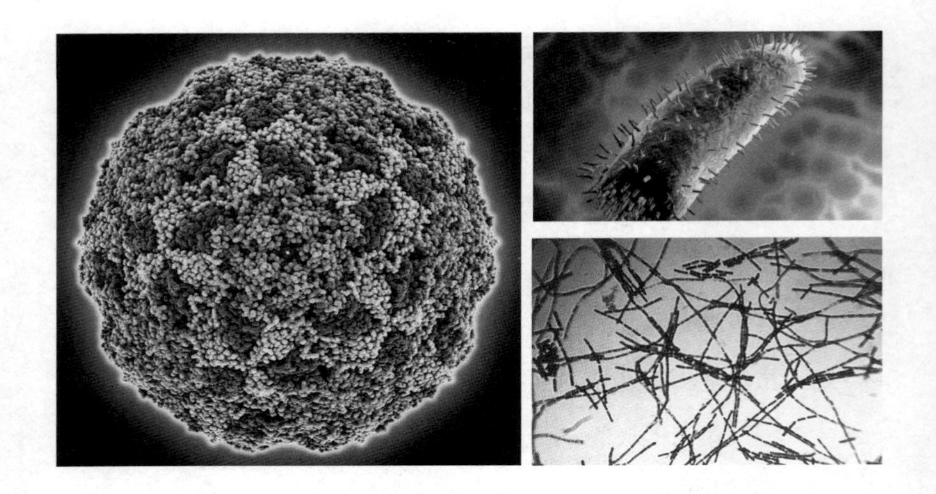

口蹄疫病毒（左）

狂犬病病毒（右上）

炭疽杆菌（右下）

这一年瘟疫流行，除瘟疫之外，京师洛阳和其他三个州还暴发了大旱灾，此外，同年还暴发了牛瘟疫。根据《后汉书·五行志》“京都牛大疫”的记载可知，同年暴发的牛瘟疫，疫区也在京师洛阳，但人类瘟疫的疫区不详。

第三十条，汉章帝建初元年（公元76年）。据《后汉书·杨李翟应霍爰徐列传》载：“今以比年久旱，灾疫未息。”这条记录说明，瘟疫流行的时间非常长，且伴随着旱灾。

第三十一条，汉和帝永元四年（公元92年）。据《后汉书·张曹郑列传》载：“时有疾疫。”这条记录说明，瘟疫流行的时间较长，具有休眠期，时而流行，时而休眠，但未说明瘟疫流行的地区和范围，其他自然气候、地质灾害等情况亦均未详。

第三十二条，汉安帝元初六年（公元119年）夏四月。据《后汉书·孝安帝纪》载：“会稽大疫。”史料仅记载疫区在会稽郡，但其他自然气候、地质灾害等情况均未详。

第三十三条，汉安帝建光元年（公元121年）。据《后汉纪·孝安皇帝纪》载：“天灾疫，百姓饥馑，死者相望，盗贼群起，四夷反叛。”这次瘟疫的流行、疫灾的暴发引发了严重的社会危机，社会秩序遭到破坏。但未说明瘟疫流行的地区和范围，其他自然气候、地质灾害等情况亦均未详。

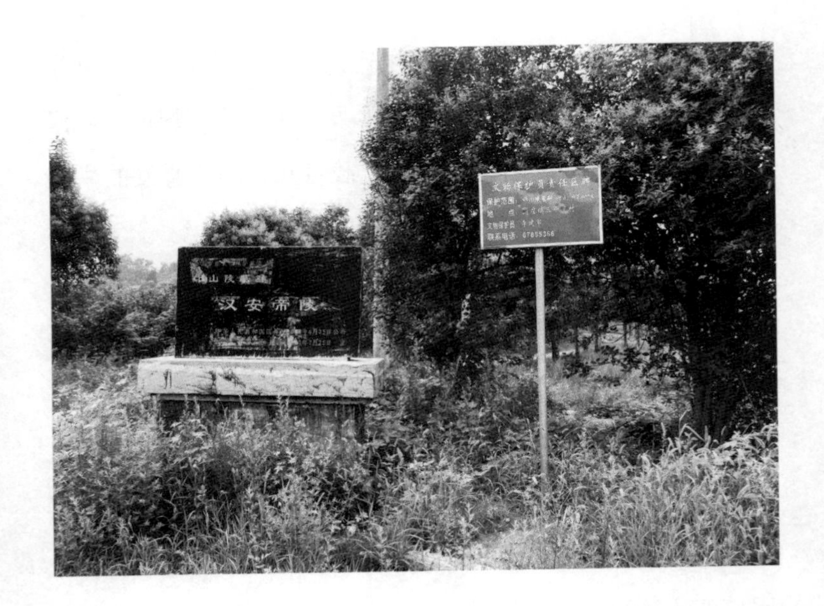

汉安帝陵

延伸阅读

汉安帝恭陵，位于河南省孟津县送庄乡三十里铺村西南。据《中国文物地图集·河南分册》载：墓冢高约20米，周长500米。俗称“大汉冢”。

延光四年三月初十（公元125年4月30日），汉安帝到章陵祭祀，途经叶县时突然病逝，皇后阎姬无子，于是与兄弟阎显以及江京、樊丰等人密谋。他们假称汉安帝身患急病，将汉安帝遗体挪到卧车中，于三月十三日疾驰回宫，至三月十四日晚，才对外发丧。阎显等人尊阎姬为皇太后，由阎姬临朝摄政。

皇太后阎姬摄政后，废了汉安帝的独子济阴王刘保，然后立济北惠王刘寿之子、北乡侯刘懿为皇帝，因皇帝年幼，阎姬垂帘听政，掌握朝政大权。同年十月，刘懿病亡，史称“少帝”。宦官孙程、王康等十九人便发动宫廷政变，赶走阎太后，拥立时年十一岁的济阴王刘保为帝，并改元“永建”，是为汉顺帝。汉顺帝永建二年（公元127年）正月，《后汉书·孝顺孝冲孝质帝纪》所云“上干和气，疫疠为灾”中的“上干和气”指的便是汉安帝驾崩之后、汉顺帝登基之前东汉朝廷内部的这场政治风波。

此外，汉顺帝废立的风波正是两汉外戚专权的典型事件。

自汉武帝“罢黜百家，独尊儒术”以后，两汉皇权不断增强。由于同姓宗族拥有皇位的继承权，所以皇帝更容易信赖自己母亲和妻子的宗族，而非同姓的皇族。由此，汉朝的外戚集团日益壮大，以至于西汉、东汉，都曾出现过外戚干政、外戚执政的局面。

第三十四条，汉顺帝永建元年（公元126年）十二月。据《后汉书·孝顺孝冲孝质帝纪》载：“京师大疫。”这条记录仅记载了瘟疫流行于京师，但其他自然气候、地质灾害等情况均未详。

第三十五条，汉顺帝永建二年（公元127年）正月。据《后汉书·孝顺孝冲孝质帝纪》载：“上干和气，疫疠为灾。”这条记录并未说明瘟疫流行的地区和范围，其他自然气候、地质灾害等情况亦均未详。“上干和气，疫疠为灾”表面的意思是说，向上干扰天地和气才导致瘟疫横行。实际上这是暗指汉安帝驾崩之后、顺帝登基之前的政治动荡，认为人祸干扰了天地之间的和气，才招致了瘟疫流行和疫灾暴发。

第三十六条，汉顺帝永建四年（公元129年）。据《后汉书·苏竟杨厚列传》载：“是岁，果六州大蝗，疫气流行。”这条记录并未说明瘟疫流行的“六州”是哪六州，仅言明疫区在疫前曾经历了严重的蝗灾。其他自然地质灾害情况未详。

第三十七条，汉桓帝建和三年（公元149年）约在八月至十一月间。据《后汉书·孝桓帝纪》载：“今京师厮舍，死者相枕，郡县阡陌，处处有之……疾病致医药，死亡厚埋葬。”这次瘟疫流行于京师，并导致疫灾。在瘟疫流行之前，八月发生了水灾，九月又发生了地震。疫灾很可能是水灾、震灾的次生灾害。这次疫灾的死亡率也非常高。

第三十八条，汉桓帝元嘉元年（公元151年）正月。据《后汉书·孝桓帝纪》载：“京师疾疫。”《后汉书·五行五》则云：“京都大疫。”而《后汉书》刘昭注补引《太公六韬》曰：“人主好重赋役，大宫室，多台游，则民多病瘟也。”当年正月，京师洛阳暴发瘟疫，时人认为，这场瘟疫暴发是汉桓帝重赋役、行苛政导致的。

第三十九条，汉桓帝元嘉元年（公元151年）二月。据《后汉书·孝桓帝纪》载：“九江、庐江大疫。”这场瘟疫与同年正月在京师暴发的瘟疫并不直接相关，瘟疫的流行区在九江郡和庐江郡两地，也就是今江西省最北部，赣、鄂、皖、湘四省交界处，以及今安徽省合肥市庐江县一带。不过，这

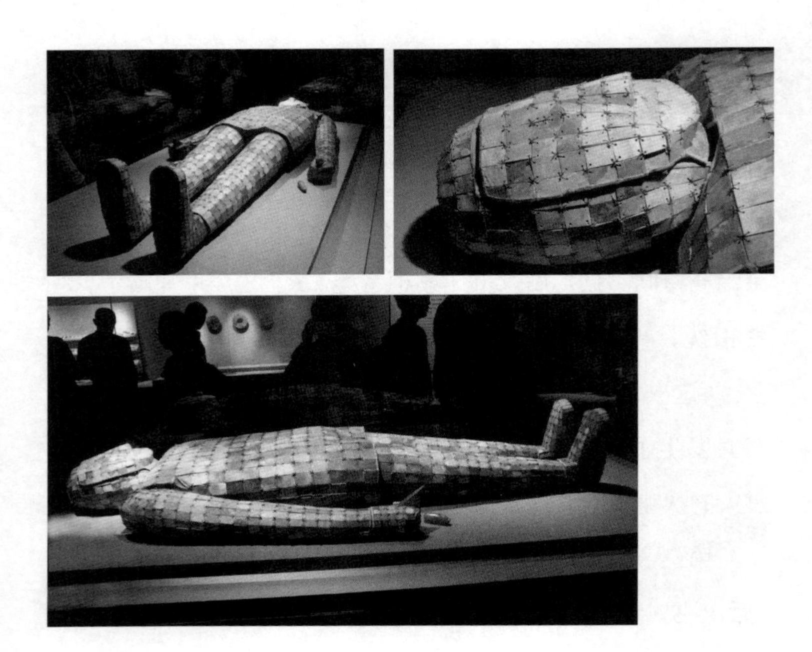

汉彭城王银缕玉衣，徐州土山一号墓出土

彭城是汉代楚国的中心区域，也是汉代彭城王的封邑。据《后汉书·孝桓帝纪》记载，汉桓帝永兴二年六月，泗水增长逆流的怪异现象就发生在这里。

条记录比较简略，除记载了瘟疫流行的疫区外，并未提及瘟疫流行前、流行中的自然气候和地质灾害等情况，以及疫灾造成的人口损失及死亡率等相关信息。

第四十条，汉桓帝永兴二年（公元 154 年）。据《后汉书·五行三》注引《梁冀别传》载："冀之专政，天为见异，觽灾并凑，蝗虫滋生，河水逆流，五星失次，太白经天，人民疾疫。"历史记载，汉桓帝永兴二年（公元 154 年）出现了一系列反常的自然现象，据《后汉书·孝桓帝纪》载："夏四月庚寅，京师地震，诏公、卿、校尉举贤良方正、能直言极谏者各一人。诏曰：'比者星辰谬越，坤灵震动，灾异之降，必不空发。敕己修政，庶望有补。其舆服制度有逾侈长饰者，皆宜损省。郡县务存俭约，申明旧令，如永平故事。'"

夏四月庚寅，京师洛阳发生了一次地震。当年九月，京师再次地震。汉桓帝诏令则说最近天空中的星辰错乱越位，地神震动。而且，当年六月，汉朝又出现了一些反常的自然现象。据《后汉书·孝桓帝纪》载："六月，彭城泗水增长逆流。诏司隶校尉、部刺史曰：'蝗灾为害，水变仍至，五谷不登，人无宿储。其令所伤郡国种芜菁以助人食。'"

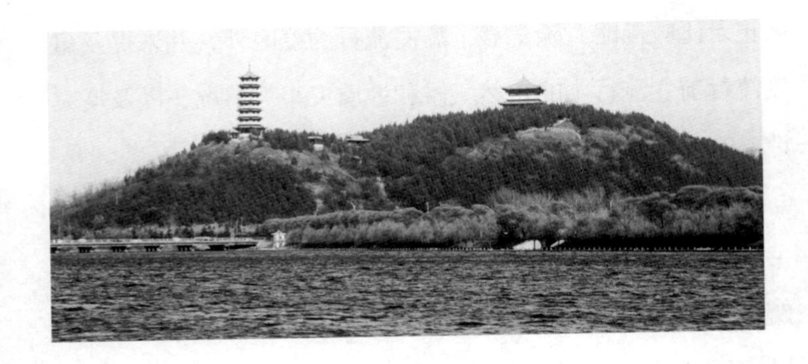

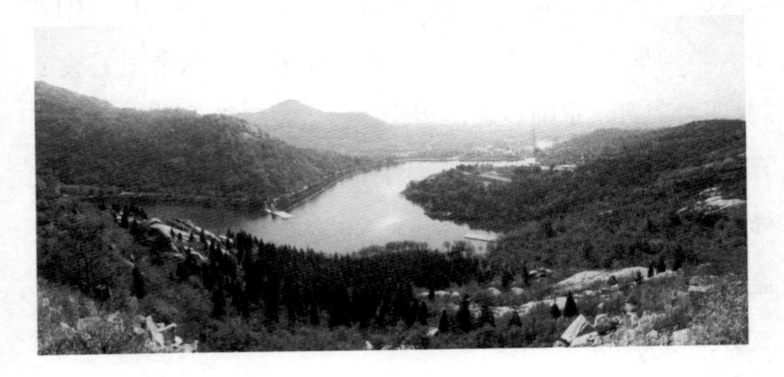

朐山今景（上）

泗水（下）

六月，彭城境内的泗水水位高涨并且倒流，也就是今江苏省徐州市境内的泗水河发生了河水倒流的怪相。这也就是上文《后汉书·五行三》所引述的“河水逆流，五星失次，太白经天，人民疾疫”。汉桓帝则诏书命令司隶校尉、部刺史：“蝗灾为害一方，水灾又间连不断，当今粮食减产，百姓没有储粮，现在命令所有受灾郡、国广种芜菁，以补足民食。”此后，《后汉书·孝桓帝纪》又云：“京师蝗。东海朐山崩。九月丁卯朔，日有食之。诏曰：‘朝政失中，云汉作旱，川灵涌水，蝗螽孳蔓，残我百谷，太阳亏光，饥馑荐臻。其不被害郡县，当为饥馁者储。天下一家，趣不糜烂，则为国宝。其禁郡国不得卖酒，祠祀裁足。’”京城洛阳也跟着发生了蝗灾，而东海朐山（在今江苏省连云港市朐山）山石崩裂。

九月丁卯朔（即九月初一，公元 154 年 9 月 25 日），发生了日食。汉桓帝的诏令中说：天降旱灾、洪水泛滥、蝗虫遍野、粮食绝收，阳光光照不足，饥荒一再发生。这次瘟疫到来之前，先是当年二月初四京师地震，而后六月，彭城泗水倒流，蝗灾泛滥，波及京师，东海朐山发生山石崩塌事件。这件事和京师地震联系在一起，可以说明汉桓帝永兴二年地质运动相当活跃。此外，九月初一，还发生了日食现象。除日食现象外，地震引发的震灾，以及洪灾和蝗灾一再打破原有的生产生活秩序，成为了瘟疫流行的温床。

第四十一条，汉桓帝延熹四年（公元 161 年）大雪至小寒。据《后汉书·孝桓帝纪》载："大疫。"本条记录并未提及任何瘟疫流行特征、自然气候和地质灾害信息，也没有提及瘟疫流行的疫区。

第四十二条，汉桓帝延熹五年（公元 162 年）三月。据《后汉书·皇甫张段列传》载："规因发其骑共讨陇右，而道路隔绝，军中大疫，死者十三四。"这次瘟疫流行于军队当中，疫区位于陇右陕西、甘肃两省的界山陇山（即今六盘山）以西除河西走廊外的甘肃省大部分地区。这次疫灾在军中暴发，死亡率为百分之三四十。史料未提及瘟疫暴发前后的自然气候特征以及是否有地质灾害的发生。

延伸阅读

汉桓帝延熹五年三月的这条瘟疫的记录出自《后汉书·皇甫张段列传》，这篇列传的主人公之一皇甫规不仅是立有赫赫战功的东汉时期名将，同时还是谦谦学者。他曾有言："夫君者舟也，人者水也。群臣乘舟者也，将军兄弟操楫者也。"这便是后世将百姓比作水，把君王比作舟，即所谓"水能载舟，亦能覆舟"的典故的出处。

延熹四年（公元 161 年），西方的羌人反叛，并于当年冬天合兵一处，令朝廷忧虑。三公共同举荐皇甫规为中郎将，持节监关西兵，讨伐零吾、东羌等羌族部落。皇甫规将这些部落各个击破，并斩首八百级。羌族中的先零诸种羌仰慕他的威信，于是又有十余万羌人被他劝降。次年三月，羌人的一支沈氏羌进攻汉朝的张掖和酒泉。皇甫规发骑兵征讨陇右的羌人，可这时，西羌阴扼守必经之路，致使道路不通。恰巧皇甫规的军队中暴发了瘟疫，百分之三四十的军士都因疫灾死亡。皇甫规亲自探望感染瘟疫的军士，送药、问疾，从而安抚了三军。后来，东羌再一次乞降归顺，通往凉州的道路才复通。这便是文献记载中皇甫规军中暴发瘟疫前前后后的事情。

第四十三条，汉桓帝延熹五年（公元 162 年）三月以后。据《东观汉记·威宗孝桓皇帝》载："以京师水旱疫病。"这次瘟疫流行的疫区是京师洛阳，疫灾前后还伴有水旱灾害。

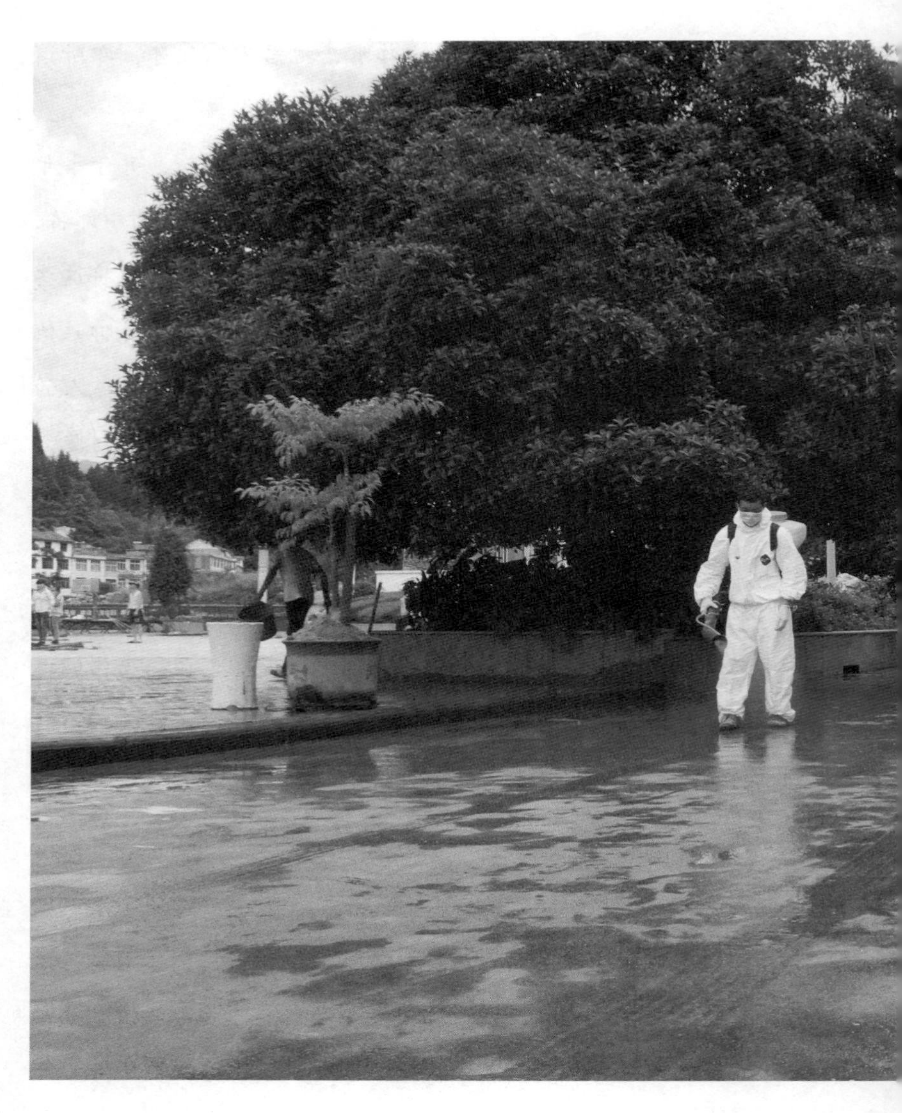

现代灾后防疫

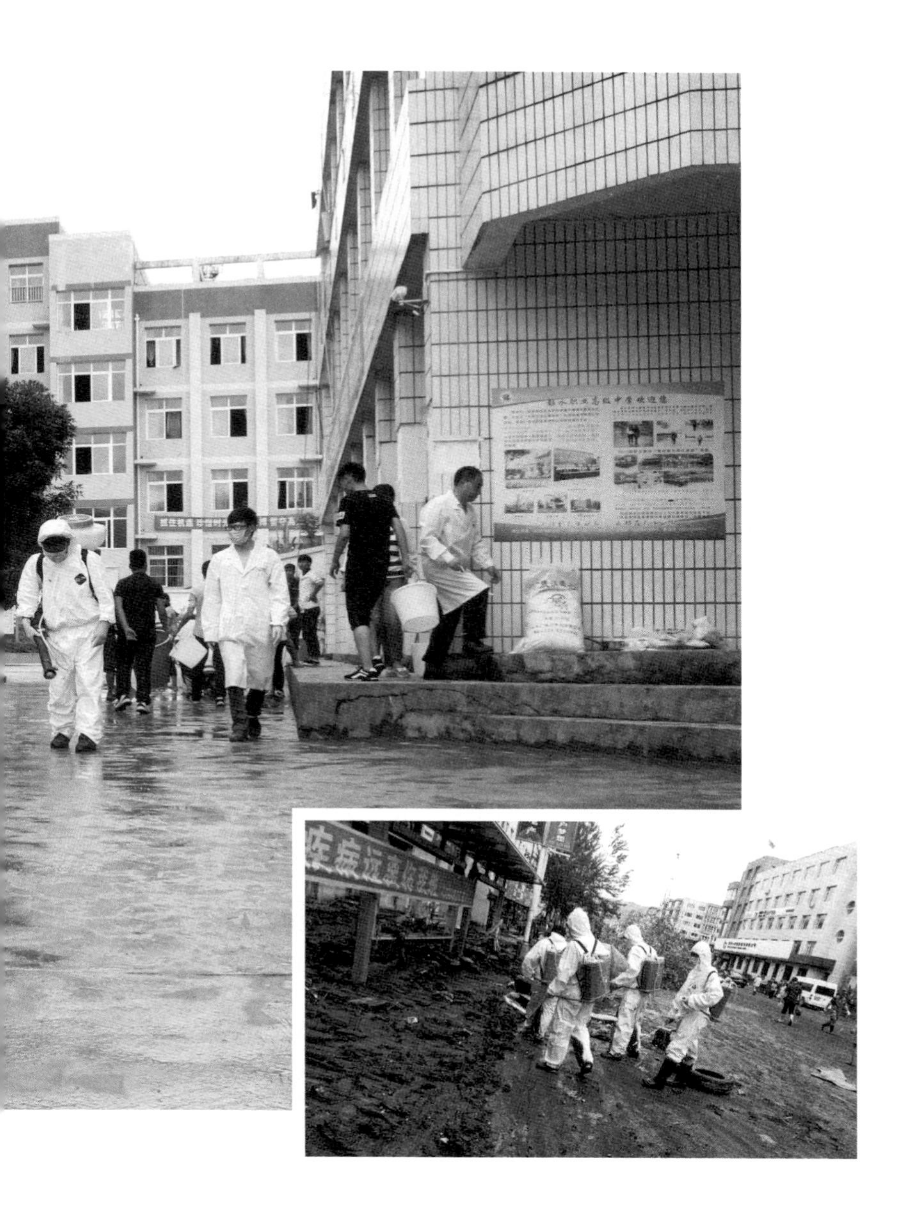

第四十四条，汉桓帝延熹九年（公元 166 年）正月。据《后汉书·孝桓帝纪》载："比岁不登，民多饥穷，又有水旱疾疫之困。盗贼征发，南州尤甚。"《后汉书·孝桓帝纪》又云："三月，司隶、豫州饥，死者什四五，至有灭户者。"全国很多地方出现粮食减产现象，进而引发粮食危机。同时，在瘟疫流行、疫灾暴发前后还出现了水旱灾害。南州，即长沙、桂阳、零陵等郡的社会秩序被严重破坏，盗贼群起。到了当年三月，司隶州（即京师附近的河南、河内、河东、弘农、京兆尹、左冯翊、右扶风等地）和豫州发生了严重的饥荒，因饥荒死难的人高达百分之四五十，有些家庭甚至全家灭门。由此可见，水旱灾害、饥荒和疫灾在当年同时横行，范围覆盖了长沙、桂阳、零陵等南方郡国及京师附近的关东地区。疫灾很可能是饥荒和水旱灾害后的次生灾害，范围很大。

第四十五条，汉灵帝建宁四年（公元 171 年）三月。据《后汉书·五行五》载："大疫。"本条记录未提及瘟疫流行的疫区、瘟疫流行前后的自然气候和地质灾害等情况，以及疫灾造成的人口损失及死亡率等相关信息。

第四十六条，汉灵帝熹平二年（公元 173 年）正月。据《后汉书·五行五》载："大疫。"本条记录也未提及瘟疫流行的疫区、瘟疫流行前后的自然气候和地质灾害等情况，以及疫灾造成的人口损失及死亡率等相关信息。

第四十七条，汉灵帝光和二年（公元179年）正月。据《后汉书·五行五》载："大疫。"本条记录也未提及瘟疫流行的疫区、瘟疫流行前后的自然气候和地质灾害等情况，以及疫灾造成的人口损失及死亡率等相关信息。

第四十八条，汉灵帝光和五年（公元182年）二月。据《后汉书·五行五》载："大疫。"本条记录也未提及瘟疫流行的疫区、瘟疫流行前后的自然气候和地质灾害等情况，以及疫灾造成的人口损失及死亡率等相关信息。

第四十九条，汉灵帝中平二年（公元185年）正月。据《后汉书·五行五》载："大疫。"本条记录也未提及瘟疫流行的疫区、瘟疫流行前后的自然气候和地质灾害等情况，以及疫灾造成的人口损失及死亡率等相关信息。

第五十条，汉献帝建安十三年（公元208年）。据《三国志·吴书·吴主传》载："公烧其馀船引退，士卒饥疫，死者大半。"这条记载出自三国时期著名的大战赤壁之战，说的是孙权任命周瑜、程普为左右都督，各领一万人，与刘备一起进军，与曹军在赤壁相遇，大破曹军。曹操烧掉战斗中尚未毁坏的船只，率军撤退，士卒因为军中粮食短缺遭受饥饿，同时又有瘟疫在军中传播。因饥饿和瘟疫致死的士卒超

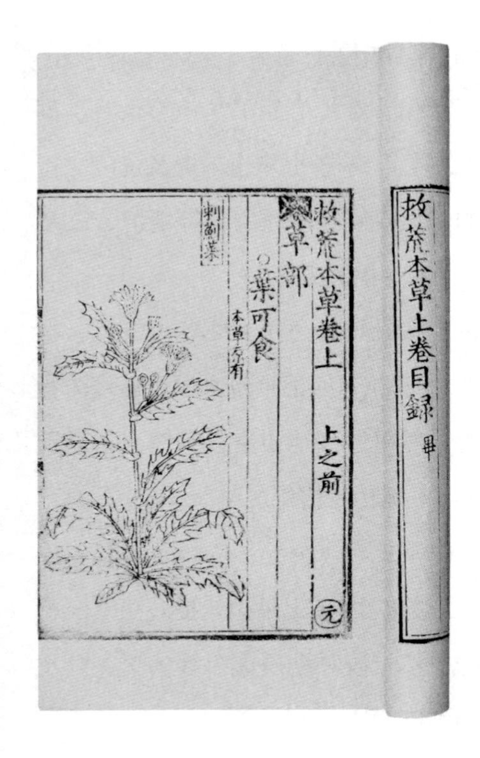

《救荒本草》，明，朱橚

延伸阅读

在古代社会中，由于生产力相对低下，社会救济能力有限，饥荒和疫灾往往会如影随形。饥荒时，百姓以草根树皮充饥的事古已有之。汉献帝建安十六年的瘟疫记录中，便有“食草饮水”的记载。

在饥馑的百姓眼中，草根树皮可以充饥，而在中医眼中，草根树皮还可以治病。明太祖朱元璋的第五子，吴王朱橚（后改封为周王）酷爱医药，且怀有悲天悯人的救世仁心。明初，他组织和参与编写了一部在中医史、植物学史上特立独行的著作——《救荒本草》。该书是一部专述地方性植物并介绍食用方法的植物志。全书记载植物414种，每种植物都配有精美的木刻插图。其中出自历代本草的有138种，新增276种。其中草类245种、木类80种、米谷类20种、果类23种、菜类46种，按部编目。由于书中所选取介绍的植物全是平时可以用来治病，饥荒时又能用来救荒的，所以命名为《救荒本草》。

《救荒本草》从理论层面实现了医家以自然界中固有的植物物产同时对抗饥荒和瘟疫双重灾害的可能，这一著作的完成虽然是在明代，但其理论构想却是源自华夏民族对饥荒和疫灾一体两面的、长期抗争的历史实践。

过半数。

第五十一条，汉献帝建安十三年（公元208年）。据《三国志·魏书·蒋济传》载："时大军征荆州，遇疾疫，唯遣将军张喜单将千骑，过领汝南兵以解围，颇复疾疫。"这条记录同样记载的是赤壁之战中流行的瘟疫。可见，瘟疫的流行不仅限于军中，而是整个荆州地区。

第五十二条，汉献帝建安十四年（公元209年）辛未月（小暑至立秋）。据《三国志·魏书·武帝纪》载："自顷已来，军数征行，或遇疫气，吏士死亡不归，家室怨旷，百姓流离。"本条记录仅说明瘟疫既流行于军中，也流行在民间，并未提及瘟疫流行的疫区、瘟疫流行前后的自然气候和地质灾害等情况，以及疫灾造成的人口损失及死亡率等相关信息。

第五十三条，汉献帝建安十六年（公元211年）。据《三国志·魏书·管宁传》裴松注："关中乱……食草饮水，无衣履……后有疫病，人多死者。"关中地区因为常年战乱，社会生产停滞，百姓饥荒，以野菜草根为食，且衣不蔽体。战乱和饥荒打破了正常的社会秩序，提供了瘟疫传播的温床。

第五十四条，汉献帝建安二十年（公元215年）。据《三国志·吴书·甘宁传》载："从攻合肥，会疫疾。"瘟疫流行的疫区在合肥县，即今安徽省合肥市。瘟疫流行、疫灾暴发于交战区内。

第五十五条，汉献帝建安二十二年（公元217年）。据《后汉书·五行五》载："大疫。"本条记录未提及瘟疫流行的疫区、瘟疫流行前后的自然气候和地质灾害等情况，以及疫灾造成的人口损失及死亡率等相关信息。

第五十六条，汉献帝建安二十四年（公元219年）。据《三国志·吴书·吴主传》载："荆州大疫。"本条记录仅记载瘟疫流行、疫灾暴发于荆州交战区内，但未提及瘟疫流行前后的自然气候和地质灾害等情况，以及疫灾造成的人口损失及死亡率等相关信息。

第五十七条，汉献帝延康元年（公元220年）。据《三国志·魏书·贾逵传》裴松注："士民颇苦劳役，又有疾疠。"本条记录未提及瘟疫流行的疫区、瘟疫流行前后的自然气候和地质灾害等情况，以及疫灾造成的人口损失及死亡率等相关信息。

以上就是秦汉时期7部历史文献中记载的57条人类群体性流行病感染现象或疫灾暴发的记录。这一统计结果，不包括医典、医案等中医学著作中所列举或记录的秦汉疾疫记载，以及历史文献中动物感染传染病，在动物中流行的瘟疫的记载。此外，还有一些传染病、流行病流行的特征记载得比较模糊，无法从传染性的强弱、致死率的高低以及对社会造成的破坏力等重要指标上明确界定出其属于瘟疫的范畴，因此未列入其中。不过，这并不影响从宏观上审视整个秦汉时期中国瘟疫流行、疫灾暴发的历史特征，以及瘟疫在中国该时段内于时间和空间上的分布情况。

用疫灾频度衡量瘟疫流行、疫灾暴发的概率，是显示某一特定历史时代中传染病、流行病传播和感染情况的重要指标。这个指标是该时段内疫灾时间（有疫年的数量）占总时间（有疫年和无疫年的总和）的百分比。

秦汉时期，自秦王政二十六年（公元前 221 年）秦亡齐，统一六国开始，至东汉献帝延康元年（公元 220 年）汉献帝逊位，魏王丕称天子，改元黄初结束，一共经历了 441 年。其中，包括了秦末战争的 3 年、楚汉之争的 3 年，以及新莽的 15 年。而仅根据以上考证的 57 条正史记载的瘟疫流行、疫灾暴发的记录，合并重叠的有疫年，汇总得出有疫年总数为 53 个，疫灾频度为 11.79%。而对比秦汉时期前后的春秋战国时期和魏晋南北朝时期的疫灾频度数据：春秋战国总共 550 年中，有疫年总计为 9 个，疫灾频度仅为 1.64%；[1] 魏晋

1　龚胜生、刘杨、张涛:《先秦两汉时期疫灾地理研究》,《中国历史地理论丛》2010 年第 3 期，第 103 页。

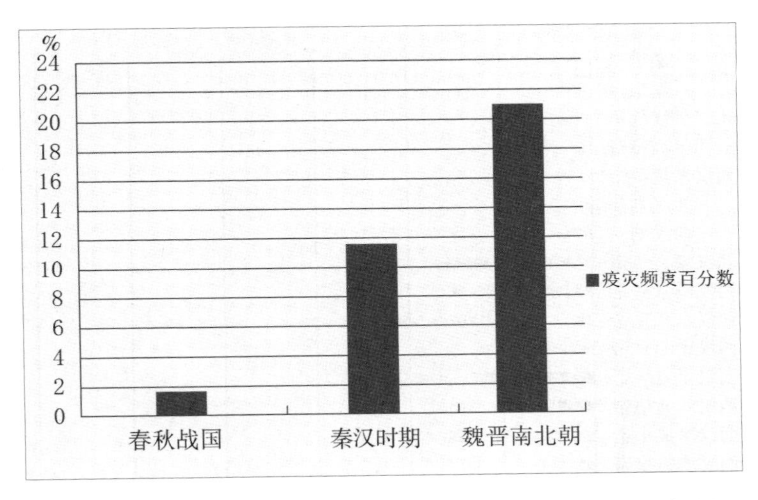

春秋战国至魏晋南北朝史载疫灾频度对比图

南北朝总共362年中，有疫年总计高达76个，疫灾频度则达到21.0%。[1]虽然考虑到先秦疫灾的文献记载能力或较为低下，并不排除整体史料记载均有“近详远略”的可能，但从宏观的瘟疫史上看，从春秋战国到魏晋南北朝，中国正处于一个疫灾越来越频繁的快速发展期内。在这个整体的发展趋势中，秦汉时期又是其中占比最高、最重要的转型期。

1　龚胜生、叶护平：《魏晋南北朝时期疫灾时空分布规律研究》，《中国历史地理论丛》第22卷第3辑，第16页。

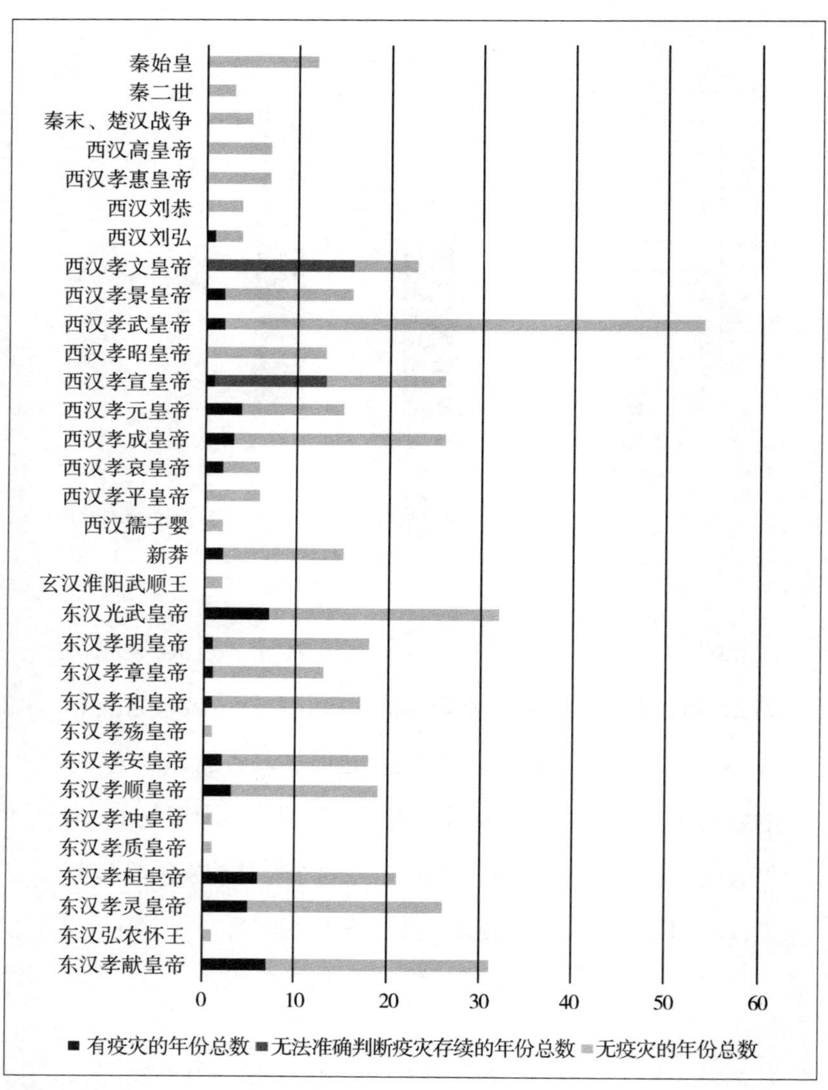

秦汉时期有疫年与无疫年分朝对比图

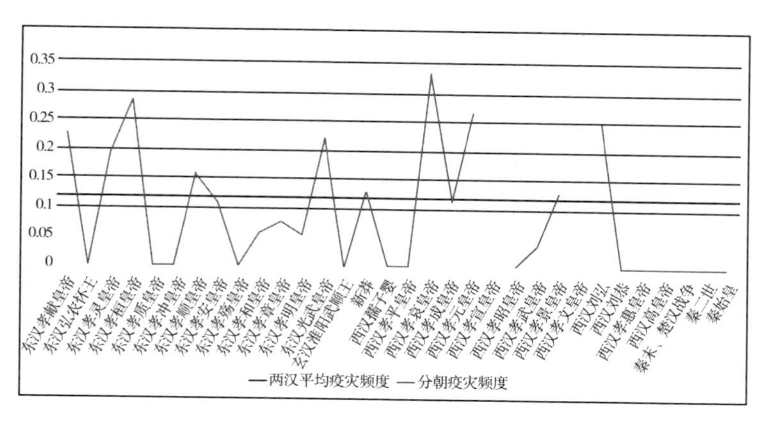

秦汉时期分朝疫灾频度图

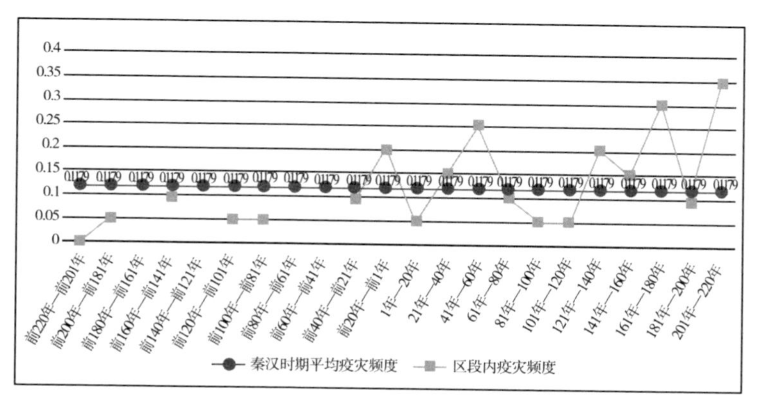

秦汉疫灾频度图（以 20 年为单位）

秦汉时，中国的瘟疫流行情况，开始由区域性、小范围的传播转向全国性的大暴发，瘟疫传播从休眠期进入高速活跃的阶段，并且在西晋时达到了整个中国古代疫灾流行的极峰。

从整体趋势上看，秦汉处于瘟疫流行、疫灾暴发的上行过渡期，虽然该时期内也存在一定的频次波动，但整体上还是呈现出明显的上行趋势，如果将秦汉时期再做细分，这一态势就更为明显了。

如果以 20 年为单位对疫灾频次加以分析，就会发现，在公元前 1 世纪前，也就是汉武帝天汉元年以前，疫灾频次还比较低。这一时期的疫灾频度，基本与春秋战国时的统计处于同一水平内。可从公元前 1 世纪开始，疫灾频次就大幅提高，并出现了两汉时期的第一个波峰。波峰位于公元前 20 年至公元前 1 年区段内，正好处于汉成帝统治时期。此后，疫灾频次在经历短暂下降后，再一次震荡提升，并在汉献帝统治时达到两汉时的第二个波峰（实际上，疫灾频次在此后不断升高，并在西晋时达到整个中国古代疫灾频次的顶峰），这个波峰实际上就是中国灾害史中最著名的东汉末年大瘟疫。

中国史的历史时期划分，从大的阶段应该是以秦灭六国分割先秦时期（春秋战国）和秦汉时期，以汉献帝逊位分割秦汉时期和魏晋南北朝时期，按照中国瘟疫流行、疫灾暴发的瘟疫史自然的规律，该时期内最重要的分界点应该是汉武帝统治时期，再准确一些，应该是上文第六条瘟疫记录所在的年份，汉武帝元鼎六年（公元前 111 年）。这个记录是中国瘟疫流行、疫灾暴发的分水岭，此前包括先秦时期（春秋战国）、秦末战争时期、楚汉战争时期和西汉早期，瘟疫的流行处于休眠期，疫灾多为区域性疫灾，疫灾的频次较低；此后包括西汉中晚期、新莽时期和整个东汉时期，瘟疫的流行处于高速发展期，疫灾呈现全国性暴发态势，疫灾的频次震荡上升。

在疫灾的空间分布上，57 处文献记载中明确提出疫灾流行区域的有 24 处（共涉及疫灾 28 次），占 42.1%。在这 24 条史料中，指明的城市、郡国、封国、属国、州、地区或邻国共 18 处，即：京师洛阳、上庸郡、河东郡、云中郡、会稽郡、九江郡、庐江郡、南越国、合肥国、衡山国、句町国、荆州、徐州、扬州、关中地区、关东地区、陇右地区和匈奴（其分布见表 2）。其中，涉及京师洛阳 4 次，会稽郡、匈奴各 3 次，南越国、荆州、关东地区 2 次（如将京师洛阳的 4 次也计入在内，则关东地区 6 次），其他地区各 1 次（其中衡山国在汉武帝时被撤销，并被分为江夏郡和庐江郡，如果将公元前 142 年衡山国瘟疫算入庐江郡，则庐江郡为 2 次）。

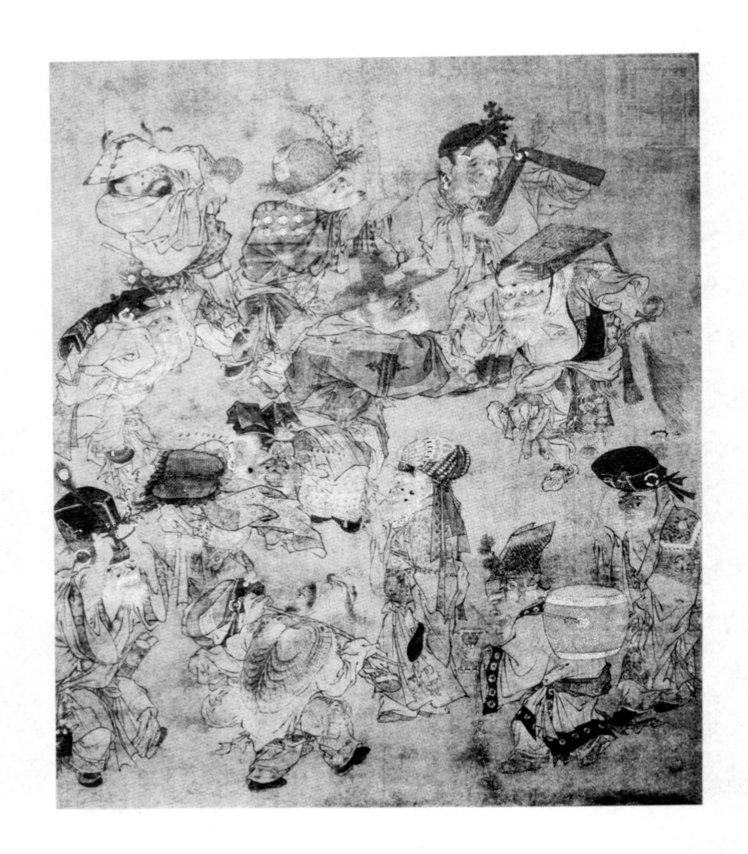

《大傩图轴》，宋，佚名

这幅画作描绘的是华夏民族古老的民间习俗——大傩。大傩是一种驱除疠疫的民间娱乐活动，早在《论语》中，就有“乡人傩”的记载。《后汉书·礼仪志》则详细记载了汉代大傩的礼仪形式。

表2　28次疫灾与18处疫灾地疫灾分布统计表

	南越国	上庸郡	衡山国	河东郡	云中郡	匈奴	关东地区	句町国	徐州
次数	2	1	1	1	1	3	3	1	1
比例	7.1%	3.6%	3.6%	3.6%	3.6%	10.7%	10.7%	3.6%	3.6%
	扬州	会稽郡	洛阳	九江郡	庐江郡	陇右地区	荆州	关中地区	合肥国
次数	1	3	4	1	1	1	2	1	1
比例	3.6%	10.7%	14.3%	3.6%	3.6%	3.6%	7.1%	3.6%	3.6%

以上这18处疫灾流行地所在的郡、国还可以根据其所处主要河流流域的地理分区划分为7个区域，即：北部疫灾流行区（云中郡、陇右地区和匈奴），关东、关中疫灾流行区（京师洛阳、河东郡、关东地区、关中地区），荆楚疫灾流行区（上庸郡、荆州），江淮疫灾流行区（庐江郡、九江郡、衡山国、徐州），江南疫灾流行区（会稽郡、扬州、合肥国），南越国疫灾流行区（南越国）和句町国疫灾流行区（句町国）；以大区划分，区内疫灾次数占统计总次数（以28

次计算）百分比分别为：17.9%，28.6%，10.7%，14.3%，14.3%，7.1% 和 3.6%（见表 3）。

表 3　28 次疫灾在 7 大疫区分布统计表

	北部疫灾流行区	关东、关中疫灾流行区	荆楚疫灾流行区	江淮疫灾流行区	江南疫灾流行区	南越国疫灾流行区	句町国疫灾流行区
次数	5	8	3	4	4	2	1
比例	17.9%	28.6%	10.7%	14.3%	14.3%	7.1%	3.6%

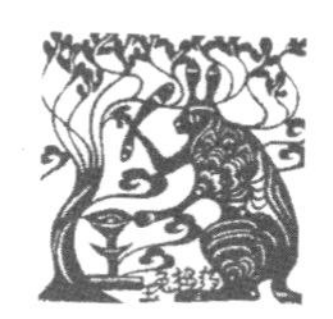

第 3 章

视死如生

“伤寒”与秦汉流行病的特征

读不懂“伤寒”的人，永远也别想读懂秦皇汉武求仙时的贪婪与暴民杀戮时的凶残。不过幸好，我们不曾经历那些直面极端人性时的苦难。

自然界中的各种病原体在人与人、动物与动物或者动物与人之间互相传播，当高致死率的病原体在短时间内感染了众多的人或动物时，瘟疫由此暴发。瘟疫的流行和暴发在历史上任何一个时期都对人类的生命、社会和文明产生着巨大且深刻的影响。不过，与中国其他时期的瘟疫历史不同，秦汉时的瘟疫史有一些显著的特征：

第一，从秦汉时期开始，记载瘟疫流行、疫灾暴发的历史文献资料逐渐丰富起来，更加翔实的史料可以使后人对这一时期内瘟疫的研究不只局限于瘟疫的时间、次数、规模，以及瘟疫、疫灾所构成的影响，而且还有可能尝试着研究某一场瘟疫本身，判断引发这场瘟疫的传染病的类别和它的传播过程。

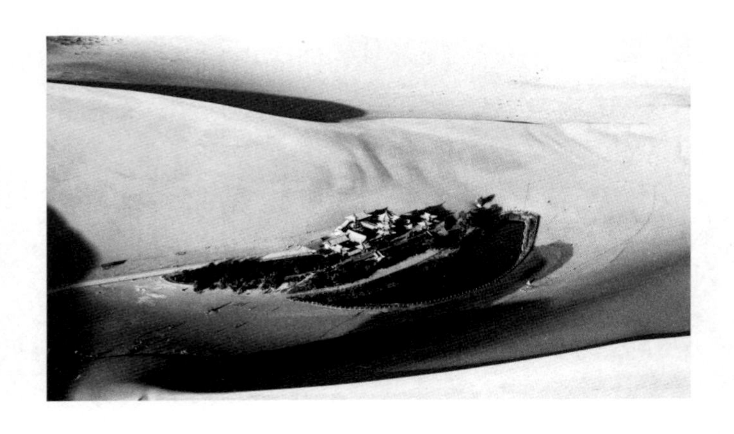

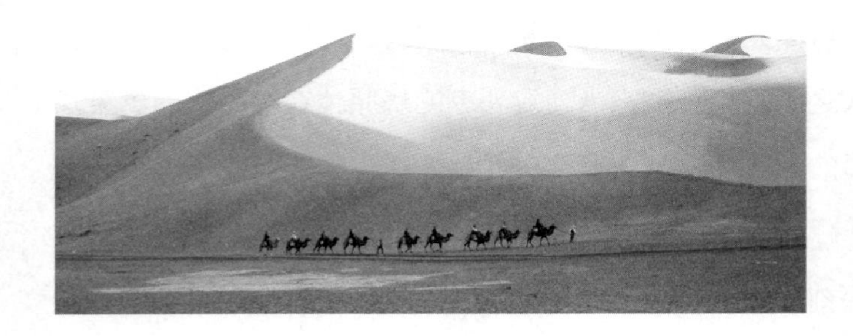

敦煌月牙泉（上）

驼队（下）

第二，秦汉时期是中国瘟疫由休眠期转入活跃期的过渡阶段。恰恰是从这一时期开始，史料中才出现了因瘟疫所致的大量人口罹难的记载。这说明，高致病性的、高致死率的新型的传染病在这一时期进入了中国，并且长期潜伏。

第三，随着丝绸之路的开通，两汉对西域的经营开启了东西方文化交流的新纪元。使节、商队，朝贡贸易的人口迁徙成为常态，东方与西方，中国与域外文明之间不再相互隔绝，相互孤立，这对于文化和文明的积极影响固然是不言而喻的；但同时，人口的迁徙、外来人口的迁入势必带来外来传染病传入的潜在威胁，这为外来传染病进入中国提供了可能性。此外，一百三十余年的汉匈战争横跨两汉，虽然最终以汉朝的胜利和匈奴被迫西迁告终，但在此过程中引发的和由此引发的南匈奴内化和匈奴西迁则引发了极大规模的人口迁徙和民族融合。这个在两三个世纪内，通过丝绸之路这一亚欧大通道实现的超大规模、超大跨度的人口迁徙已为某些高致病性、高死亡率的传染病实现全球性暴发提供了可能性。而就秦帝国、汉帝国国内而言，秦汉所实行的县制或郡国制，相比西周的分封制更能有效地将地方权力收归中央，确保大一统的政治格局。中央与地方更加紧密的联系势必有赖于频繁的人员往来。再加上秦汉普遍实行的各种戍边政策、军屯

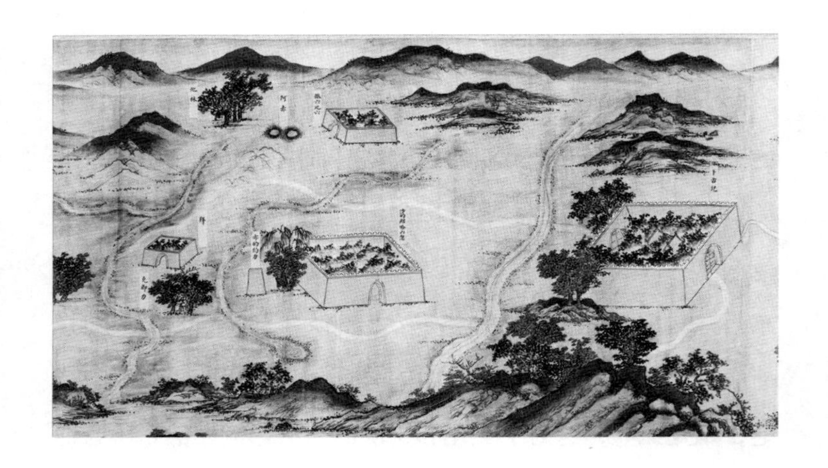

《蒙古山水地图》（局部）

《蒙古山水地图》绘制于明嘉靖三年至十八年，绘制的是从天方到鲁迷之间的山水地理信息，反映了古代西域和丝绸之路的陆路交通。这一地区，也正是历史上“匈奴西迁”所途径的地方。

移民，使得边境与内地、中央与地方之间的人口迁徙无论在规模上还是频率上均属空前。这就为全国性的瘟疫传播和疫灾暴发提供了传播的媒介。

延伸阅读

因人口迁徙导致外来传染病在新疫区的传播，引起严重的疫灾，在历史上最典型的事件就是地理大发现以后，因欧洲殖民者迁入美洲而导致的包括天花、鼠疫、痢疾和斑疹伤寒等一系列亚欧大陆的传染病传入美洲，并在几十年中造成美洲印第安人的大量死亡事件。

无论是在历史中还是当今，能够引发短时间内广泛传播的传染病一定具备人际传播的可能。也就是说，任何传染病病原的微生物如果要成为瘟疫，就必须具备人际传播的能力。但在自然界中，某一种病毒、细菌、立克次氏体、真菌往往需要经历变异的过程，才能实现人际传播，在变异之前，它们栖身于自然界中的动物宿主身上。亚欧大陆上的人类文明的历史远比美洲大陆长，他们更早地驯化动物，并且发展畜牧业。通过与亚欧大陆上的游牧民族的交往，农耕民族很早就接触到了一些动物传染病的变种。比如中国经历过东汉末

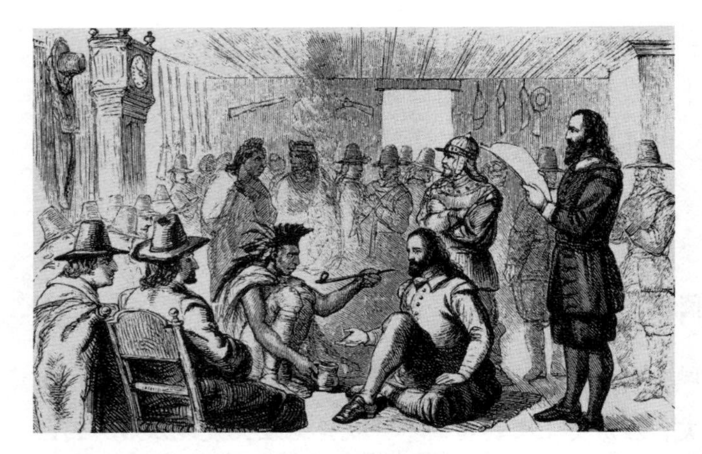

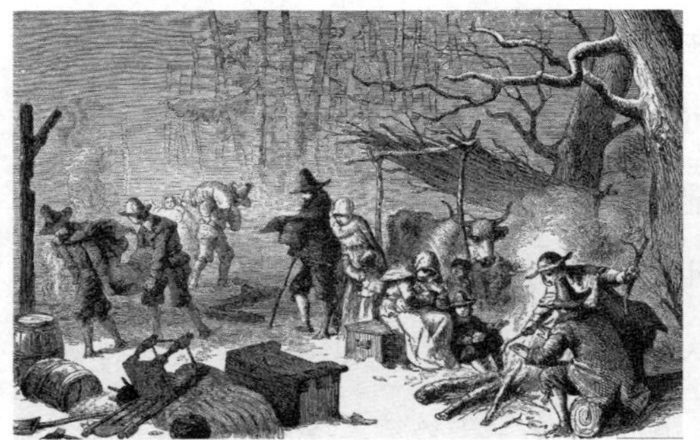

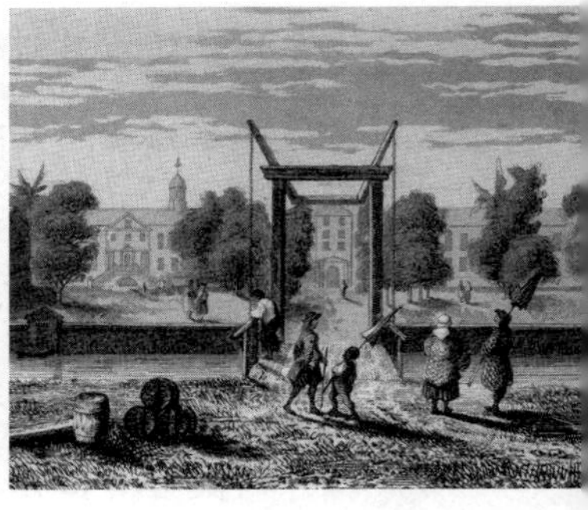

欧洲殖民者在美洲

年至西晋时的大瘟疫，欧洲经历过公元1347年开始的黑死病。亚欧大陆上的东西方文明在与瘟疫长期共存中，在现代医学和现代卫生防疫体系缺位的情况下，人与造成传染病的病原体都遵循着自然选择这一最基本的生物进化规律。一方面，能够感染人的病原体不断变异，瘟疫从动物之间的传播变成了动物向人，以至于可以实现人际传播的变种，而且致病性和致死率越来越高。另一方面，人也遵循着同样的自然选择规律，抵抗力强的人存活下来，抵抗力弱的人则因瘟疫而罹难。

因此，亚欧大陆上的亚洲人、欧洲人，对于本地流行的瘟疫，其抵抗力普遍较强。但如果他们将这些病原体带到其他地区，该地区的人对于外来病原体的抵抗力则非常低。西欧殖民美洲过程中，因旧大陆的瘟疫在新大陆传播而对印第安人及其社会造成的巨大破坏并非个例，这样的瘟疫也曾在欧洲殖民澳洲时出现。所以可以想见的是，随着汉匈战争和丝绸之路的开通，当秦汉时期的汉帝国打通了与域外文明的地理阻隔后，原本独立于某些病原体的自然疫源地之外的汉人，一定也面临过与十几个世纪后美洲印第安人相类似的处境，即瘟疫和疫灾的威胁。

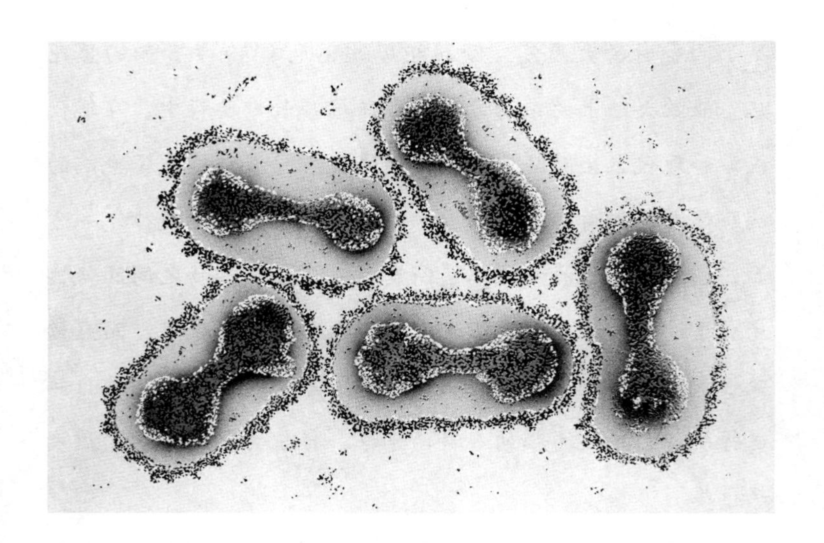

天花病毒

第四，秦汉时期是汉文化快速发展和传统经验主义科学常识快速积累的时代，这其中就包括中医哲学和中医经验。由于缺乏统一的中医体系以及对中医常识缺乏普遍的认知，先秦文献中用来表示医学或者疾病范畴含义的字和词，一般比较杂乱。特别是代表传染病、流行病的字词，如《周礼·天官》云："春时有痟首疾，夏时有痒疥疾，秋时有疟寒疾，冬时有漱上气疾。"时节和"疾"字组合就代表了某一类季节性的流行病。而说到瘟疫，更有疫、厉、菑疠、疠疫、疠疾、瘟、札、恶、渍、大灾、大瘠和瘈等多种字词。这些字词数量繁多，但用法上区别又不大，而且还不具备界定不同种类瘟疫的能力。这都是先秦时既缺乏统一的中医体系加以规范，又没有足够的医学知识给流行病做具体分类才造成的局面。而到了秦汉时期，中医学自身进入了一个高速发展的新时期，中医理论和实践经验都实现了巨大的飞越。特别是在流行病方面，《黄帝内经》中率先提出了"伤寒"一词，并且反复出现。"伤寒"在秦汉则经历了《难经》的深化，继而又在《伤寒杂病论》中形成了这一具有流行病学特征的中医学概念，并在后世对中医和东方医学防疫工作产生了巨大的影响。

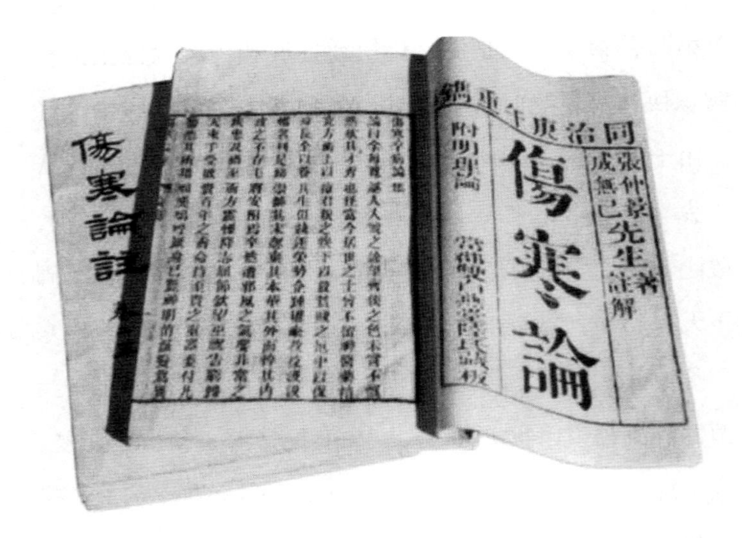

《伤寒论》，汉，张仲景

延伸阅读

张仲景的《伤寒杂病论》应作于汉魏之际，可是原书著成时只有手稿，而手稿又不幸遗失。明清中医史家多认为，在张仲景著成《伤寒杂病论》后不久，原著就毁于战火了。

现存所谓"伤寒杂病论"，中医史家多认为是两本著作，两个部分。第一部分名为《伤寒论》，这是经过西晋时的太医令王叔和（一说曹魏太医令）整理后，以原《伤寒杂病论》中"伤寒"一部分残存下来的篇目为基础，修改、补充而得的。这本《伤寒论》，也就是现在流传的《伤寒论》，自北宋时期开始在民间广为流传。它是中医伤寒学中最重要的经典之一。今人所说的"伤寒论"指的就是这本书。

所谓"伤寒杂病论"的第二部即《金匾要略》，这是根据张仲景原著《伤寒杂病论》中"杂病"一部分残存下来的篇目汇编而成的。自明代起，也有些医家提出质疑，认为这是伪书，在此不作详述。

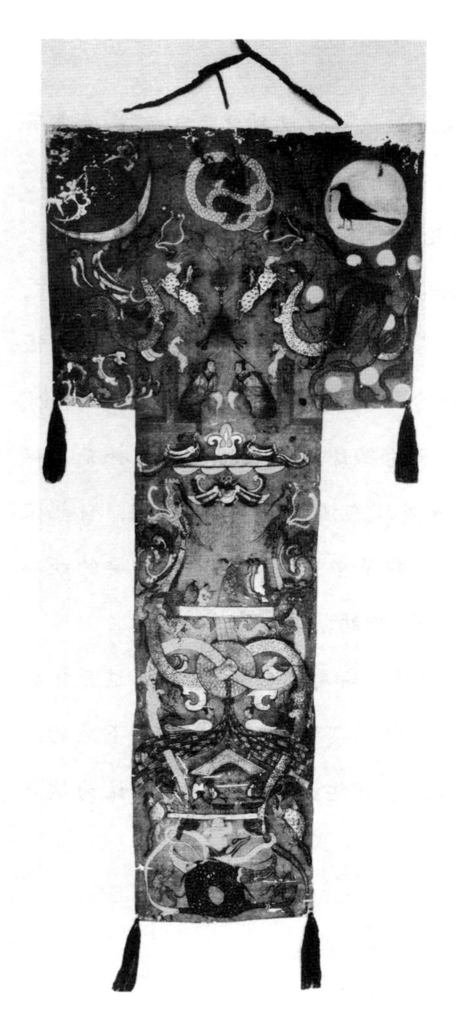

马王堆汉墓出土的帛画

马王堆汉墓1号墓中出土的“T”形帛画非衣，通过神话形象和世俗人物的绘制，描绘了天上、人间和地下三重世界，展现了当时特有的生命观和世界观。

延伸阅读

20世纪70年代，湖南省博物馆与中国科学院考古研究所在湖南省长沙市芙蓉区东郊浏阳河旁的马王堆乡发掘了三座汉墓。这三座汉墓是西汉初年长沙国丞相、轪侯利苍的家族墓地，其中出土大量丝织品、帛书、帛画和中草药等遗物，计3000余件。

在马王堆三号墓中，一共出土了11种帛书医书。它们分别是：《五十二病方》《阴阳十一脉灸经》甲本、《足臂十一脉灸经》甲本、《阴阳十一脉灸经》乙本、《脉法》《阴阳脉死候》《却谷食气》《导引图》《养生方》《杂疗方》和《胎产书》。此外，三号墓中还出土了竹简、木牍200余支，分别是竹简《十问》、竹简《合阴阳》和竹简《天下至道谈》，以及木牍《杂禁方》，以上这些简牍也都是医书。由于这些医书在后世本来都已失传，所以它们的重新问世填补了中医史的空白。

其中，马王堆三号汉墓出土的《足臂十一脉灸经》和《阴阳十一脉灸经》两件帛书全面地论述了人体11条经脉的循行走向及主治的疾病，而中医素来格外重视脏腑经络的学说，其理论普遍认为源出于《黄帝内经》。《内经》的《灵枢·经脉》篇详尽地论述了人体的十二条经脉，而将《足臂十一脉灸经》《阴阳十一脉灸经》与《灵枢·经脉》进行对比就会发现，无论在内容、词句还是理论思想上，后者与前者如出一辙，却更加成熟。因此，中医界普遍认为，从成书时代和理论承袭的关系来看，《足臂十一脉灸经》最为古朴，《阴阳十一脉灸经》次之，《灵枢·经脉》则最晚。马王堆三号墓出土的这两件古脉灸经帛书正是《灵枢·经脉》的祖本。

由此，考虑到《汉书·艺文志》中，已经收录了《内经》篇目，却未收录《足臂十一脉灸经》和《阴阳十一脉灸经》两篇，《灵枢·脉经》又承袭于西汉初年的这两件古脉灸经帛书，所以《内经》的成书应在西汉中期。同理，因《伤寒论》源出《伤寒杂病论》，后者为医圣张仲景作于汉献帝建安年间，可见《难经》的问世时代又在《内经》和《伤寒杂病论》两部书成书之间，所以《内经》《难经》和《伤寒论》这三部医书都应是两汉时问世的中医学著作。

秦汉时期瘟疫的流行和疫灾的暴发是“伤寒”概念形成并不断演进的历史背景和原动力，因此，对秦汉“伤寒”的研究将有利于提升今人对秦汉瘟疫的理解，从而更好地判断秦汉时期，如东汉末期大瘟疫等一些破坏力极大的疫灾的性质，并界定导致疫灾的传染病、流行病的类别。

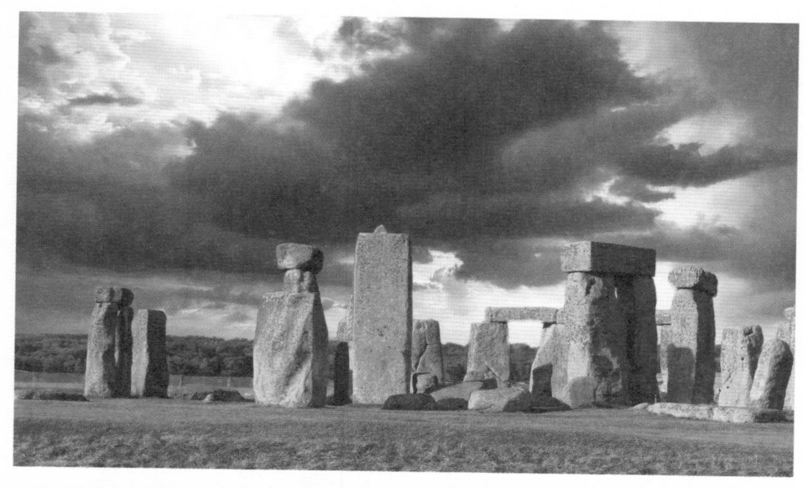

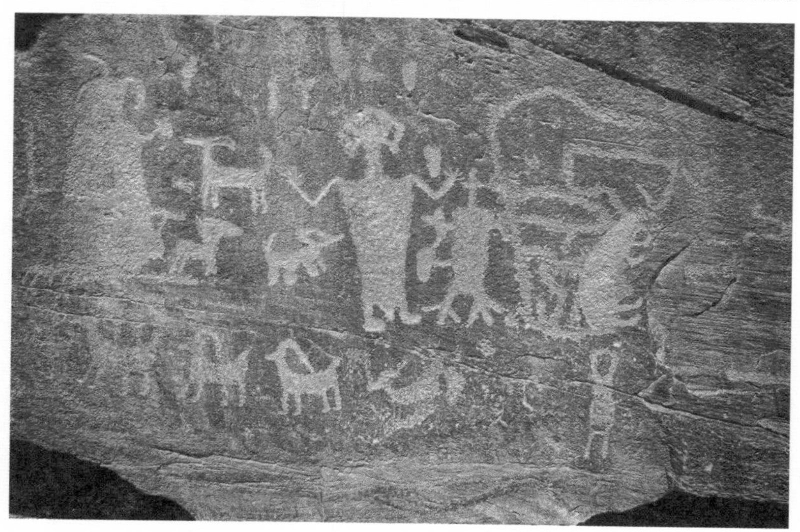

新石器文化类型特征的差异性表明部落之间缺乏密切的交流。流行病可以轻而易举地让某个部落消失，却无法通过人的迁徙改变人类文明的进程。所以，没有文明就没有瘟疫。

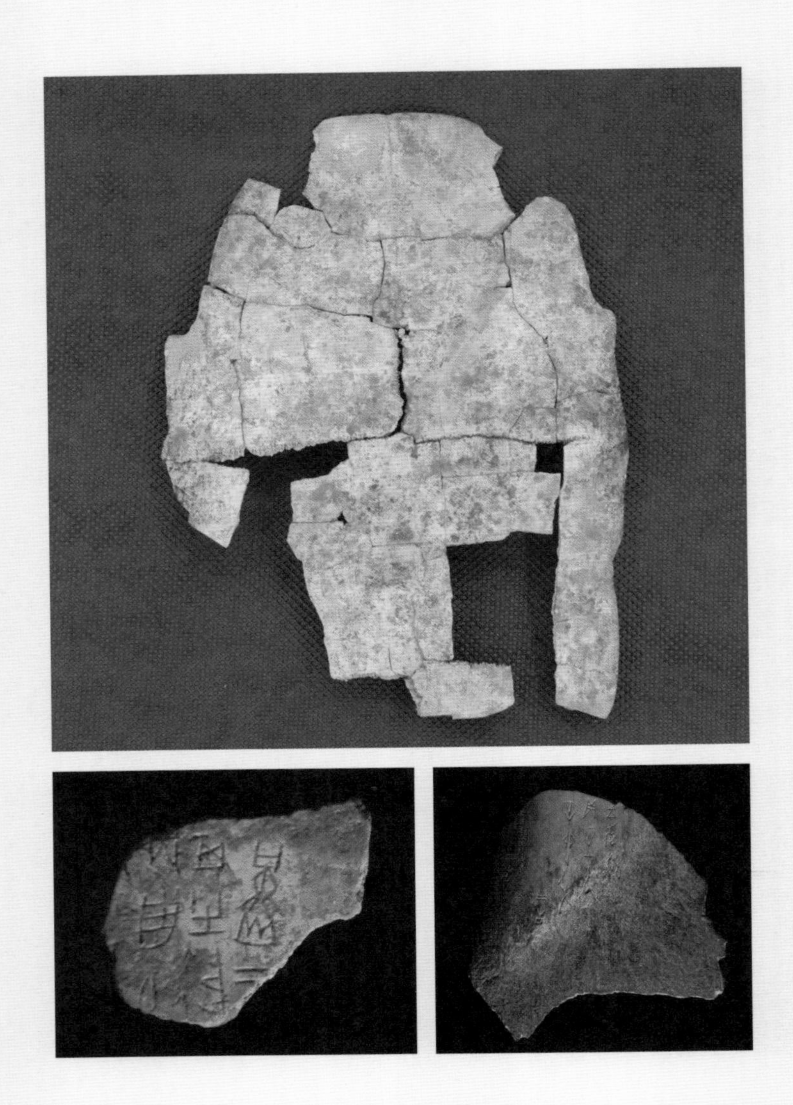

文字的产生是文明的标志。当人类迈进文明世界，人与瘟疫的战争就此开始：中国最早的瘟疫记载出自甲骨文刻辞，因为瘟疫暴发在军队或役夫中，所以就有了汉字——疫。

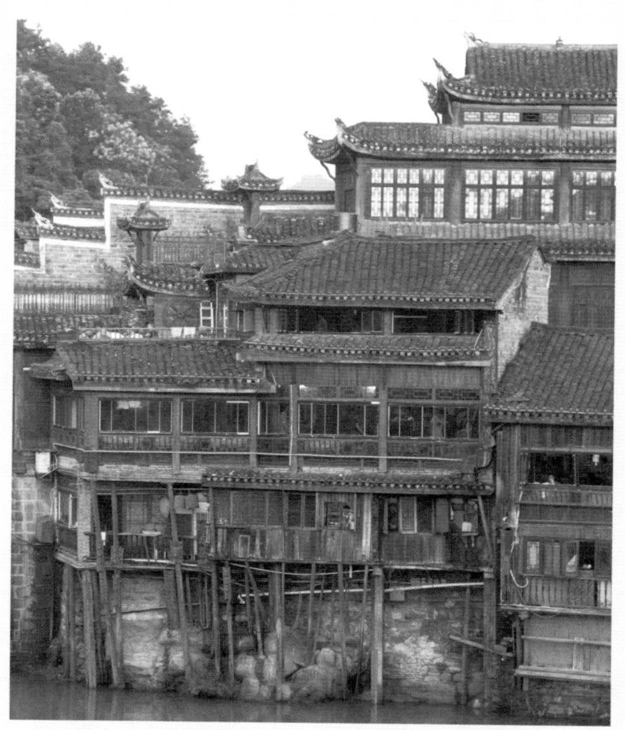

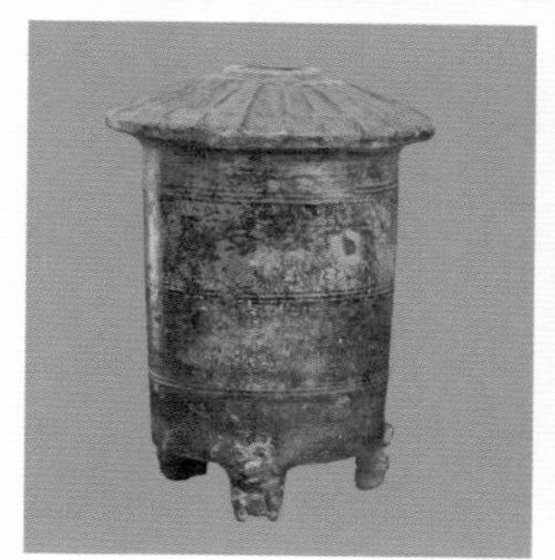

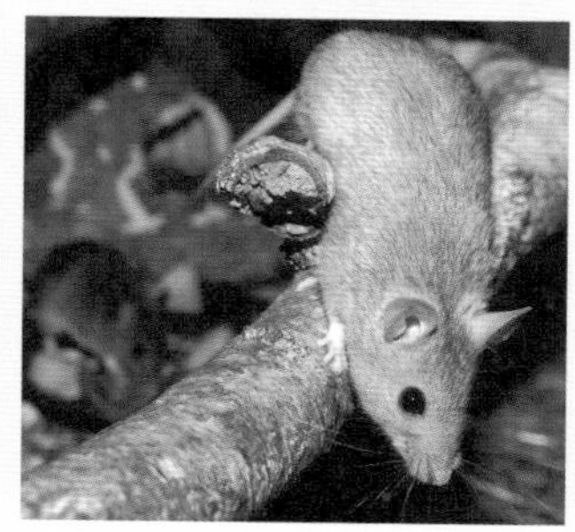

鼠类是重要的宿主，秦汉仓廪像吊脚楼一样的悬空设计就是为了防止鼠患。这种建筑模式影响了贵族陪葬的仿生明器的设计，言说着人类与老鼠之间那场悠远的战争。

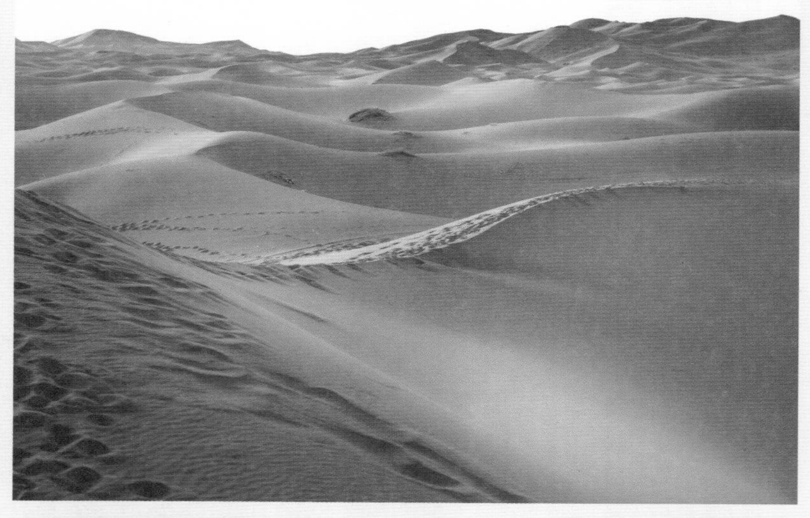

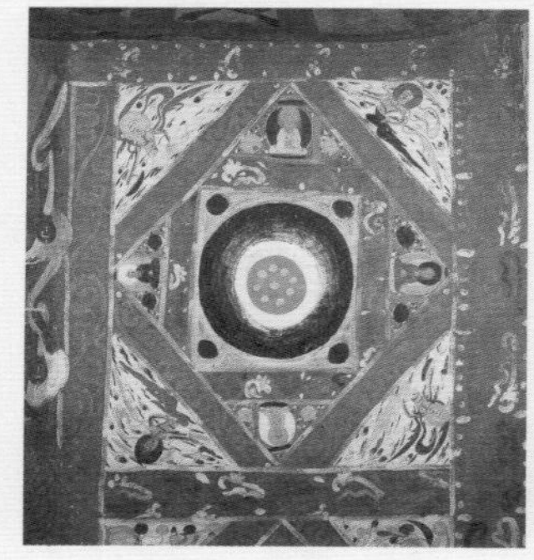

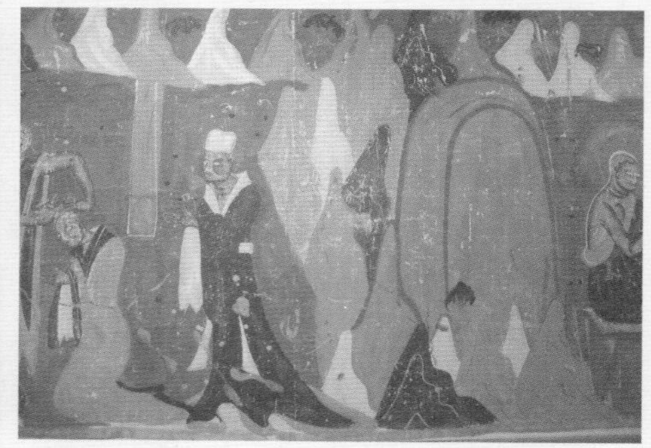

两千多年后的今天，我们只知道张骞通西域开辟了丝绸之路，可是又有谁还知道，丝绸之路不过是大瘟疫时代里贵族求生的意外发现，汉武帝贪图的其实只是西王母手中的不死药。

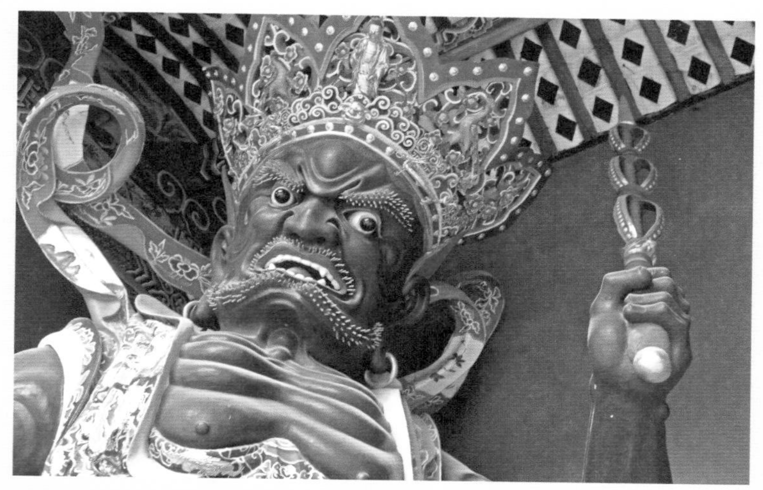

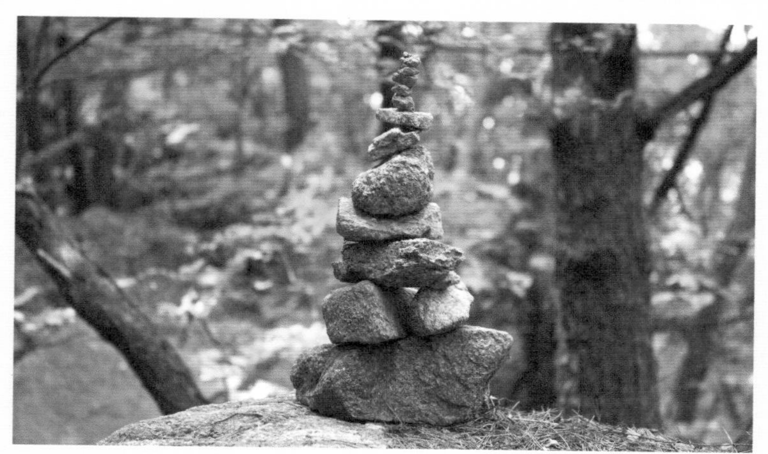

古代的修道者认为，符咒是人与灵界对话的媒介。无论是道教、天主教的起源，还是佛教在中国的本土化，几乎所有宗教最初的传教工作都致力于大瘟疫时代的治病与关怀。

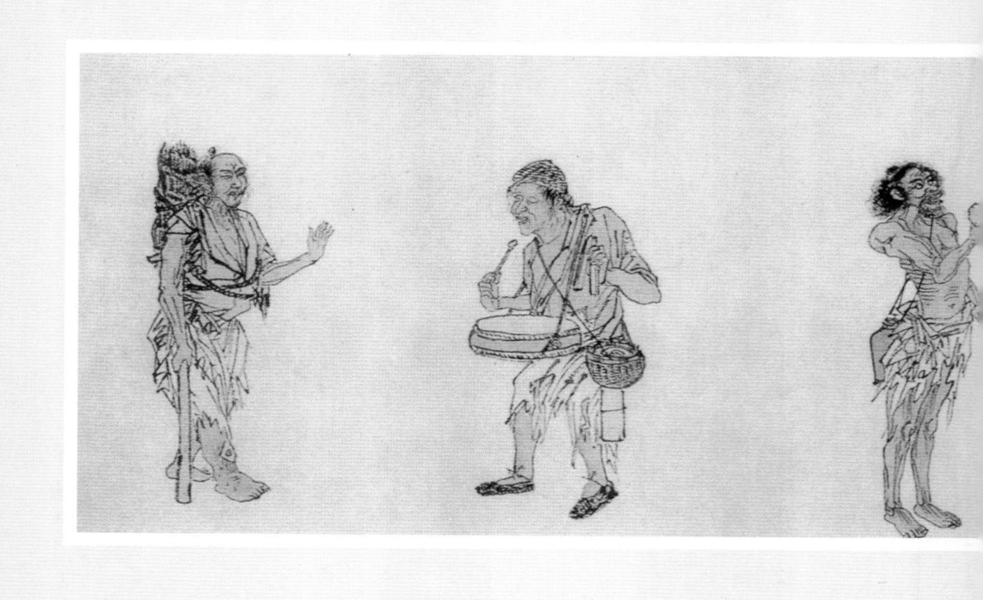

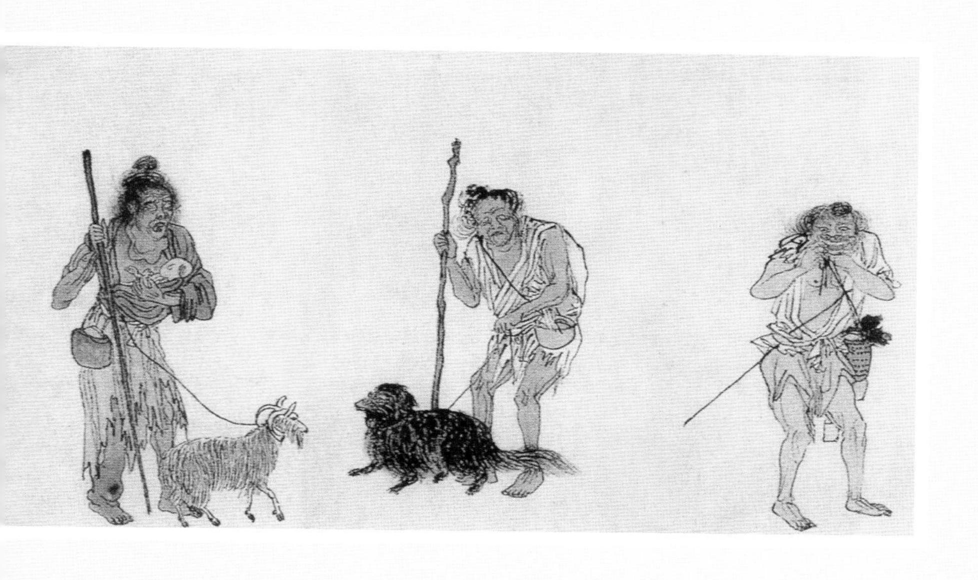

中国古代史中，几乎没有真正的农民起义。那些暴动的人大多不是农民，而是流民。他们敲响旧王朝丧钟的方式往往不是战争，而是饥荒引发的大瘟疫和瘟疫引发的大饥荒。

猗歟古君子種竹臨溪曲水
清竹亦清於茲構華屋遯世
身已閒讀書志彌篤窓盈
涵碧陰爽靜響飛瀑鳳羽
激涼飇魚波漾新淥渴飲
澗中泉淨斸林下玉潛然
氷雪姿詎能混流俗我
亦斯人儔開圖快心目願
言一相過秋風駕黃鵠

虞謙

此卷毋道二小字可為世間劉貫道畫之鐵證矣跋
高江村一目斷千此後兩識見之快心快事湖帆記

可信也此卷消夏圖畫筆較雪山圖精勝矣
審十倍且有毋道二小字款識不尤可寶貴耶
按江村書畫目載劉松年銷夏夢蝶二圖卷以
江村之號稱精鑒尚不能辨毋道二字而忽之反
武斷為松年與松年贗本夢蝶圖合為一卷
豈非貽笑若江村者猶如此況其他哉識此以
告世之妄自意斷者而斤斤於著錄者可不慎諸可
不察諸今夏蕙玉世大兄得此卷相與釋案得
毋道二小字於竹葉下疑問久釋為之大快又數然
將夢蝶圖割去偽款蕙玉之視江村為何如耶
同日後我而至者有葉遐菴丈蔣穀孫兄悉發見
毋道誠相掌快是日也聚餐于蕙玉新居正是法
國伯希和博士等應英國聘來滬參閱藝術葉
文携王詵蝶戀花詞卷蔣兄持劉元人耕織圖双
卷尚有狄平子丈以王蒙青卞圖相示余亦挾梁楷
睡猿吳鎮漁父二圖以往亂世彊歡可謂至矣
乙亥十一月望鐙下待月吳湖帆補識

後數日重觀此卷與夢蝶圖細校知夢蝶雖無貫道款識
而人物衣褶及一切筆法如出一手所異者二卷用絹不同而已
則夢蝶之亦出貫道無疑而被人添松年偽款為可惜耳江
村有如當引為知者亦後生之敢誑前賢也湖帆又識

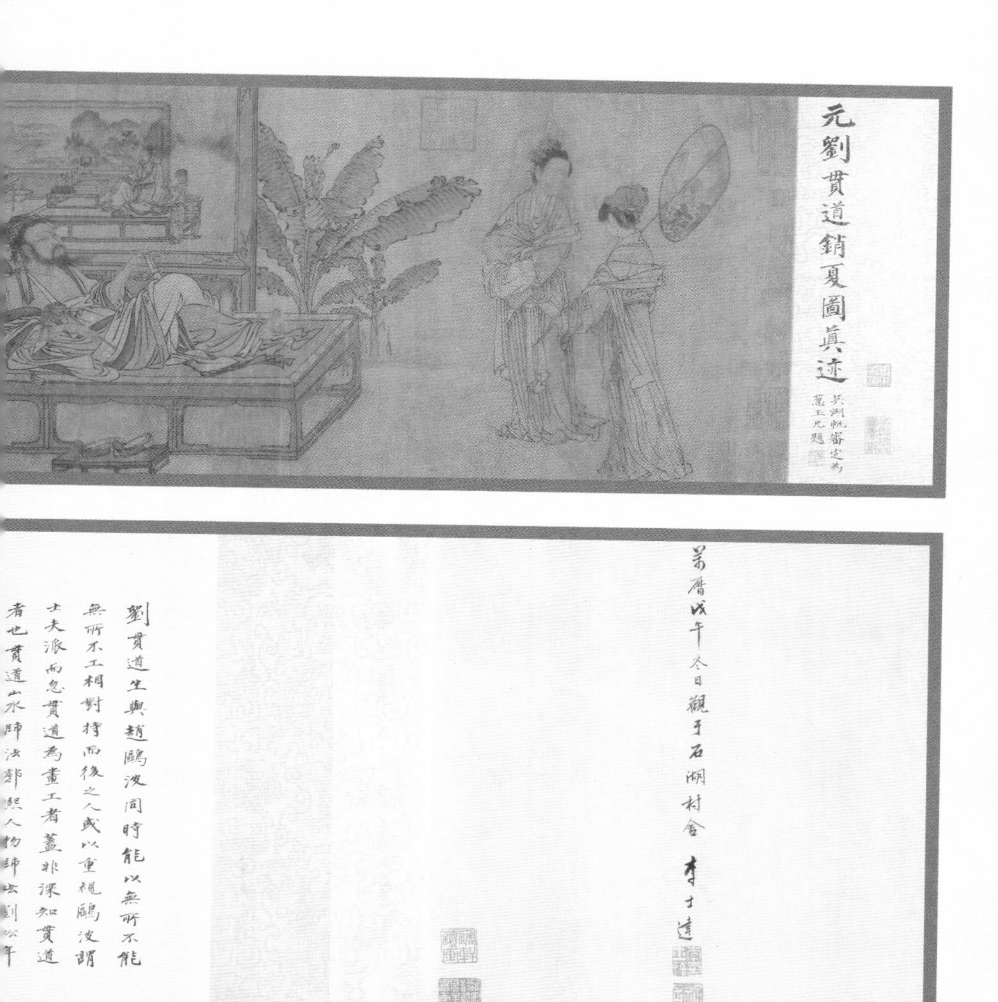

元劉貫道銷夏圖真迹
萬曆戊午冬日觀于石湖村舍 李士達
劉貫道生與趙鷗波同時能以無所不能無所不工相對待而後之人或以重視鷗波謂士夫派而忽貫道為畫工者蓋非深知貫道者也貫道山水師法郭熙人物師出劉松年

“建安七子”中有五人死于瘟疫。魏晋清谈的意境之所以无法复制，只是因为放荡不羁的魏晋文人随时都在准备要为一场突如其来的“感冒”慷慨赴死，而这是我们无法直面的境遇。

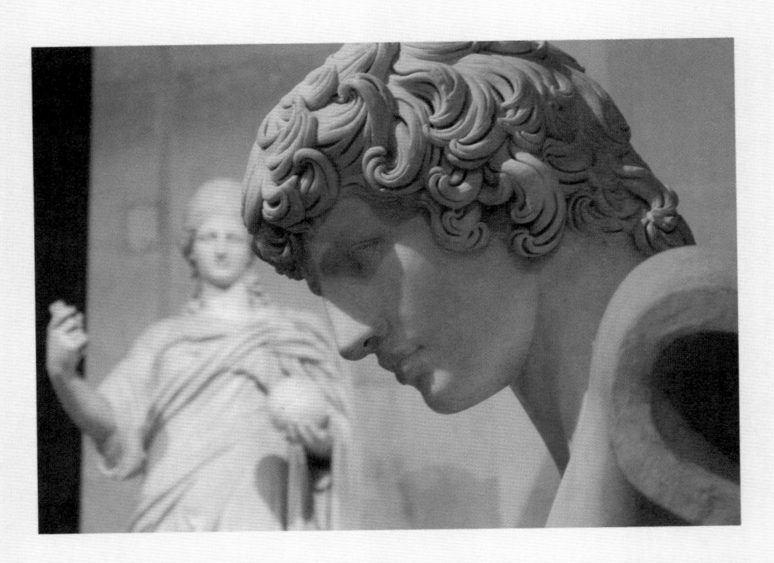

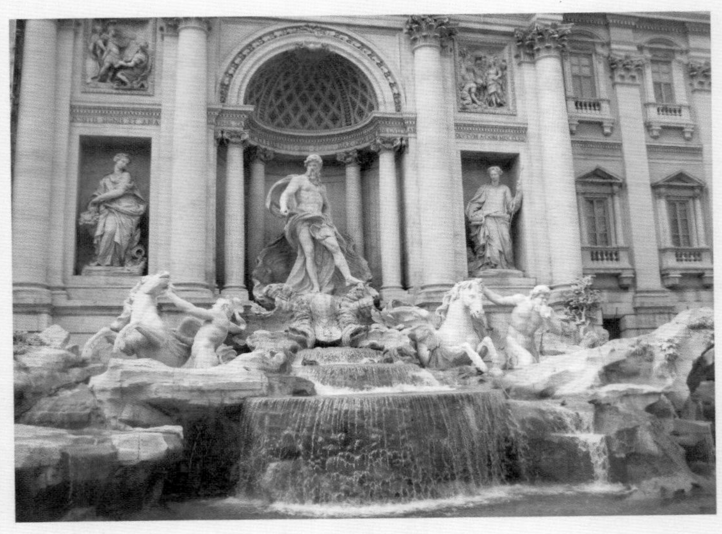

1348 年，为躲避佛罗伦萨暴发的黑死病，10 个年轻人逃到乡下。在他们对上帝的质疑声中，一本书、一场运动才使神的眼中闪现出人性的光辉。这就是《十日谈》与文艺复兴的故事。

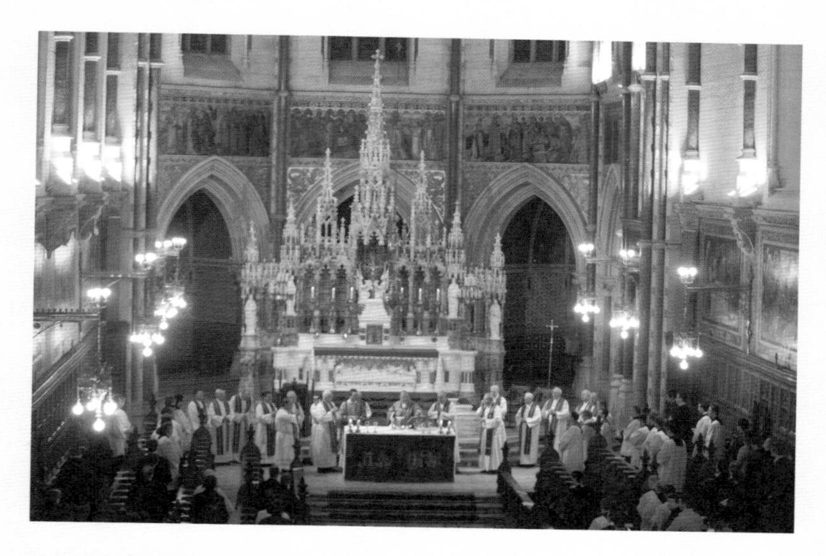

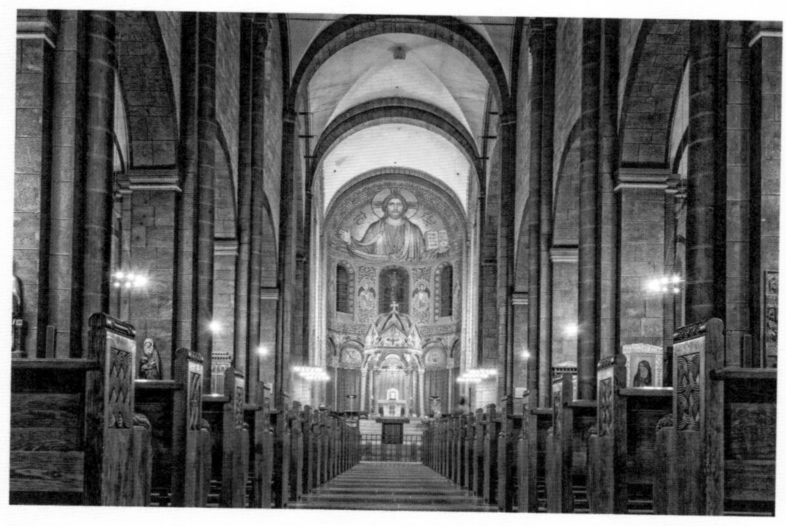

教会说弥撒可以消弭瘟疫，可 14 世纪下半叶，欧洲的弥撒每周继续，但感染黑死病罹难的人口却达到了三分之一。人们不再相信神性了，他们要用理性救赎自己。这就是科学主义的故事。

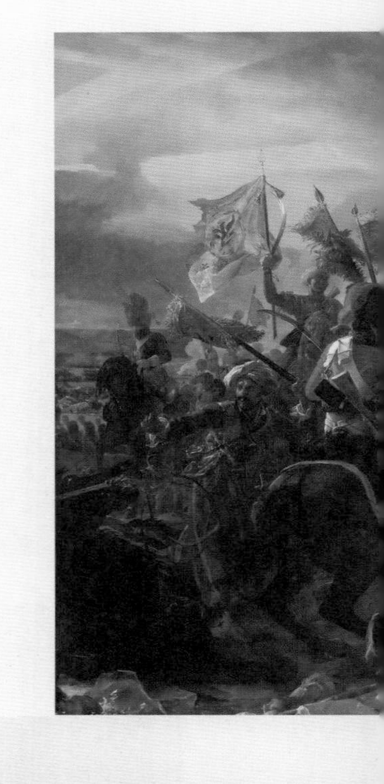

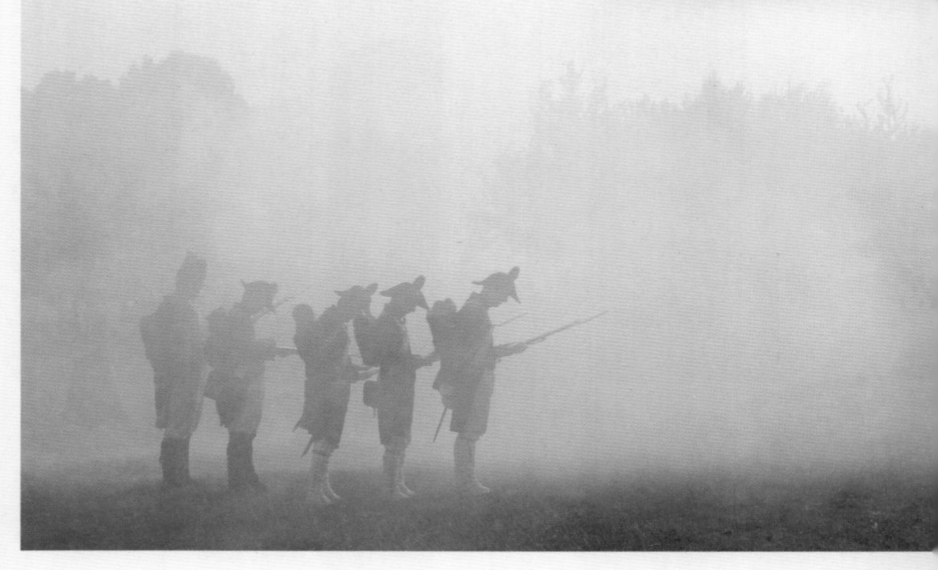

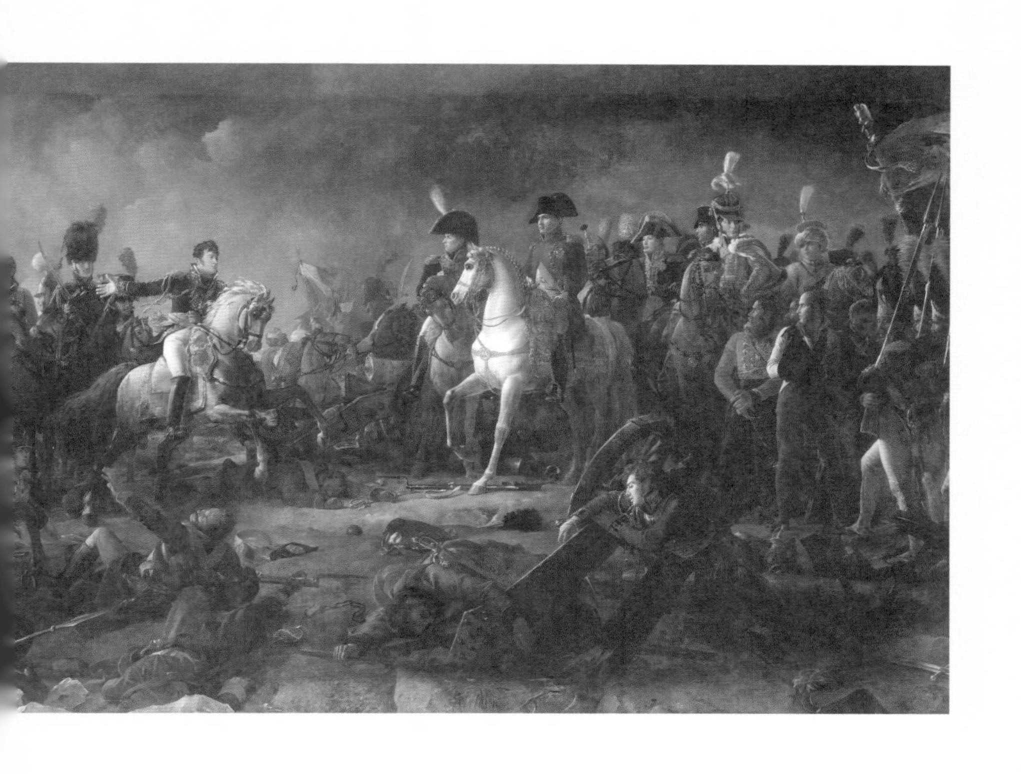

1812年，拿破仑东征。仅仅两个月，因流行性斑疹伤寒大暴发，军中疫死者就达8万人之巨。大战未开，败局已定。今天谁能知道，如果没有那场瘟疫，我们的世界将会怎样？

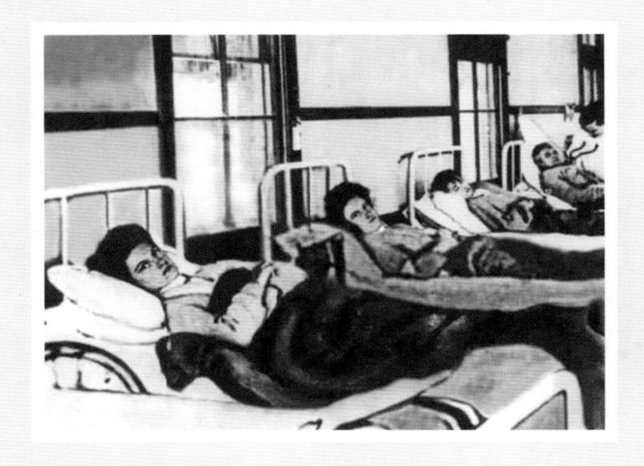

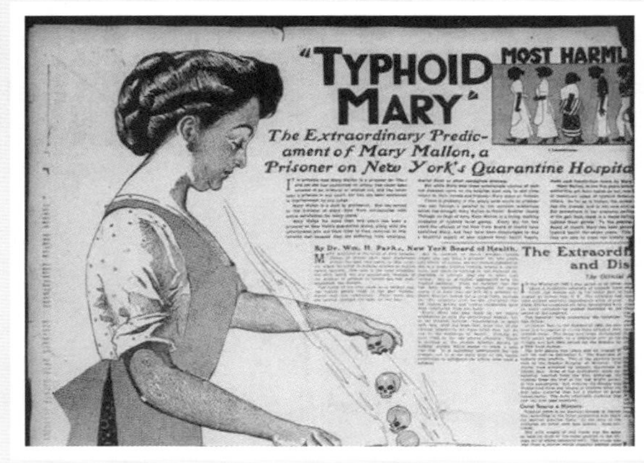

"TYPHOID MARY"

MOST HARML

The Extraordinary Predicament of Mary Mallon, a Prisoner on New York's Quarantine Hospita

By Dr. Wm. H. Park, New York Board of Health.

The Extraordi
and Dis

正如大众文化解构一切精英文化却从不自我解构一样，美国移民玛丽·梅伦体内的伤寒杆菌直接传染了五十多人，自己却终生没有发病。瘟疫传播给予任何时代的反思都不止于瘟疫传播的本体。

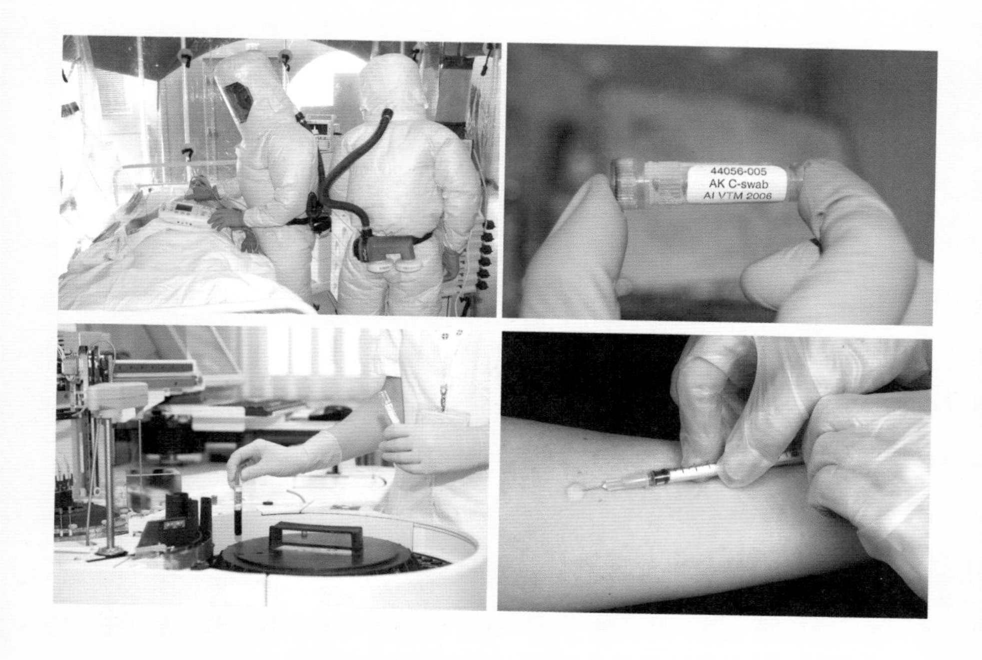

1994 年的印度鼠疫和 2003 年的 SARS 事件告诉我们，在瘟疫面前，最值得依赖的不是疫苗，而是现代卫生防疫体系。要与微生物的变异赛跑的，不只是医学家，而是全人类。

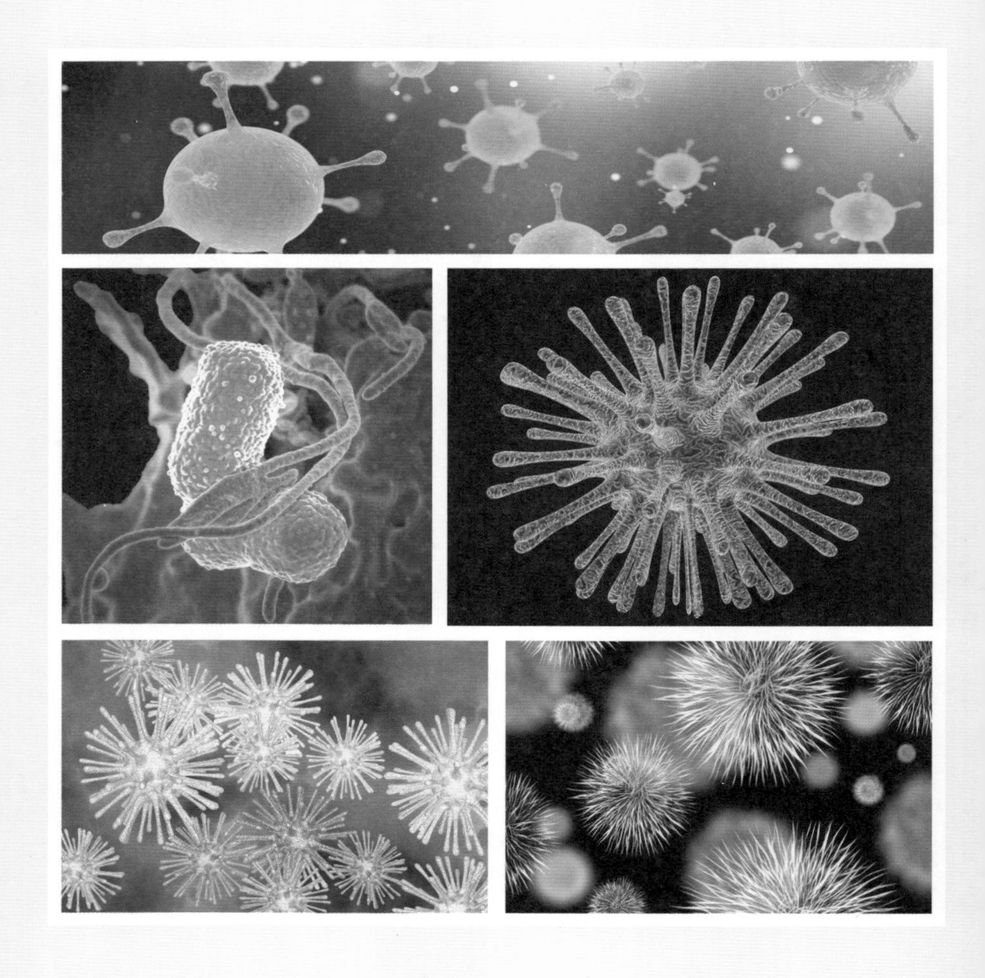

如果有一天，人类的历史也会像恐龙化石一样成为地球的地质史，那么终结人类文明的很可能是某种致命的微生物。这或许是人类文明最大的魔咒，即使这一天看起来很遥远。

自殷商甲骨文开始，文字的构成和使用就为时人能够认知普通疾病、传染病和瘟疫提供了充分的证据。而春秋战国以后，随着瘟疫流行频次的不断增加，瘟疫破坏力不断增大，医家及中医理论开始对足以引发瘟疫的一类传染病有了越发强烈的反应。在中医文献当中，“伤寒”是非常重要，又比较特殊的概念。它虽然不能直接等同于瘟疫，但它的使用确实又与瘟疫有不少重叠。

“伤寒”一词最早出现于《素问·热论》，云：“今夫热病者，皆伤寒之类也，或愈或死，其死皆以六七日之间，其愈皆以十日以上者，何也？”根据马王堆帛书医术内容与《内经》内容的分析，《内经》多数篇目约成书于西汉中期前后，是先秦及西汉早期中医医家经验积累的重要著作。而《内经》之后的《难经》也对“伤寒”做出了表述，云：“难曰：‘伤寒有几？其脉有变不？’然：‘伤寒有五，有中风，有伤寒，有湿温，有热病，有温病，其所苦各不同。’”

基于《难经》中“伤寒”的表述，自北宋《伤寒论》刊印并广为流传后，后世医家就对“伤寒”提出了广义伤寒和狭义伤寒两种理解，这也直接导致了伤寒学划分为两个流派（伤寒学所指的“伤寒”，是《伤寒论》中张仲景所提出的伤寒）。

持广义伤寒论者如明代医家张景岳，据民国医家王松如在《温病正宗·正宗辑要·分论》援引张景岳之《伤寒典》，云："景岳曰：'近或有以温病热病谓非真伤寒者，在未达其义耳。'又曰：'瘟疫本即伤寒，无非外邪之病，但染时气而病，无少长率相似者，是即瘟疫之谓。'"又有清代著名伤寒学家柯韵伯著《伤寒论翼》，云："原夫仲景之六经，为百病立法，不专为伤寒一科。伤寒、杂病治无二理，咸归六经之节制。六经各有伤寒，非伤寒中独有六经也。治伤寒者，但拘伤寒，不究其中有杂病之理。"

而持狭义伤寒论者在历史上同样不在少数，如元末明初医家王履，其所著《医经溯洄集》中专有一篇为《张仲景伤寒立法考》，云："夫伤于寒，有即病者焉，有不即病者焉。即病者，发于所感之时；不即病者，过时而发于春夏也。即病谓之伤寒，不即病谓之温与暑。夫伤寒温暑，其类虽殊，其所受之原，则不殊也。由其原之不殊，故一以伤寒而为称。由其类之殊，故施治不得以相混。以所称而混其治，宜乎贻祸后人，以归咎于仲景之法。"又云："仲景专为即病之伤寒设，不兼为不即病之温暑设也。"再比如清医家吴瑭著《温病条辨》，其《序》云："天以五运六气化生万物，不能无过不及之差，于是有六淫之邪，非谓病寒不病温，病温不病寒也。

后汉张仲景著《伤寒论》……然其书专为伤寒而设，未尝遍及六淫也。"

自北宋《伤寒论》成为中医经典以后，后世对"伤寒"的广狭之辩始终众说纷纭、莫衷一是。不过，"伤寒"的广狭之辩是始于北宋的，在张仲景著述《伤寒杂病论》的东汉末年，中医在"伤寒"一词的使用上，更多地还是用以特指一种或一类传染病、流行病，也就是说"伤寒"的概念或用法固然存在广义和狭义之分，但在具体使用上，这一时期更多使用了"伤寒"的狭义用法。比如《内经》的《素问·热论》篇虽然指出"今夫热病者，皆伤寒之类也"，但紧跟着又说："或愈或死，其死皆以六七日之间，其愈皆以十日以上者，何也？"这句话所描述的显然是一种单一的急性传染病的临床症状，而并非一类疾病的共同特征。

另外，张仲景《伤寒论·序》云："卒然遭邪风之气，婴非常之疾，患及祸至，而方震栗；降志屈节，钦望巫祝，告穷归天，束手受败……余宗族素多，向余二百，建安纪元以来，犹未十稔，其死亡者，三分有二，伤寒十居其七。"

这段直接出自于医生之手的文字是秦汉时期医学著作中唯一的瘟疫和疫灾记录。它记录了自汉献帝建安元年（公元 196 年）起，张仲景宗族内因感染所谓"非常之疾"而造成

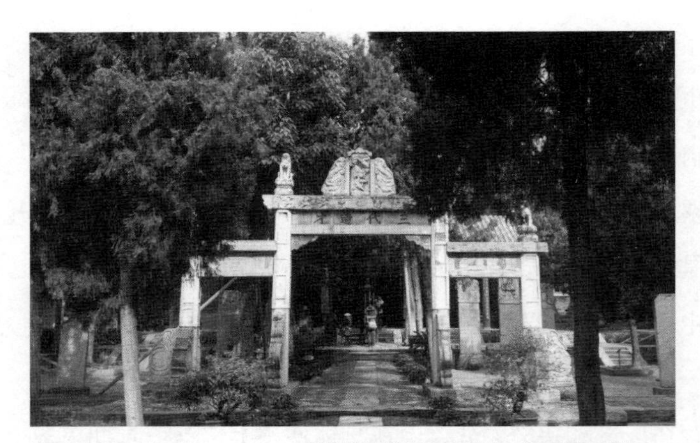

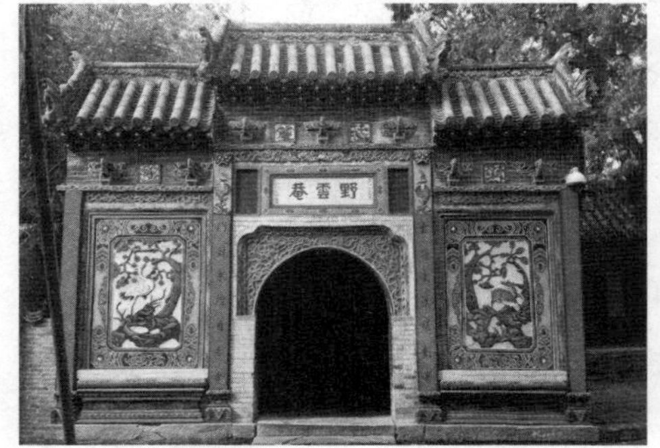

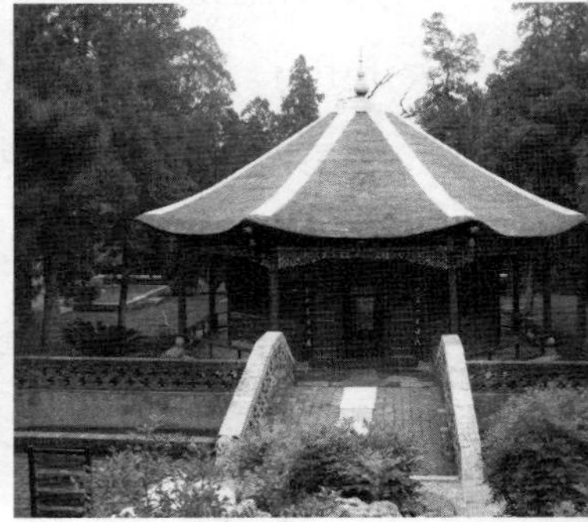

南阳诸葛庐

的人口罹难："余二百"姑且只以200计；"其死亡者，三分有二"，即死亡人数约为133人；"非常之疾"十居其七，就是说因为感染"非常之疾"而死亡的人数大约有93人。在这里，张仲景所说的"非常之疾"当然就是"伤寒"。

以此为语境，显然狭义伤寒更贴切于"非常之疾"：一种被称作"伤寒"的新型传染病造成了巨大的人口罹难，因为其高传染性、高致死率，并且史所罕有，故而才称之为"非常"。而同样的，从反方向，则很难用广义伤寒，也就是"外感病"的概念去解释这里所出现的"非常之疾"，从而将其释读为各种外感病造成了"死亡者，三分有二，伤寒十居其七"的悲剧。

无独有偶，除了《伤寒论》中的记载，在历史文献当中，汉献帝建安年间的疫灾记录也达到了秦汉时期的最高峰。从建安十三年（公元208年）至建安二十四年（公元219年）的11年间，历史文献中记载的疫灾次数就达到了7次，其中赤壁1次，荆州2次，合肥1次，关中1次，流行区域不明者2次。因张仲景是南阳郡涅阳县人（也就是今天河南省南阳市镇平县侯集镇一带），这说明当时位于黄河、淮河流域的南阳郡也同样是疫区，而且就张仲景的记载看，南阳郡的瘟疫不仅传染性高、致死率高，而且流行的时间非常长。而从南阳郡在东汉末年所处的区位因素看，其地理位置、区位因素在瘟疫流行的过程中又非常重要。

南阳郡的北方是关东、关中疫灾流行区，西南是荆楚疫灾流行区，东南是江淮疫灾流行区，而南阳郡恰恰处于这三个大疫区的地理中心。可在历史文献记载中，并没有关于南阳郡的疫灾记载，这说明，建安年间，除了史籍中记载的三大疫区疫灾暴发，位于三大疫区连接处的南阳郡也同样暴发过大规模的瘟疫。显然，这为今人将建安疫灾看作一个整体来进行研究提供了可能性和必然性。而除了以上的记载，在时人创作的文学作品当中，同样保留了大量的疫灾描述。其中明确可考为建安疫灾的有两则，其一为《太平御览》载曹植之《说疫气》，云：

“建安二十二年（公元217年），疠气流行，家家有僵尸之痛，室室有号泣之哀。或阖门而殪，或覆族而丧。或以为：疫者，鬼神所作。夫罹此者，悉被褐茹藿之子，荆室蓬户之人耳！若夫殿处鼎食之家，重貂累蓐之门，若是者鲜焉。此乃阴阳失位，寒暑错时，是故生疫，而愚民悬符厌之，亦可笑也。”

其二为王粲的《七哀诗》，云：

“出门无所见，白骨蔽平原。路有饥妇人，抱子弃草间。

顾闻号泣声，挥涕独不还。‘未知身死处，何能两相完？’驱马弃之去，不忍听此言。”

建安二十二年，曹植在许昌，故《说疫气》所指疫灾地应当暴发在许昌。而王粲卒于建安二十二年，该诗则作于长安市郊，故《七哀诗》中所说的“出门无所见，白骨蔽平原”的大疫灾则是暴发在关中。

延伸阅读

王粲是东汉末年著名的文学家，是“建安七子”之一。他在诗赋上的成就高于其他六人。刘勰《文心雕龙·才略》云：“仲宣溢才，捷而能密，文多兼善，辞少瑕累，摘其诗赋，则七子之冠冕乎。”

“建安七子”其余的六位分别是：孔融、陈琳、徐干、阮瑀、应玚和刘桢。这七人与曹氏父子（即曹操、曹丕、曹植）的作品基本代表了东汉末年至三国时期文学创作的最高水平。所谓的“七子”之称，最早见于曹丕所著《典论·论文》，云：“今之文人，鲁国孔融文举，广陵陈琳孔璋，山阳王粲仲宣，北海徐干伟长，陈留阮瑀元瑜，汝南应玚德琏，东平刘桢公干。斯七子者，于学无所遗，于辞无所假，咸以自骋骥騄于千里，仰齐足而并驰。”

“建安七子”生逢乱世，他们当中除了孔融与曹操不睦，为曹操所杀外，其余人全都依附于曹操，地位高者如王粲，受封关内侯，地位低者如刘祯，官居小吏。但无论如何，“建安七子”在物质条件上，相比普通百姓应该优越很多。但令人唏嘘的是，他们七人中竟有五人因感染瘟疫亡故。据《三国志·魏书·王粲传》载：“（阮）瑀以（建安）十七年卒，干、琳、玚、桢二十二年卒。（魏文）帝书与元城令吴质曰：‘昔年疾疫，亲故多离其灾，徐、陈、应、刘，一时俱逝。’”也就是说，“建安七子”中，除了孔融早在建安十三年（公元208 年）被杀，阮瑀早在建安十七年（公元 212 年）病逝，徐干、陈琳、应玚和刘桢四人均死于汉献帝建安二十二年（公元 217 年）大瘟疫，五人中仅有王粲一人免于遇难。“建安七子”出身于曹魏统治阶层，能够享受优越的物质条件和当时最好的医疗条件，瘟疫在贵族中的传播尚且如此，因疫而成灾的灾民又该如何，恐怕就不难想象了。

建安七子的死以及王粲的《七哀诗》无疑从另一个侧面昭示了东汉建安年间大瘟疫的惨烈程度。

由此，结合史料、医典和文学作品中的疫灾记载或疫灾描述，就可以还原出东汉末年建安年间以中原地区为中心，北至关东地区、关中地区，南及荆楚地区和江淮地区的疫灾流行区。

建安瘟疫流行区域之大、疫灾范围之广，可谓空前。而如果从瘟疫史的角度上看，建安大瘟疫既可以被看作魏晋南北朝这一中国古代瘟疫活跃时期来临的时代序幕，同时也可以将魏晋南北朝持续暴发的大瘟疫视作建安瘟疫的延续。但是，这种延续究竟是因为特殊自然社会环境下多种传染病、流行病的大规模传播造成的，还是单一的导致建安瘟疫的传染病长期在中国传播造成的，就要根据建安瘟疫的流行病学特征，认定引发瘟疫的传染病的性质，然后再加以判断了。一种传染性极强、致死率极高的，并且能够实现大规模人际传播的传染病在人口基数足够大的区域内长期流行，这样的案例在人类历史上并不罕见。其中，最为典型的就是欧洲的黑死病。黑死病造成的疫灾 1348 年漫延到意大利佛罗伦萨，在欧洲肆虐了大约 300 年才结束。如果东汉末年暴发的疫灾也是由类似的病原体引发的，那么建安大瘟疫及其之后魏晋南北朝的疫灾高发也就顺理成章了。

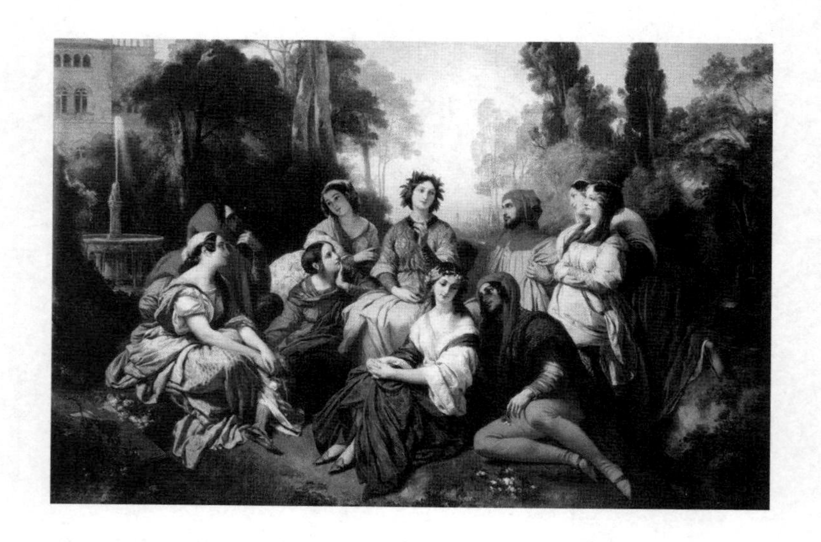

（意）乔万尼·薄伽丘所著《十日谈》一书的插图

延伸阅读

"这里的瘟疫，不像东方的瘟疫那样，病人鼻孔里一出鲜血，就必死无疑，却另有一种征兆。染病的男女，最初在鼠蹊间或是在胳肢窝下隆然肿起一个瘤来，到后来愈长愈大，就有一个小小的苹果或是一个鸡蛋那样大小。一般人管这瘤叫疫瘤，不消多少时候，这死兆般的疫瘤就由那两个部分蔓延到人体各部分。这以后，病征又变了，病人的臂部、腿部，以至身体的其他各部分都出现了黑斑或是紫斑，有时候是稀稀疏疏的几大块，有时候又细又密；不过反正这都跟初期的毒瘤一样，是死亡的预兆。"

这段话出自意大利作家薄伽丘的《十日谈》。《十日谈》中，7名年轻美丽而又有教养的小姐在教堂结识了3个热情的小伙子，10个人相约离开佛罗伦萨到郊外的别墅去避难。他们每天讲一个有趣的故事和所有人分享，以排解远离城市的精神空虚。这样的故事，他们一连讲了10天，每天10个，一共刚好是100个故事。这也就是《十日谈》名字的由来了。

不过，这样的一本小说之所以会诞生，《十日谈》中的10个青年之所以要逃离佛罗伦萨去郊外避难，正是因为当时黑死病正席卷整个欧洲，而这场瘟疫于1348年从北非的亚历山大港传入欧洲，它横扫的第一个欧洲城市便是佛罗伦萨。

《十日谈》中，薄伽丘清楚地写明了瘟疫患者的症状。自1347年到1350年的3年中，欧洲就有约2000万人因为感染瘟疫而丧生，这个数字大约占到当时欧洲总人口的三分之一。而从1350年到1400年的半个世纪间，欧洲人的期望寿命从30岁缩短到了20岁，这场大瘟疫在欧洲的长期活跃对后来欧洲乃至整个世界的宗教、社会、文化、科学和政治构成了巨大且深刻的影响。这就是欧洲乃至全世界历史中破坏性最大的瘟疫——黑死病。

大约自汉献帝建安十三年起席卷汉帝国的建安大瘟疫将汉末魏晋之际的疫灾频次推上了瘟疫史的极峰，所以近年来，对这场瘟疫中传染病的类别的判断日益成为中国史学界争论的一个热点问题。目前，学界对建安疫灾、建安大瘟疫中流行的传染病类别的判断大体上有三种观点：

第一种观点是流行性感冒说。这种观点主要出自李文旭的《流行性感冒的中医学认识与临床》[1]和赖文、李永宸的

1 参见李文旭：《流行性感冒的中医学认识与临床》，《中医研究》1996年第2期，第1页至第4页。

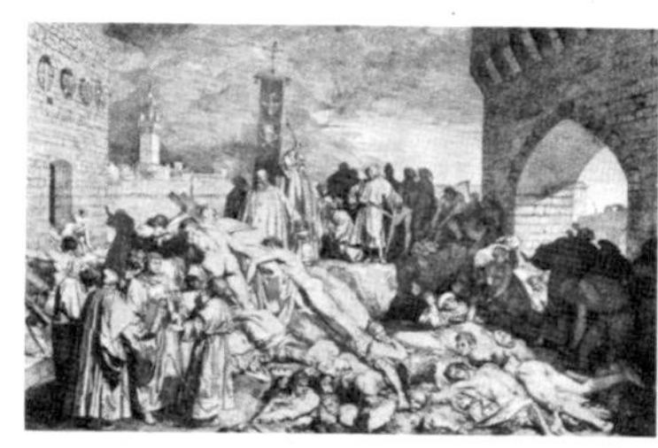

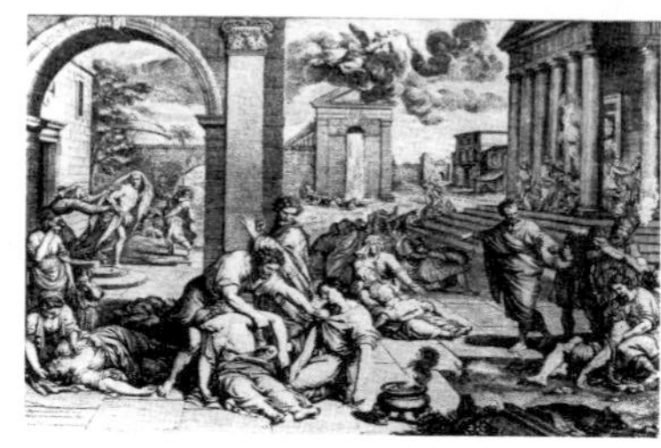

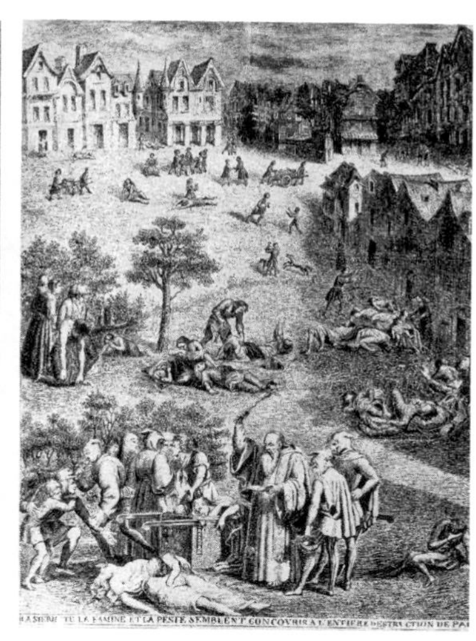

中世纪欧洲的黑死病

《东汉末建安大疫考》[1]，他们分别从历史、气候、症状、方志以及伤寒主方的古今临床主治疗效对比分析等多个角度的统计加以论证，最终得出结论——流行性感冒是导致建安大瘟疫的传染病。

第二种观点是克里米亚－刚果出血热说。这种观点出自付滨、孟琳、高常柏的《从疾病演变史探"伤寒"原义》[2]，值

1　参见赖文、李永宸:《东汉末建安大疫考》,《上海中医药杂志》1998年第8期，第2页至第6页。

2　参见付滨、孟琳、高常柏：《从疾病演变史探"伤寒"原义》，《河南中医》2007年第5期，第1页至第5页。

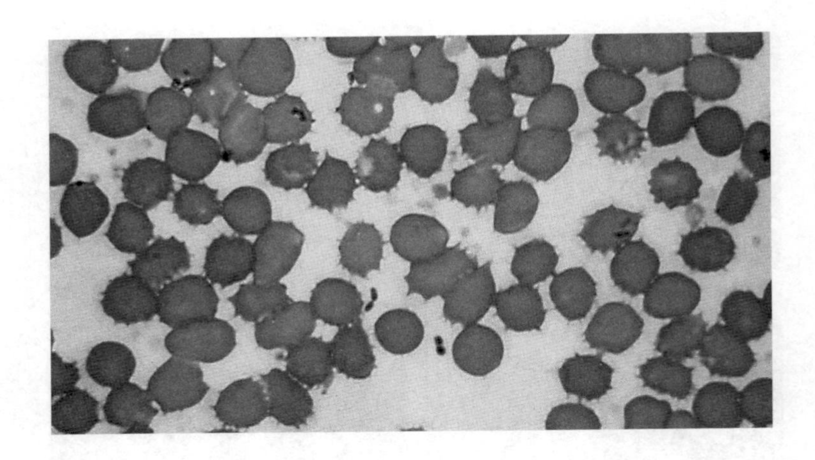

血液中的鼠疫杆菌病原体

得注意的是，他们提供了清晰的流行病传播轨迹，通过还原出血热通过汉匈战争被带入关中地区，进而造成全国性流行的传播途径来证实该观点。

第三种观点是鼠疫说。这种观点见于戚学文的《〈伤寒论〉是我国最早论述鼠疫的不朽著作》[1] 等。

这其中，克里米亚－刚果出血热和鼠疫这两种观点都具有相当的合理性（对于前人论述不作详述，在此只记述其提出不同见解，并作相关补充）。

导致建安大瘟疫中的流行病如果是克里米亚－刚果出血热，除了各类文献记载中的建安大瘟疫中患者的死亡率和临床症状等相关特征需要和现代医学研究的克里米亚－刚果出血热的情况相比对而达成一致，还要满足一个重要的条件。

现代医学研究表明，距中原地区最近的克里米亚－刚果出血热的自然疫源地在中国新疆的巴楚地区，因此，必须有证据表明，建安大瘟疫的中心疫区关中地区在秦汉时期与西域有直接的往来，必须存在某种媒介将出血热病毒传入关中。

一直以来，人，或者说是汉匈战争中的汉军，都被认为

1　参见戚学文：《〈伤寒论〉是我国最早论述鼠疫的不朽著作》，《国医论坛》1999 年第 1 期，第 39、40 页。

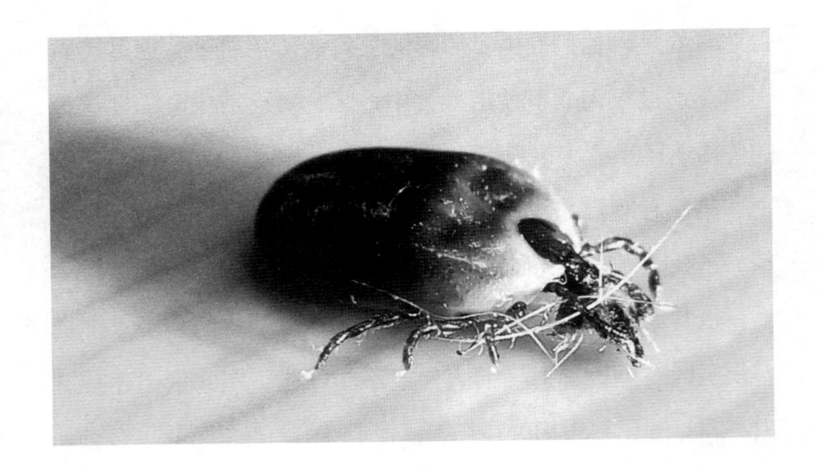

蜱虫是传播克里米亚－刚果出血热的虫媒

延伸阅读

克里米亚－刚果出血热是一种虫媒自然疫源性的病毒传染病，也是出血热的一种，以发热、出血、充血、低血压休克及肾脏损害为主要临床表现。由于该病先后发现于克里米亚和刚果两地，因此被命名为克里米亚－刚果出血热。在中国，该病最早发现于新疆巴楚，新疆是该病的自然疫源区，所以也称新疆出血热。昆虫中的蜱虫，以及鼠类动物都是能够传播这种传染病的动物媒介。由于能够传播它的动物媒介在欧洲、亚洲和非洲都具有广泛的分布，所以克里米亚－刚果出血热曾广泛流行于上述地区。该传染病的病原体是克里米亚－刚果出血热病毒，它属于布尼亚（布尼奥罗）病毒科的内罗病毒属。现代医学研究表明，感染该病毒的患者潜伏期一般为 2 至 12 天。病发时，患者体温会上升至 39℃至 41℃，并伴有剧烈头痛，肌肉及关节疼痛，甚至难以行走，皮肤在早期即可见到出血点或淤血斑。连续数日恶心、呕吐。病程中期，伴有呕血或连续大量呕血，同时伴有血尿和血便。重症者通常发病后 2 至 3 天即可死亡。克里米亚－刚果出血热的死亡率相当高，即便是在当代，由于患者入院时大多已处于重症状态，死亡率也高达 50% 左右。显然，感染克里米亚－刚果出血热患者的临床症状和死亡率与《伤寒论 · 序》中张仲景的叙述比较相似。

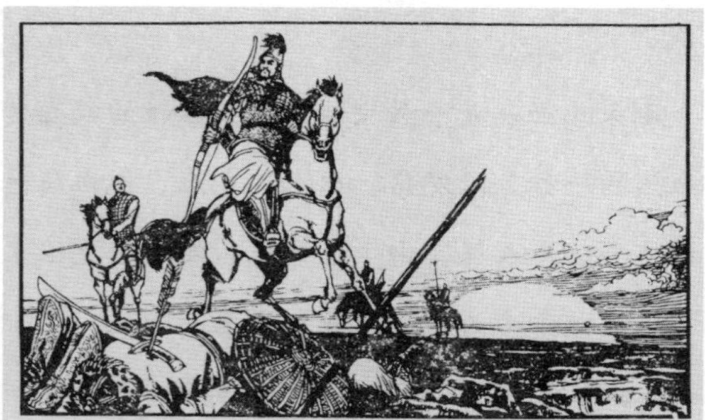

2. 李广是陇西成纪（在甘肃秦安县北）人，骁勇善战，尤其擅长骑射。文帝时，任武骑常侍，在参加反击匈奴贵族攻掠的战争中打过胜仗。

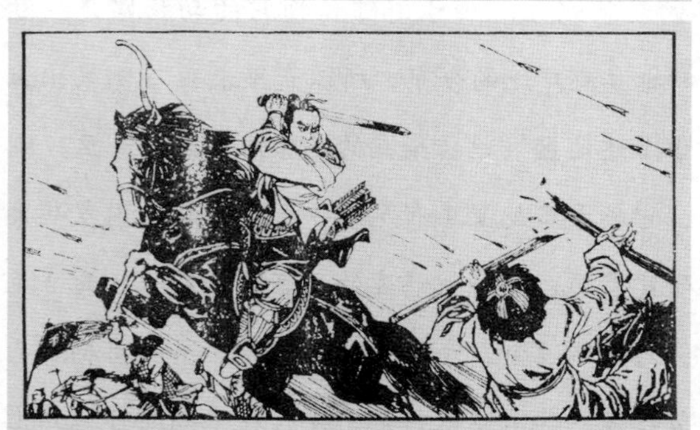

64. 大军来到塞外，就碰上匈奴军。汉军人多势众，给敌军以迎头痛击，匈奴军大败，被歼数千人。

《边城边将》连环画，梁任编文，邹越非、邹越清绘画

在一百三十余年的汉匈战争中，涌现出了一批杰出的军事将领，如“飞将军”李广、卫青、霍去病，都是耳熟能详的英雄人物。

是将出血热病毒自西域传到关中地区，进而在全国传播的主要媒介。但实际上，出血热从西域传入关中地区的传播过程，其直接原因虽然是汉匈战争，但真正将出血热传入汉地的主要媒介并非汉军，而很可能是随军进入汉地的动物。

据《史记·卫将军骠骑列传》载："令车骑将军青出云中以西至高阙。遂略河南地，至于陇西，捕首虏数千，畜数十万，走白羊、楼烦王。"《汉书·卫青霍去病传》亦载："明年，青复出云中，西至高阙，遂至于陇西，捕首虏数千，畜百余万，走白羊、楼烦王。"还有《史记·匈奴列传》云："其明年卫青复出云中以西至陇西，击胡之楼烦、白羊王于河南，得胡首虏数千，牛羊百余万。"以及《史记·卫将军骠骑列传》载："汉轻骑校尉郭成等逐数百里，不及，得右贤裨王十余人，众男女万五千余人，畜数十百万，于是引兵而还。"此外，另有《汉书·卫青霍去病传》载为："汉轻骑校尉郭成等追数百里，弗得，得右贤裨王十余人，众男女万五千余人，畜数十百万，于是引兵而还。"

以上这些史料所记载的历史事件分别发生于汉武帝元朔元年（公元前 128 年）、元朔二年（公元前 127 年）和元朔三年（公元前 126 年）。汉军屡次与匈奴战争，除斩杀敌人，还会俘虏战俘，并获得大量的牛、羊、马匹等牲畜。而汉军每次俘虏的人口不过数千人，但获得的牲畜少则数十万头，多则百余万头。获得的牲畜是人口的数十倍，甚至数百倍。这些牲畜作为战利品，连同战俘一起都被汉军带回了汉朝。而无独有偶，在《后汉书》《东观汉记》等史料中，晚于西汉中期，曾记载有 5 条耕牛瘟疫的记录，它们分别是：

第一条，汉光武帝建武十六年（公元 40 年）。据《东观汉记·朱晖传》载："四方牛大疫，临淮独不疫，邻郡人多牵牛入界。"这次牛瘟疫发生的地点位于临淮郡（治所在今江苏泗洪县南）一带。

第二条，汉明帝永平十一年（公元 68 年）。据《后汉书·刘赵淳于江刘周赵列传》载："又郡国以牛疫、水旱，垦田多减。"

第三条，汉明帝永平十八年（公元 75 年）。据《后汉书·肃宗孝章帝纪》载："诏曰：'比年（永平十八年）牛多疾疫，垦田减少，谷价颇贵，人以流亡。'"又据《后汉书·五行四》载："牛疫死。"

第四条，汉章帝建初四年（公元 79 年）冬。据《后汉书·肃宗孝章帝纪》载："冬，牛大疫。"又据《后汉书·五行四》载："京都牛大疫。"这次牛瘟疫暴发的疫区在京都洛阳。

第五条，汉章帝元和元年（公元 84 年）。据《后汉书·肃宗孝章帝纪》载："自牛疫已来，谷食连少，良由吏教未至，刺史、二千石不以为负。"

在以上五条中，值得注意的是第三条。这一年不仅发生了"牛多疾疫"的牛瘟疫，据《后汉书·肃宗孝章帝纪》载："是岁，年疫。京师及三州大旱。"这一年还发生了人类的瘟疫以及京师和三个州的旱灾。此外，在此之前，汉光武帝建武二十七年（公元 51 年），也曾发生过人畜共同因感染瘟疫而死亡的事件，而且，这次事件发生在匈奴境内。据《后汉书·吴盖陈臧列传》载："匈奴贪利，无有礼信，穷则稽首，安则侵盗，缘边被其毒痛，中国忧其抵突。虏今人畜疫死，旱蝗赤地，疫困之力，不当中国一郡。"

延伸阅读

人兽共患病是指在脊椎动物与人类之间自然传播的、由共同的病原体引起的、流行病学上又有关联的一类传染病。人兽共患病无论对人还是对禽类、畜类等脊椎动物，都构成严重的威胁。像结核病、鼠疫、疯牛病、艾滋病、禽流感、埃博拉出血热、狂犬病、恙虫病等很多传染病都属于人畜共患病。

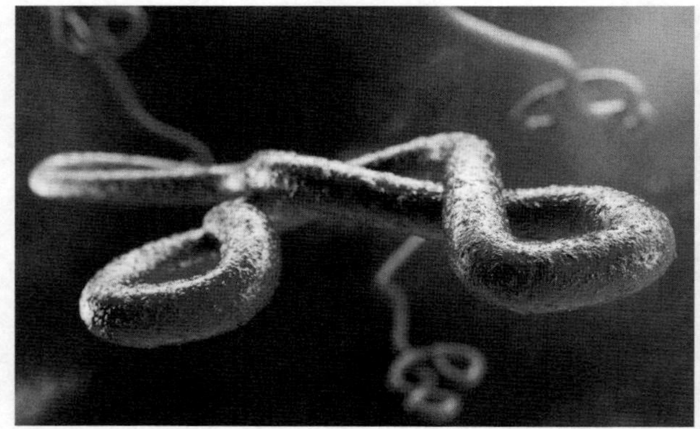

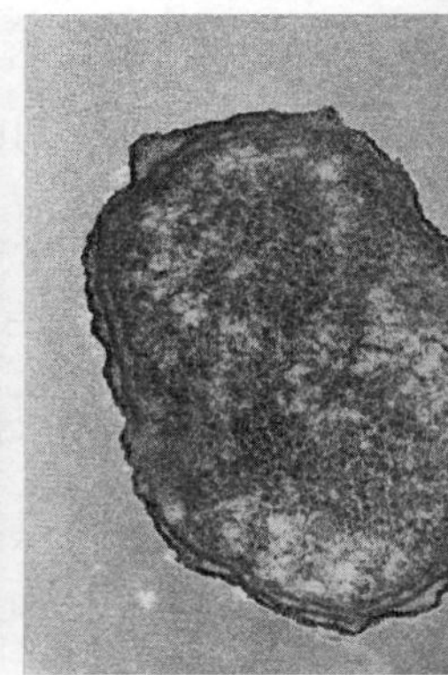

埃博拉病毒（左）

恙虫病立克次体（右）

人和牲畜同时感染了某种流行病，并且都因染疫而死，这说明建武二十七年匈奴境内流行的传染病不仅具有极高的致病性和致死率，而且还是一种人兽共患病。事实上，匈奴可能一直以来就面临着感染致死率极高的人兽共患病的威胁，匈奴人很可能已经对此积累了一定的应对经验。例如汉匈战争中，匈奴曾采用"巫埋羊牛"的方式阻挡汉军。

《汉书·西域传》载："匈奴闻汉军来，使巫埋羊牛，于汉军所出诸道及水源上，以诅汉军。"匈奴人把巫"诅"过的牛羊的尸体置于汉军饮水取水的水源上游。这些被巫"诅"过的牛羊的尸体如果真能阻止汉军，那么所谓的巫"诅"一定不会是某种神秘主义的巫术仪式，而是试图用因感染具备人兽共患特征的传染病而疫死的牛羊的尸体去传染汉军，使瘟疫在军中传播。而在历史上，汉军军中瘟疫暴发的记载确实非常丰富。这些瘟疫之所以能够传入军中，不仅因为匈奴的故意设计，汉匈战争中，汉军自身的补给战略和军事习惯同样有利于人兽共患病在军队中的传播。如《汉书·卫青霍去病传》载："骠骑将军（霍去病）……登临瀚海……取食于敌，卓行殊远而粮不绝。"霍去病军中的食物补给主要依靠缴获匈奴的食物，而并非自汉地运至匈奴。匈奴以游牧为生，汉军所缴获的食物，显然也都是牲畜。

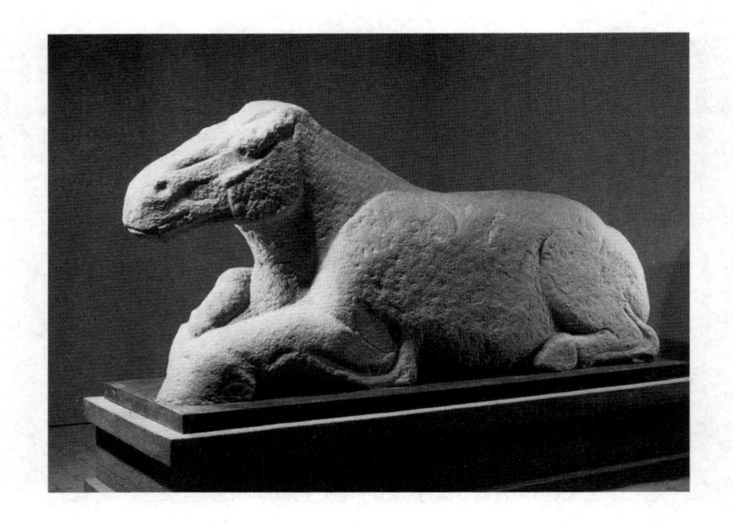

霍去病墓石卧马

延伸阅读

霍去病是汉武帝时期的名将，是华夏民族抵御外辱的精神丰碑。

他初次征战，年仅17岁，即率领800骁骑深入敌境数百里，斩敌2028人，斩杀匈奴单于祖父辈的贵族若侯产和季父，俘虏了单于的国相和叔叔。此后，两次河西之战，他都大破匈奴，俘获匈奴祭天金人，直取祁连山。在漠北之战中，霍去病封狼居胥，大捷而归。但可惜的是，他年仅24岁便因病去世。一直以来，后人对于他的死亡原因一直保有浓厚的兴趣。霍去病之死被认为是西汉历史中一个重要的悬案。

后人结合霍去病亡故前后的时局变化和其自身的战争经历等多方面因素，大体提出过四种观点。其中，有两种观点认为他的死是政治斗争的结果，也就是说他死于他杀。另外两种观点，一个说他死于自杀，另一个则是正常死亡。其中，他杀说中，一说是汉武帝因担心军权压制皇权，为防止他与卫青联合控制军队，所以暗杀了霍去病；一说是霍去病的战功削弱了卫氏集团在军中和朝廷的影响，卫氏集团派人暗杀了霍去病。而自杀说的矛头还是直指卫氏集团，指霍去病在朝内孤立无援，处于随时可能被卫氏集团迫害的政治旋涡中，因此自杀。不过，分析当时的政治背景，这三种观点自身都难于立足。

两汉时,《史记》和《汉书》除了对非正常死亡或因获罪而被处死的人予以记载外，并不记录因病正常死亡的人的死亡经过，而只是以“薨”或“卒”来记载其死亡的结果。霍去病的死，史书中也没有过多细节的记载。唯一相对翔实的记载出自西汉末年史家褚少孙在《史记·建元以来侯者年表》的补记，云:“光（霍去病同父异母的弟弟霍光）未死时上书曰:臣兄骠骑将军去病从军有功，病死，赐谥景桓侯，绝无后（霍去病死前仅留一子霍嬗，霍去病死后袭冠军侯爵位，颇受汉武帝疼爱，然元封元年，即公元前110年，不满十岁即夭折），臣光愿以所封东武阳邑三千五百户分与山。”这段史料同样没有对霍去病死亡的经过进行必要的描述。所以，霍去病是因病去世，正常死亡的可能性是极大的。

不过，霍去病作为年仅24岁已身经百战的将军，究竟是什么病会令他英年早逝呢？于是，有人想到了西汉中期开始在军中和民间频繁暴发的瘟疫，特别是汉匈战争中，匈奴人用“巫埋羊牛”的方式污染汉军水源，以及霍去病“取食于敌”的战略补给方针。显然，这样的猜测比较合理。但霍去病究竟是不是因感染瘟疫而死的，终究成为了历史的悬案。

因此，综上所述，一种或一些人兽共患、致病性高、致死率高的传染病在汉匈战争的背景下，主要通过作为战利品的牲畜，也通过一部分汉军辗转自匈奴治下的西域传入汉地中原关中地区。每次少则数十万，多则百余万头的牲畜，其庞大的数量足以支持这种传染病在不同环境下活跃或休眠，而不至于因传播媒介、宿主动物的全部死亡而结束传染病的"内迁"。那么，克里米亚－刚果出血热作为人兽共患、高致病性、高致死率的传染病，在理论上可以通过汉军缴获的牲畜及汉军自身完成从西域的自然疫源地进入汉地中原关中地区，加之克里米亚－刚果出血热的临床症状和死亡率等重要特征与建安大瘟疫中有限的文献记载并无明显冲突，所以克里米亚－刚果出血热具备引发建安大瘟疫的可能性。

此外，建安大瘟疫中所流行的传染病也极有可能是鼠疫。戚学文曾撰文指出，张仲景所著《伤寒论·序》中所叙述的族人感染的瘟疫，也就是建安大瘟疫，即《伤寒论》中所说的伤寒。而《伤寒论》则有"太阳病脉证并治""阴阳病脉证并治""少阳病脉证并治""太阴病脉证并治""少阴病脉证并治"和"厥阴病脉证并治"等六大证形，在发病上有传经、直中、合病、并病和坏病等论述，这可与鼠疫类型的腺型、肺型、败血症型、扁桃体型、脑膜炎型等相统一。因此，基

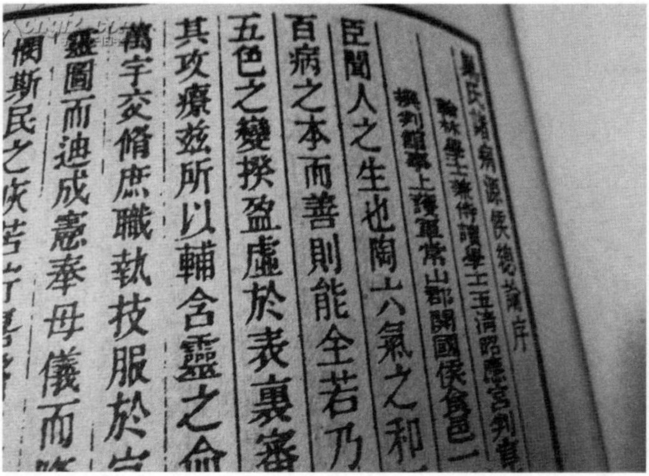
巢氏諸病源候總論序
翰林學士兼侍讀學士玉清昭應宮判
撰判館事上護軍常山郡開國侯食邑一
臣聞人之生也陶六氣之和
百病之本而善則能全若乃
五色之變揆盈虛於表裏
其攻療茲所以輔含靈之
萬宇交脩庶職執技服於
聖圖而迪成憲奉母儀而
憫斯民之疚苦

《诸病源候论》

于临床表现等方面做出建安大瘟疫中所流行的传染病是鼠疫的结论。[1]

除了从对《伤寒论》与建安大瘟疫之间关系的研究所提出的系列证据外，其实，隋太医令、太医博士巢元方所撰《诸病源候论》也可以作为证实建安大瘟疫中所流行的传染病是鼠疫的重要证据。《诸病源候论》云："（伤寒）时行病者，是春时应暖而反寒，夏时应热而反冷，秋时应凉而反热，冬时应寒而反温，非其时而有其气，是以一岁之中，病无长少，率相似者，此则时行之气也。"又云："微者赤斑出，五死一生。剧者黑斑出，十死一生。病人有强弱相倍也。若得病无热，但狂言烦躁不安，精神语言与人不相主当者，勿以火迫。但以猪苓散一方寸匕，水和服之，当以新汲井水，强令饮一升，若升半水，可至二升益佳，以指刺喉中吐之，随手愈。不时吐者，此病皆多不瘥，勿以余药治也。不相主当必危。若此病不时以猪苓散吐解之者，其殆速死。亦可先以法针之，尤佳。以病者过日，不以时得下之，热不得泄，亦胃烂矣。其汤熨针石，别有正方，补养宣导，今附于后。"

1 参见戚学文:《〈伤寒论〉是我国最早论述鼠疫的不朽著作》,《国医论坛》1999年第1期，第39、40页。

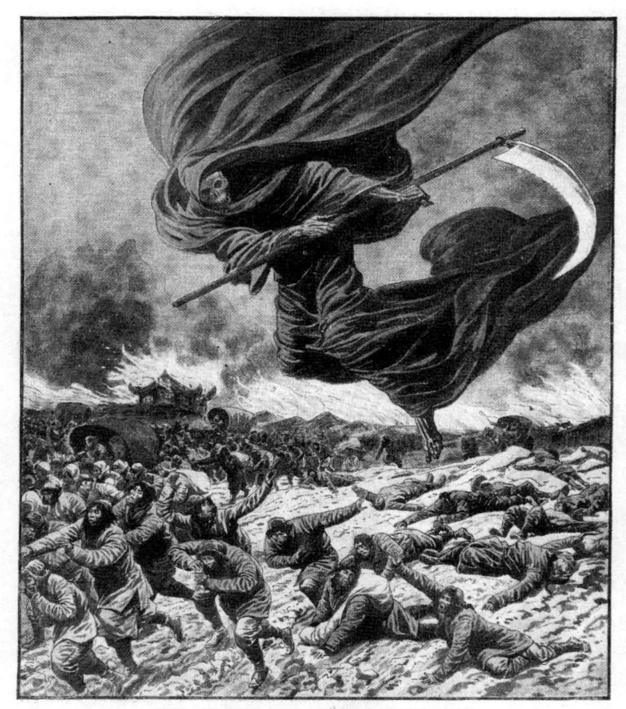

LA PESTE EN MANDCHOURIE

中国东北肺鼠疫流行，死亡的寓言在试图逃离的人群中飞过。法国报纸 *Le Petit Journal*1911 年 2 月 19 日的插图。

常见的鼠疫包括腺鼠疫和肺鼠疫。其中，腺鼠疫的潜伏期通常为 2 至 8 天，临床表现为急性淋巴结炎，病初淋巴结肿大，并且发展迅速，淋巴结周围组织随即红肿，并有痛感。急性淋巴炎在病后的 2 至 4 日达到高峰，这时，淋巴炎延伸至腹股沟淋巴结（腹部和大腿的连接部，距离外生殖器很近），并依次至腋下和颈部。若治疗不及时，淋巴结很快化脓、破溃，随即病人将会因严重的毒血症、休克和继发败血症或肺炎而死亡。肺鼠疫比腺鼠疫更加凶险，它又分为原发性和继发性两种。原发性肺鼠疫是患者在先感染腺鼠疫后，鼠疫杆菌通过血液循环引发肺部感染，诱发肺炎。而继发性肺鼠疫是鼠疫患者因吸入其他鼠疫患者打喷嚏时喷出的飞沫，或吸入通过痰液、脓液、唾液等携带的空气中的病原体而患病的。因此，相比传统的腺鼠疫，肺鼠疫呈现极为明显的"人际"传播特征，其潜伏时间更短，且防治难度更大。

而《诸病源候论》对于"伤寒"的描述中，"伤寒"患者所出现的"微者赤斑出，五死一生""剧者黑斑出，十死一生""狂言烦躁不安，精神语言与人不相主当者""不相主当必危"等症状，与现代医学掌握的腺鼠疫、肺鼠疫的临床表现完全一致。因此，可以判断《诸病源候论》中所说的"伤寒"就是人感染鼠疫杆菌所致的鼠疫。

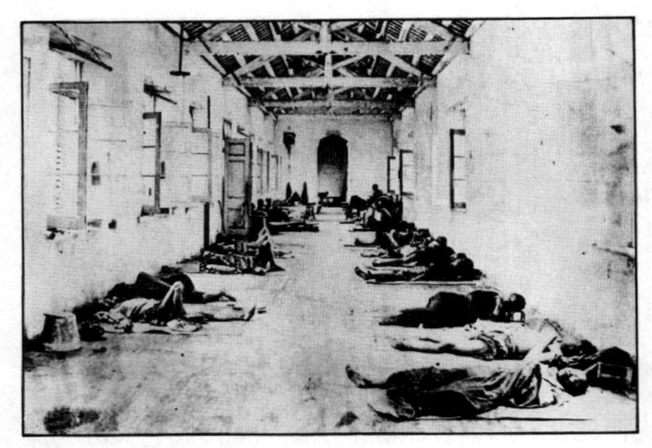

清末岭南鼠疫中的隔离区

延伸阅读

鼠疫很可能是对人类社会破坏最大的瘟疫类别。历史上，影响力最大的鼠疫有三次，分别是541年到542年暴发于拜占庭的查士丁尼瘟疫，自1348年开始席卷整个欧洲的黑死病，以及1893年起陆续暴发于中国岭南地区和中国东北、华北、山东等地的岭南鼠疫和东北鼠疫。它们分别被称作人类历史上的第一、第二、第三次鼠疫大暴发。这其中，第三次鼠疫大暴发因为发生时代最近，保存的文献资料也最为丰富。这次鼠疫的流行及其造成的疫灾或可展现鼠疫对人类社会的破坏力。

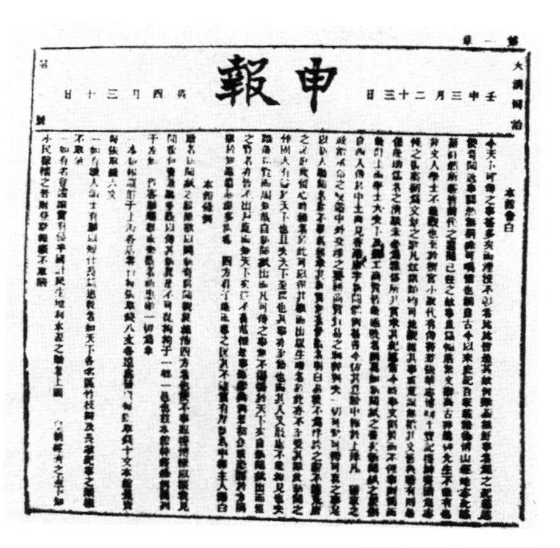
第一號

大清同治壬申三月二十三日

申報

本館告白

本館條例

《申报》创刊号

第三次鼠疫大暴发第一阶段的岭南瘟疫暴发于1894年。据日本学者饭岛涉的考证，对这次鼠疫最早的报道见于3月1日广州当地某报纸，报道称瘟疫已经广泛流行，而《申报》对此次鼠疫的报道始于4月15日。报道称：

> 近日粤东疫症流行。自城厢以及乡落，无有蔑有，死亡之多，实从来所罕见。棺木店日夜作工，仍觉应接不暇。有某乡户口寥落，不满百家，旬日之间，竟毙百余人，其中幼孩居多，往来行人，恐致传染，咸有戒心，不敢向此乡涉足。亦可见疫症之盛矣。

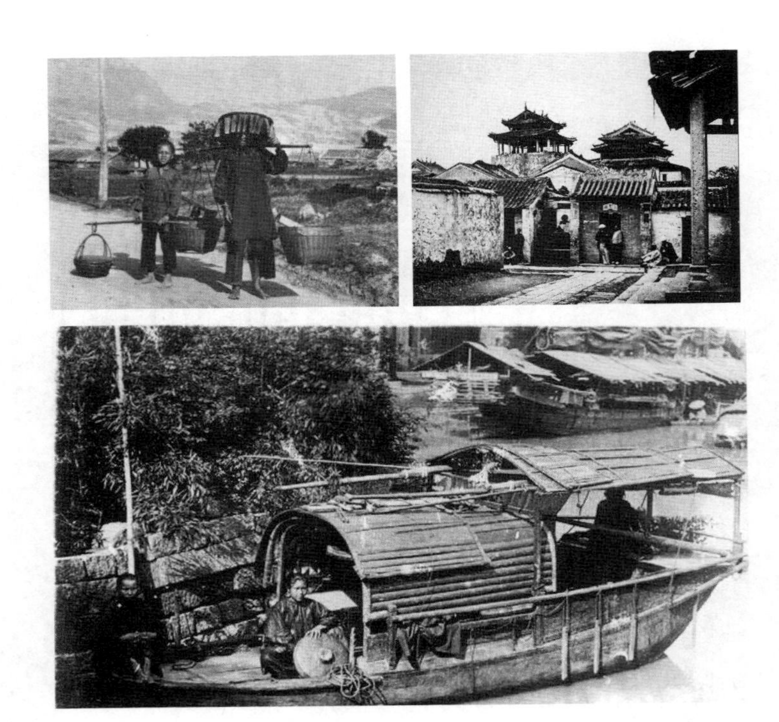

清末的香港和广东社会风貌

这则报道虽然提及"自城厢以及乡落"，但明显是以广州周边农村某乡为报道重点。报道中说的"旬日"是指 10 天，也就是说鼠疫在 10 天的时间内，就在一个人口不足百户的乡村造成了上百人死亡的惨剧，可见鼠疫来势汹汹。而 9 天后的 4 月 24 日，《申报》的第二则鼠疫报道，对象就由乡村转入了广州城内。报道称：

> 广东自本月初一日起，大雨滂沱，雷电交作，气候稍寒，方谓疾疫可以消除矣。讵料近日传染更多，死亡尤甚。城西洗基地方医生某中于初五日早尚能出门诊视，迨午后即觉神志昏迷，不省人事，延至翌日，溘然长逝。其弟业已分居，是日闻兄作古，来办丧事，入门未久，亦染病暴亡。吁，惨哉。

随着疫情的泛滥，瘟疫开始成为中国社会乃至整个世界舆论的焦点。从 4 月底开始，《申报》几乎每天都有关于华南鼠疫的报道，而随着瘟疫本身的加剧和社会关注度的提升，报道中的事件开始呈现夸张化的趋势，在一定程度上背离了新闻的客观性。但是，这也从另一个侧面体现了由于缺乏对鼠疫的认知，全社会对这样一场传播性极强、致死率极高的瘟疫表现出的巨大的本能恐惧。4 月 29 日，《申报》刊发了名为《时疫盛行》的文章，其中甚至报道了这样一个故事：

> 又洪恩里等街，传说有疫鬼作祟，每当夜静之际，常有砂石由空飞下，居民疑系疫鬼为此伎俩，以觅替身。于是一唱百和，各延羽士，诵经超度亡魂，一连数日，迄无效验。爰于去月杪，恭舁洪圣各神巡游街道，迄今叠沛甘霖，雷驱电掣，想疫症自当稍减矣……

1894 年的岭南鼠疫大暴发是第三次全球鼠疫大暴发的中心。这次鼠疫，是对广州、香港两座城市市民生存的严重威胁和挑战，也是对两个城市公共卫生事业的压力和促进。按照《申报》7 月 15 日的报道，这次鼠疫的高峰期内，岭南共有 11 万人死于鼠疫。时人估算，死者约占该地区总人口的 11%。

不过，这里还存在一个问题，即如何能通过判断隋朝人的医学著作中的“伤寒”是鼠疫，进而证明《伤寒论》中的“伤寒”和《诸病源候论》中的“伤寒”是同一种传染病，并且就是导致东汉末年建安大瘟疫的传染病。

而这一问题，恰恰又要回到“伤寒”的广狭之辩了。事实上，就“伤寒”概念在秦汉时期的应用来看，“伤寒”本来就趋向于从广义伤寒转向狭义伤寒的过程，也就是说，“伤寒”一词原本和很多表示疾病的字词一样，最初经常与其他字词混用、通用，这些字词都可以表示相同或相近的好几个字义、词义。后来，随着中医理论的不断发展，这些字词的使用趋于专业化，“伤寒”就开始从所有外感病转变为特指一种传染病、流行病。这是作为词语的“伤寒”狭义化的过程，它所依赖的则是中医理论化的过程。而这个过程，晚至东汉末年就已经完成了。这才有了《伤寒论》中所说的“伤寒”，也就是特指一种传染病、流行病的“伤寒”。这是“伤寒”概念在中医学中的第一次流变。

“伤寒”概念的第二次流变则发生在宋金时期。自东汉末年至宋金，“伤寒”已经不存在广义之说了，因为所谓的“广义”实际上是在中医理论尚未建成之前字词的混用，是由不规范的使用造成的。可是，到了宋金时期，原本已经被清晰界定过的“伤寒”又出现了广义化的过程，这个过程实际上是伤寒学经历了数百年的发展后出现的一次理论延伸。具体的原因有两个：

第一，两宋时起，张仲景的《伤寒论》一书影响力越来越大，随之“伤寒方”也得以大力地推广。而中医素来就以“异病同治”的系统论应用见长，被大力推广后的“伤寒方”的应用范围也一再被延伸，并且积累了大量的“伤寒方”的应用经验。因此，由于“伤寒方”不仅局限于治疗一种病，而是在延伸应用上获得了巨大的成功，所以“伤寒”扩大的概念，确实有利于指导“伤寒方”在实际操作上的延伸应用。这就是宋金时“伤寒”概念广义化的原动力，也是伤寒学自身理论发展的必然。

第二，《难经·五十八难》有云：“伤寒有五，有中风、有伤寒、有湿温、有热病、有温病。”《难经》中的这句话是对《素问·热论》中“今夫热病者，皆伤寒之类”的释读，可这个释读实际上应该是在承接了“伤寒”在原本概念不明的情况下的一种误读，或者说是一种有意识，却缺乏理论支撑的过度解读。因为在《难经》实际成书的西汉末期，与成书于东汉末年建安年间的《伤寒论》不同，当时中医在应对外感病，特别是在应对传染病、流行病的方面，经验的积累还不够充分。这一点从先秦至西汉中期疫灾频次的统计以及史料上所记载的疫灾规模、瘟疫传染的范围等方面可见一斑。传统经验主义的科学常识的积累和实践总结需要一个相对漫长的过程，西汉中期开始，中国才进入瘟疫活跃期，短暂的数十年时间，中医的发展还不足以在这方面建立成熟、完善的理论体系。这一时期的经验，实际上还来自于西汉中期以前，瘟疫休眠期中数百年实践的总结。因此，《难经》中"伤寒有五"的说法是一种等同于误读的过度解读，它只是以"五行"为模式的一种刻意的附会，对于应对当时已进入活跃期的瘟疫的传播是没有实际意义的。但是，恰恰是这样一个误读和附会却为宋金时期亟待扩大"伤寒方"应用，实现"异病同治"的广义伤寒派提供了"超前"的理论支撑。

所以也就是说，伤寒学及"伤寒"的概念广狭之辩，实际上有两道重要的分界线，东汉末年以前的"伤寒"有一部分是通用的、混用的，它泛指一切外感病，但实际上也谈不上"广义"，因为所谓的"广义"实际上是缺乏理论支撑的"无义"；东汉末年以后到宋金之间，"伤寒"特指一种传染病、流行病，这一时期的"伤寒"是狭义的；宋金以后，"伤寒"既有狭义，也有广义，狭义者是东汉末年至宋金时期所特指的传染病、流行病，广义者则是所有能够应用"伤寒方"加以治疗的外感病。

巢元方撰写的《诸病源候论》成书于隋大业六年（公元 610 年），因为隋朝处于东汉末年至宋金之间，所以巢元方书中所说的"伤寒"应该与张仲景《伤寒论》序中所说的伤寒是同一病症。也就是说，建安大瘟疫当中广泛传播的传染病就应该是鼠疫了。

此外，与克里米亚－刚果出血热相比，鼠疫的人际传播速度更快，而且鼠疫，特别是肺鼠疫的致死率也更高，又很容易在数百年内反复流行。这一点，在欧洲中世纪黑死病的传播上已经得到了充分证实。鼠疫的这些流行病特征、临床症状与东汉末期的建安大瘟疫的文献记载高度吻合，这不仅为建安大瘟疫中流行的传染病种类是鼠疫的论断提供了依据，也为此后魏晋南北朝瘟疫流行、疫灾暴发进入空前的活跃期做出了合理的解释。不过，虽然和克里米亚－刚果出血热相比，鼠疫的特征可能更符合建安大瘟疫的相关历史记载，但实际上，这两种传染病的流行很可能并不冲突。在水旱灾害频发、战争频繁的特殊历史时期，国家面临社会性的健康危机和公共卫生危机，多种传染病共同流行的现象是非常普遍且合理的。而且，因战争和饥荒导致的逃荒，使固有的、相对独立的、不同传染病的自然疫源区和疫区相互连通，多种传染病的大范围暴发往往更符合古代历史中瘟疫高发期的实际情况。

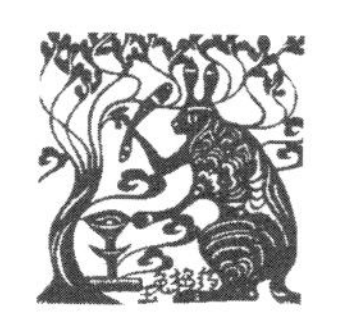

第 4 章

向死而生

秦汉疫灾中的鼠类宿主动物

生物链或许只是个“伪命题”，因为当你真的站在其顶端时就会知道，你看不见天敌，并不代表你没有天敌。

站在人类中心观的角度上，瘟疫、疫灾对于身处其中的人与人类社会是莫大的灾难。可是，如果站在生物平等的角度上看，瘟疫流行的过程无非是导致生物体感染的病原体快速繁殖的过程。

在一定区域内，某些病原体的种群数量和种群密度不断攀升，病原体不断繁殖所要消耗的生物资源数量则不断减少。这就像是工业革命以后，区域内，随着人类活动频繁度的不断提高，野生动物的自然栖息地遭到破坏，进而使野生动物的种群数量大幅减少，甚至灭绝一样。大的瘟疫和疫灾当中，人口的衰减与导致瘟疫的病原体数量的增加基本上遵循着此消彼长的规律。

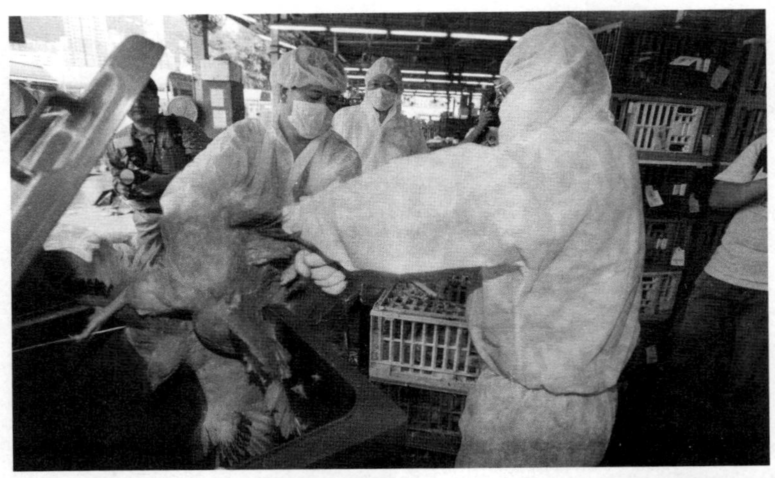

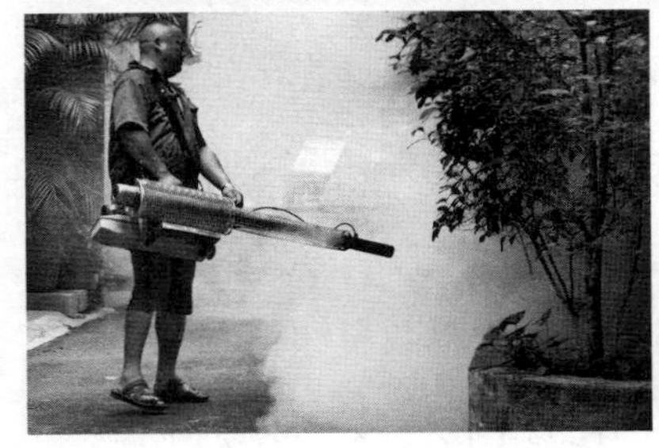

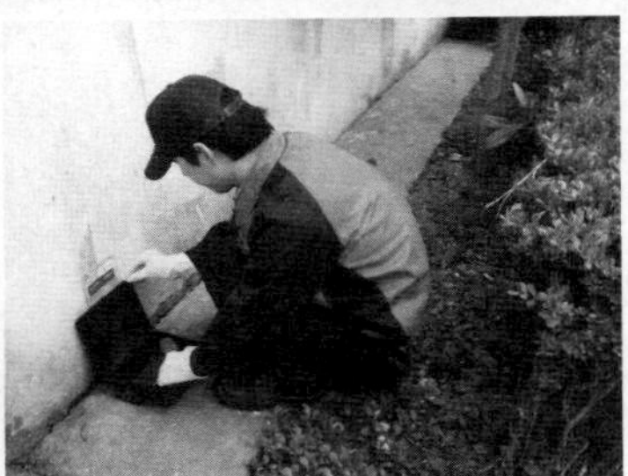

当代禽流感中的防疫工作（上）

灭蚊防疫工作（左下）

灭鼠防疫工作（右下）

延伸阅读

自然界中的宿主动物多种多样。比如，野生的候鸟和许多家禽都可能是禽流感的宿主动物，禽流感的 H5N1、H7N1、H7N2、H7N3、H7N7、H9N2 和 H7N9 亚型又是人兽共患病，病毒是通过空气传播的，所以一旦人类近距离接触了患有这些亚型禽流感的鸟类就有可能被感染。再有，传染病中最常见的虫媒传染病，如蚊子可以传染疟疾，蜱虫可以导致出血热，等等。一旦人被这些传染病的宿主动物叮咬，就有可能感染该种传染病。除了蚊虫之外，最典型的宿主动物类型就是鼠类，鼠类是包括鼠疫、流行性出血热、斑疹伤寒等 50 余种传染病的自然宿主动物。

宿主动物在传染病、流行病的传播中始终起着至关重要的作用。人类历史中，很多在同一地区反复暴发的大瘟疫，之所以能够长期肆虐，一个重要的原因就在于致病的病原体并不仅仅寄生在人类患者的机体中，而是长期存在于种群数量庞大的宿主动物的机体中。比如古代某个偏僻的村落暴发了区域性的瘟疫，这个村落与世隔绝，村落中的村民可能因为感染这种瘟疫全都丧生了，他们没有机会将瘟疫的病原体传播到其他地方。但数十年甚至上百年后，新的移民进入到这里，同样有可能重新感染这种瘟疫。这是由于瘟疫的病原体不会因为人类

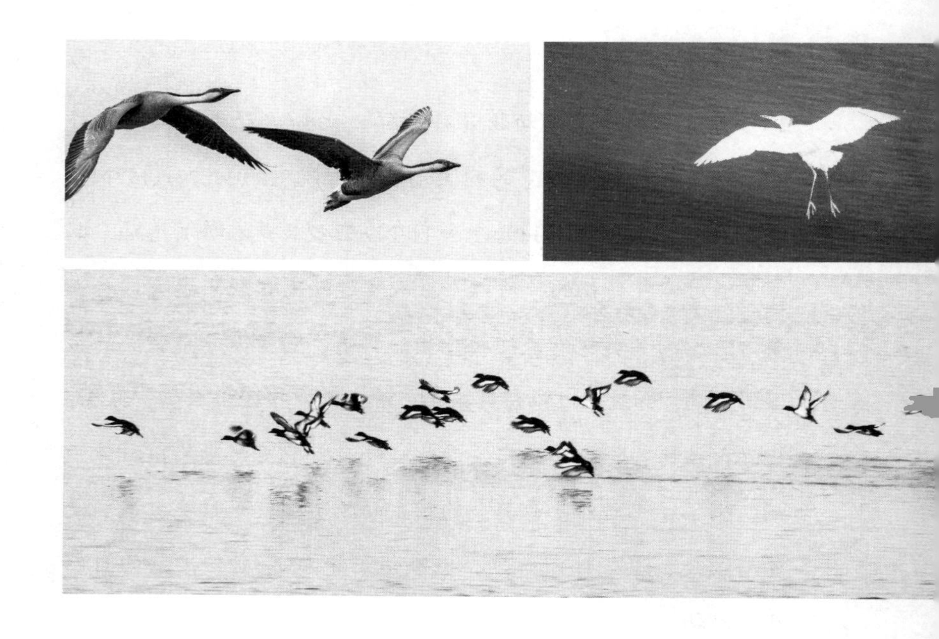

大雁（左上）

白鹭（右上）

野鸭（下）

候鸟的迁徙是自然界中典型的动物迁徙活动，一旦某种候鸟成为某种病毒的宿主，那么随着候鸟的迁徙活动，这种病毒也就完成了大规模、跨区域的传播。

的小的群体的死亡就丧失基本的生存空间，它们完全可以在更为庞大的宿主动物的种群中不断繁衍生息。中世纪欧洲持续流行大约300年的黑死病就是这个道理。人类社会虽然因为黑死病，也就是鼠疫的肆虐而出现了人口的负增长，但老鼠的种群数量却不会因为鼠疫而下降，因为它们的繁育力远胜于人类，所以鼠疫杆菌可以在这个庞大的种群中长期传播下去。

基于以上这些情况，对宿主动物种群监控、检测或捕杀都是在现代防疫工作中至关重要的环节。

但事实上，在这样一对二元对立的关系当中，即便某些危害性极大的传染病可以实现人际传播，人类最初也往往不会直接与导致瘟疫的病原体建立这种对立的关系，而是一定要通过一些特定的动物作为媒介。

导致瘟疫的病原体长期寄生在这些特定的动物体内，这些动物既为病原体提供了生存的空间，同时又因为其栖息地与人居空间的重叠，通过自身与人类的共处将病原体传播到人类社会。这种动物便是宿主动物。

任何一种瘟疫如果能够在特定历史时期内长期活跃或休眠，其繁殖、增多的变化过程一定会与导致该瘟疫的病原体的宿主动物自身的分布特点、变化规律息息相关。所以，秦汉瘟疫历史的研究除了要针对秦汉时期人类社会中的瘟疫流行现象和瘟疫流行特征外，还应该关注到这一时期可能流行的传染病的动物宿主的种群规模和栖息地等方面有怎样的变化特征。例如上文已经提到的东汉时的五次牛瘟疫灾害，以及汉匈战争中匈奴人使用感染瘟疫的牛羊的尸体污染汉军水源的特殊战术。这只是以牲畜作为瘟疫传播媒介的个例。瘟疫更为普遍的传播媒介，秦汉时期瘟疫中的宿主动物研究却被学界完全忽略了。

建安大瘟疫是秦汉时期瘟疫流行、疫灾暴发的高峰，也是秦汉时期瘟疫长期流行的结果。克里米亚－刚果出血热和鼠疫杆菌是符合建安大瘟疫各种历史记载的可能引发这场全国性瘟疫的病原体。克里米亚－刚果出血热和鼠疫不仅在传染病方面具备高传染性和高致死率的共同点，而且在传播方式上，即宿主动物方面也存在巨大的共性。这两种传染病、流行病全都是以鼠类为主要传染源的自然疫源性流行疾病，鼠类宿主动物的庞大种群和鼠类动物的自然栖息地与人居空间的高度重合保证了这两种传染病可以在人类社会持续流行。

秦汉时期的瘟疫流行、疫灾暴发的历史，以汉武帝元鼎六年（公元前 111 年）作为分水岭，呈现出了休眠和活跃两段截然不同的流行趋势，而这一趋势的转变以及自汉武帝元鼎六年以后直到魏晋南北朝的瘟疫传播、疫灾暴发的活跃都与鼠类动物在这一时期的分布变化息息相关。

由于鼠类糟蹋粮食，破坏农耕生产，所以以农耕为主要经济业态的华夏民族很早就与鼠类建立了普遍的对抗关系。《说文》云："鼠，穴虫之总名也。象形。凡鼠之属皆从鼠。"《诗经》中有名篇《硕鼠》，硕是大，鼠是鼠类。诗人写硕鼠是为了控诉贪官，但诗中"无食我黍""无食我麦"和"无食我苗"三句则表明，这种的体型硕大的老鼠并不是家庭生活中常能看到的、与人居环境融合度最高的褐家鼠，而是生活在自然环境下以农作物作为食物的某种鼠类。无独有偶，《庄子・秋水》中有"骐、骥、骅、骝，一日而驰千里，捕鼠不如狸、狌"一句。在这句话中，狸指的是狸猫，而狌指的则是黄鼬。显然，作为野生动物的狸、狌所能够捕获的，一定也是自然环境下而非人类家庭中可能出现的鼠类。而从这句话的情绪、感情上看，《秋水》中的骐、骥、骅和骝都是日行千里的骏马，而庄子用狸、狌与骏马相提并论，以赞扬它们捕鼠的能力，可见，作者对被狸、狌捕获的"鼠"表现出了与对《硕鼠》中的"硕鼠"相同的反感情绪。

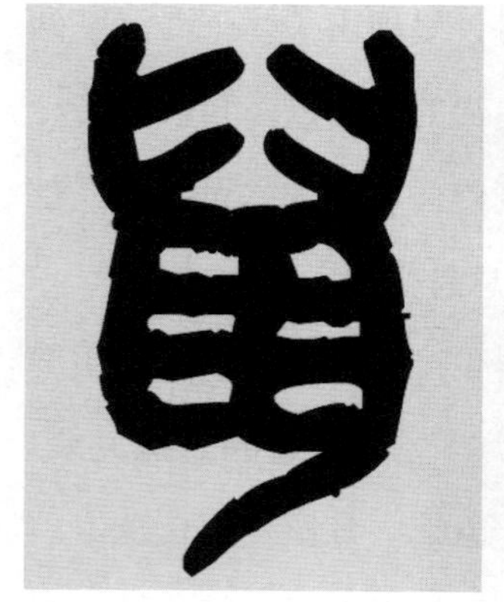

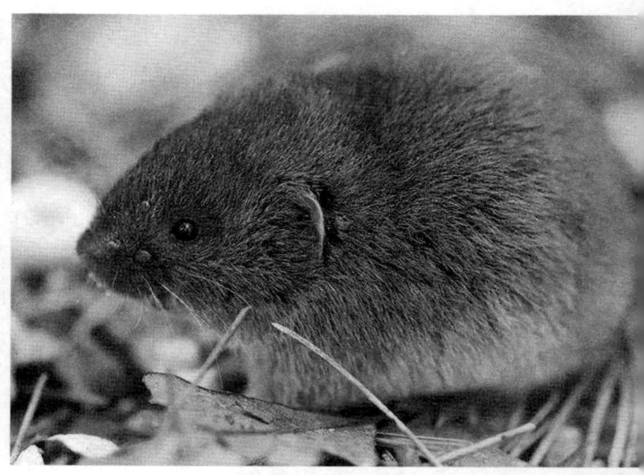

鼠（金文）（左）

田鼠 （右）

延伸阅读

鼠类是在人类文明早期就被人类认识并关注到的动物之一。不过，人与鼠的关系在早期显得非常特殊。因为那时，动物无非可以划作两类：一类如牛、羊、鹿、鸡、兔等，这些动物可以被人类捕获并作为食物。另外一类如豺、狼、虎、豹、熊等，都是野兽，人类避之犹恐不及，害怕自己被它们捕获成为食物。

显然，人与鼠类并非上述这样直观的捕食与被捕食的关系。随着人类活动的不断扩大，人居空间内的鼠类动物逐渐成为了人类社会的寄居者。当华夏民族开始农耕生产以后，鼠类窃取人的劳动果实，由此成为了人类在生态系统中的“敌人”。而鼠类当中，对农业生产破坏最大的莫过于田鼠。所以，最早引人注意，并且为人仇视的鼠类也是田鼠。

延伸阅读

田鼠是仓鼠科田鼠亚科动物的统称，田鼠比其他多数鼠类动物的体型要大，但尾较短，眼、耳较小。田鼠对栖息地的环境要求很低，从亚寒带的冻土地带到亚热带地区都有广泛的分布。田鼠多数地栖，会挖掘地道，或在倒木、树根、岩石下的缝隙中做窝，在种群数量较大时，还有迁徙的习性。

在人居空间内，田鼠因为经常出现在农田中，以农田中种植的庄稼为食，所以很早便成为了人类的“生态敌人”。《诗经·魏风·硕鼠》中的“硕鼠”，说的就是田鼠。

诗云：

硕鼠硕鼠，无食我黍！三岁贯汝，莫我肯顾。

逝将去汝，适彼乐土。乐土乐土，爰得我所。

硕鼠硕鼠，无食我麦！三岁贯汝，莫我肯德。

逝将去汝，适彼乐国。乐国乐国，爰得我直。

硕鼠硕鼠，无食我苗！三岁贯汝，莫我肯劳。

逝将去汝，适彼乐郊。乐郊乐郊，谁之永号？

这两个先秦文献中出现的“鼠”，实际上指的都是生活在人居空间内，以农田里的庄稼为食的田鼠。而田鼠很可能是最早进入华夏民族文化视野的鼠类动物，它也是农耕生产重要的“生态敌人”。华夏民族对田鼠的反感和仇恨在《礼记·郊特牲》篇中也有体现，云：“天子大蜡八。伊耆氏始为蜡。蜡也者，索也，岁十二月，合聚万物而索飨之也。蜡之祭也：主先啬，而祭司啬也。祭百种以报啬也。飨农及邮表畷、禽兽，仁之至，义之尽也。古之君子，使之必报之。迎猫，为其食田鼠也；迎虎，为其食田豕也，迎而祭之也。”

这里的鼠，明确被指为“田鼠”。而所谓的“迎猫”，其实并非是迎接猫，而是迎接或迎奉猫神，祭祀、祭拜猫神，通过迎猫神的仪式祈求猫神出力，消灭破坏农耕生产的田鼠，保护农作物不受损失。“迎猫”是周文化重要的祭祀活动“天子大腊八”之一。其实不仅是先秦文献，随着儒家文化在战国以后的崛起，在历史中，后世关于“迎猫”的文献记载比比皆是。比如唐代李端诗《长安感事呈卢纶》云：“扪虱欣时泰，迎猫达岁丰。”再如柳宗元诗《掩役夫张进骸》云：“猫虎获迎祭，犬马有盖帷。”还有清代蒋士铨戏曲《临川梦·宦成》云：“田畴自耕，闾阎不惊，迎猫祭虎丰年应。”以上诗作中均提到或表现了“迎猫”祭祀与农业丰收之间的关系，这一方面说明了“迎猫”这一周文化的祭祀礼仪借助儒家得以在此后的两千余年中持续传承下来，并从庙堂之高的国家礼仪演化成寻常百姓的民间习俗。同时，另一方面也说明了，正是由于农耕经济维持了两千余年的旺盛生命力，使得农民与田鼠之间稳定的敌对关系和对抗性一直延续下来，这才造就了从周礼走向民间礼俗的农神崇拜。事实上，抛开历史的问题，仅就“迎猫”和猫神而言，农民与田鼠的对抗性只从“猫”这个字的文字构成上便可见一斑。

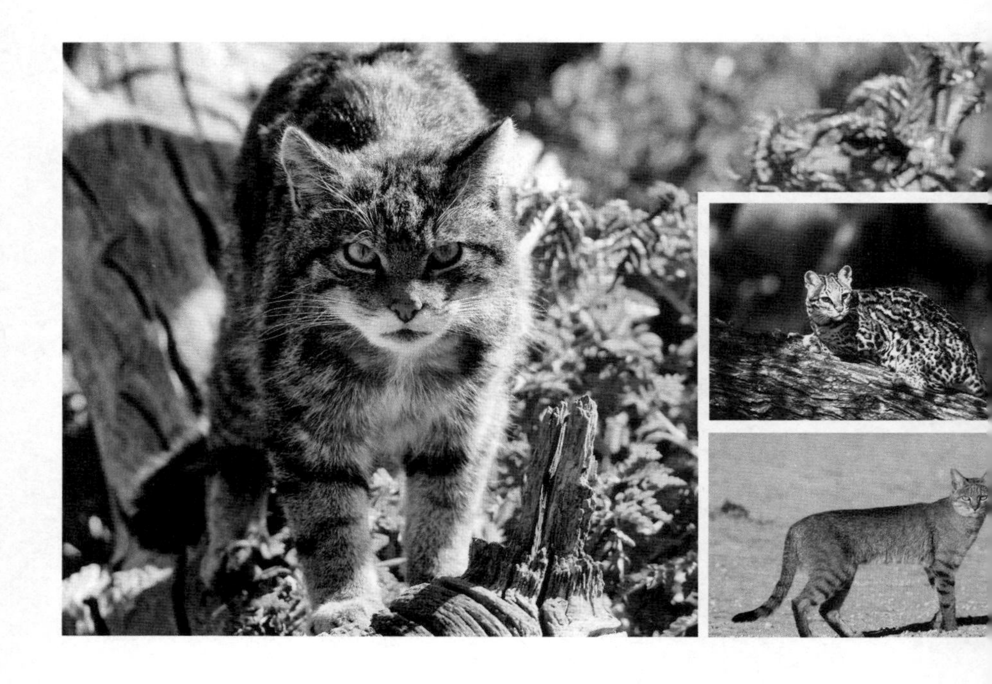

苏格兰野猫 （左）

印度尼西亚豹猫 （右上）

非洲野猫 （右下）

汉字“猫”是一个典型的会意字。《说文》云：“猫，狸属，从豸、苗。”左侧的部首“豸”指明了这个字所指代的事物的性质，而右侧的“苗”字说的是禾苗、秧苗、幼苗，是粮食作物在刚刚生长出来时的样子。由“豸”和“苗”字组成的“猫”字，在《埤雅》有更为直接的解释，云：“鼠善害苗，而猫能捕鼠，去苗之害，故猫之字从苗。”以上先秦文献中所出现的“硕鼠”“鼠”和“田鼠”，以及鼠与猫的关系都表明，先秦时期与后世不同，这时的“鼠”字往往指的都是破坏秧苗的田鼠。田鼠是最早被华夏民族认知并与其建立对抗关系的鼠类动物。

时人因为充分认识了田鼠的活动对人类生存造成的危害，但是又无力通过自己的力量对抗体型小、活动速度快，而且繁育力极强的田鼠，于是，人们便将求助的目光放到了自然界中。

善于捕鼠，以捕猎田鼠为生的狸和狌，被无奈的人们视作与骐、骥、骅、骝等千里马并列的生态文化英雄。比这些动物更加稀少的小型猫科动物，野猫，则因为更加高超的捕鼠能力，干脆被视作自然神，被当作农神，纳入到“天子大腊八”的国家祭祀当中。

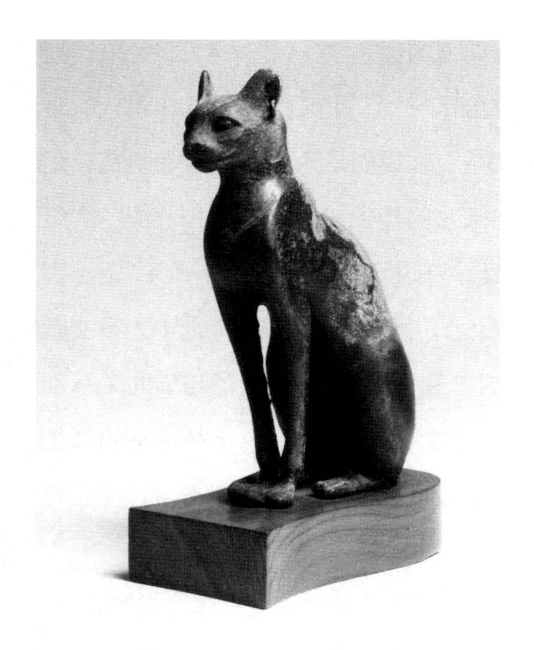

古埃及的猫神贝斯特

延伸阅读

古埃及有普遍的猫和猫神崇拜。从公元前1300年开始，猫神贝斯特被尊为国家女神。古埃及人不仅在尼罗河三角洲的巴斯蒂斯为猫神贝斯特修建了恢宏的神庙，进行盛大的祭祀，而且对猫的崇拜还渗透到普通古埃及家庭当中。古埃及人将只有权贵和富人才能享用的亚麻布毫不吝啬地献给了家中死去的猫。死去的猫被做成木乃伊葬入自己的墓穴或者作为家庭的一员随葬在主人的墓穴之中，而主人还要在猫咪死后剃去自己的眉毛以表示对猫虔诚的哀悼。

不过，在古埃及文明覆灭之后，后人在很长一段时间内没能认识到猫木乃伊的意义和猫在古埃及社会中的地位。1889年，当满载19.5吨猫木乃伊的商船抵达英国利物浦港的时候，这些猫木乃伊竟被以每吨4磅的价格卖给了化肥商，最终变成了肥料。

与华夏民族民间的农神崇拜不同，古埃及人之所以会崇拜猫，并塑造猫神贝斯特，其实是因为他们对猫眼睛的错误理解。猫的瞳孔在白天呈现为一道中间宽、上下窄的竖条，位于眼球的中央，而夜晚，又将变成一个和眼球一样形状的同心圆。而且在深夜时，站在黑暗处的猫的眼睛还会“发出”绿光。事实上，猫的眼睛并非黑暗中的光源，那些绿光是反射其他光源产生的。猫的眼睛里有一层由透明细胞组成的薄反射层，当光线透过角膜和晶状体投射在感光视网膜上，光线就会被完全吸收。被吸收后的光线有一部分将到达内血管膜，而有夜视功能的动物眼睛，会自然地把这部分光通过透明细胞向后反射，再穿透视网膜，增强眼睛的感光灵敏度，最终形成一道非常细微的光束向外发射，从而使夜视动物能够看清东西。

古埃及人不懂猫眼睛的特殊构造，他们因为崇拜太阳神，所以认为太阳所发出的生命之光在暗夜里被藏在了猫的眼睛里。这才有了古埃及独特的猫神崇拜。

周人渴望通过对猫神的祭祀来呼唤猫到农田中捕获田鼠，以保护春耕时农田里的秧苗。这样以猫为神的礼俗在世界上，特别是在高度发达的古代农耕文明中并非个例，古埃及人对猫神贝斯特的崇拜还远比周人更加典型。

《世本·作篇》云："相土作乘马，亥作服牛。"华夏民族很早就开始驯化动物，利用动物。早期被驯化的动物主要是拉车用的马和牛，后来还包括犬。不过，这些动物与猫相比有着本质上的区别。它们在习性上都属于群居动物，群居动物天然地服从族群中的“领袖”。人对群居动物的驯化进程比较短，是因为人可以通过食物、安全的庇护所以及适当的惩戒措施将自身塑造为群居动物的族群中的“领袖”。但是包括猫在内的独居动物却无法使用类似的方式进行驯化。独居动物的“意识”中不存在“领袖”的概念，因此，猫的驯化历史远比群居动物的马、牛和犬漫长得多。由此可见，先秦时的“迎猫”祭祀活动，一方面直接表现了时人渴望通过猫来驱赶农田里的田鼠，反映出农耕文明与田鼠的对抗性；另一方面也间接地说明当时的华夏民族尚不具备驯化猫的能力，所以才退而求其次，以猫为神，转而谋求文化礼仪层面的趋利避害。

不过，在日常生活中，企图仅仅通过祭祀活动保证农业生产显然是不现实的。为了适应不断发展的农耕经济，时人迫切地需要一种经过人工驯化的动物能够充当田鼠的“人工天敌”。从文献和考古发现中都可以证实，华夏民族最早驯化的捕鼠动物其实是狗。

最早记载人类驯化狗捕鼠的文献资料，是一则先秦趣闻，它出自《吕氏春秋·士容论》，云：

“齐有善相狗者，其邻假以买取鼠之狗，期年乃得之，曰：‘是良狗也。’其邻畜之数年，而不取鼠，以告相者。相者曰：

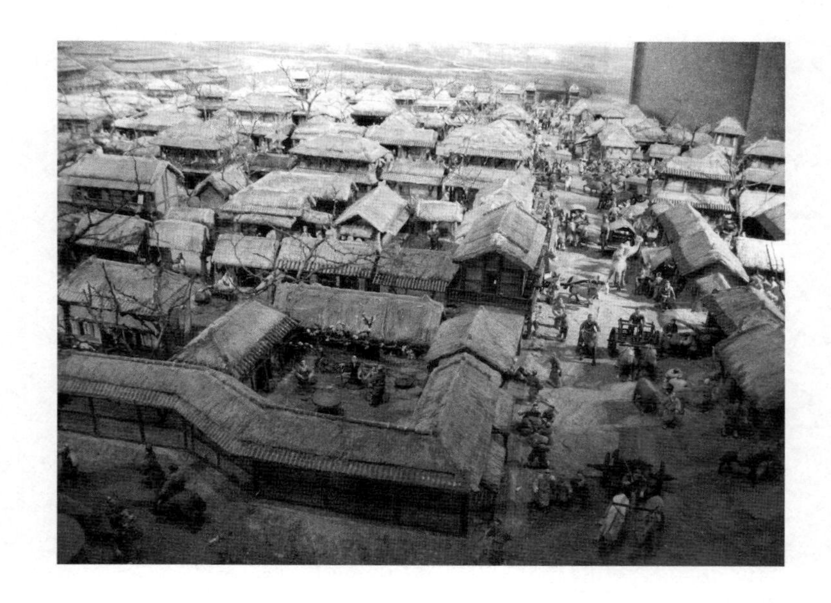

齐国国都临淄复原模型

齐国是春秋战国时的东方强国，齐国的国都临淄曾是当时中国最大的城市之一。各类家鼠作为人类社会的寄居动物，极易在人口高度聚集的古代城市中形成较大的种群规模。齐国人训练鼠狗捕食老鼠就是以此作为历史背景的。

‘此良狗也。其志在獐、麋、豕、鹿，不在鼠。欲其取鼠也则桎之。’其邻桎其后足，狗乃取鼠。”

这段话的意思是：“齐国有个善于鉴别狗的人，他的邻居请他买只抓老鼠的狗，等了一年才买到，（那人）说：‘是（条）好狗啊。’他的邻居养了好几年，但不抓老鼠，就将这事告诉了他。相狗的人说：‘这是（条）好狗啊，它想要做的是抓獐、麋、猪、鹿，不是老鼠。想要让它抓老鼠啊，就用刑具束缚住它的腿。’他的邻居就用刑具束缚住它的后腿，那狗便抓老鼠了。”

从这则趣闻中可以看出，善相狗者称这条良狗“志在獐、麋、豕、鹿”。所谓“志在獐、麋、豕、鹿”实际上是说，这是一条猎犬。但买狗的人只想用它去捕鼠，这是“大材小用”了。不过，买狗的人将猎犬用作鼠狗，这说明先秦时，齐地应该专有特为捕鼠而驯化的狗，这种狗被称作“鼠狗”。而在四川省三台县郪江墓中，也发现了一块鼠狗形象的砖雕，砖雕雕刻了一只双目炯炯有神的鼠狗，而之所以判定它的鼠狗身份，是因为它的口中叼着一只肥大的老鼠。值得注意的是，鼠狗口中的鼠，并不是田鼠，但从鼠与鼠狗体型的比例看，亦与今天常见的褐家鼠不同，它的体型介乎于田鼠与褐家鼠之间。

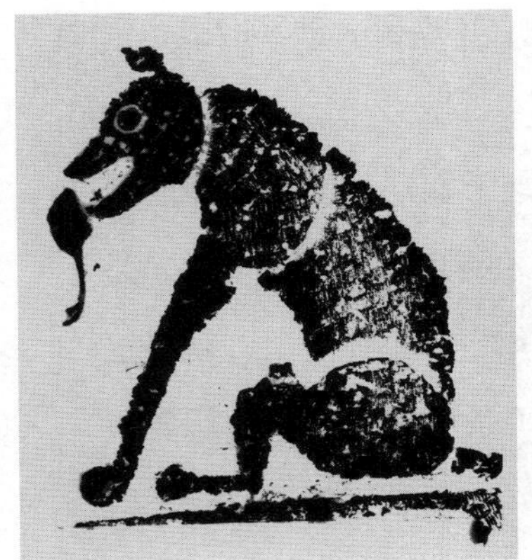

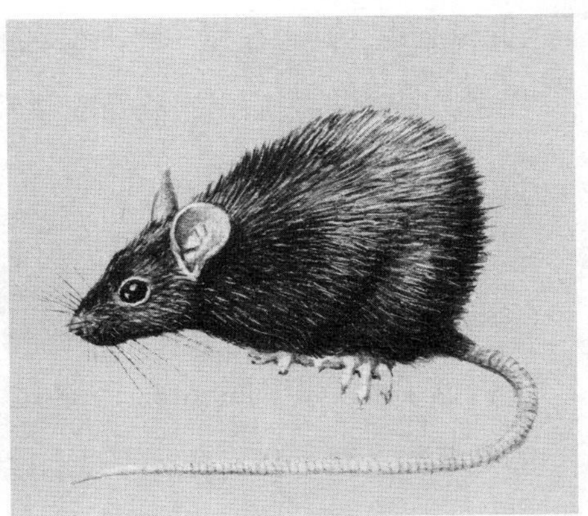

鼠狗，郪江汉墓（左）

褐家鼠（右）

延伸阅读

褐家鼠，也称为褐鼠、大家鼠。它分布于全世界各地，栖居在各种建筑物当中。它具有极强的啃咬能力，不仅可以啃坏木质的家具、建筑，可以啃坏塑料、橡胶，甚至可以啃穿质量较差的混凝土和沥青等建筑材料。它还可以随着大型交通工具长途迁徙。

无论是在历史上还是当代，褐家鼠都是对人类危害较大的害鼠之一。它是流行性出血热、鼠疫、恙虫病、钩端螺旋体病、血吸虫病、弓形虫病、斑疹伤寒、Q 热、蜱媒回归热等多种传染病的宿主。现代城市中高比例的电力供应瘫痪大都是由于褐家鼠啃坏电缆导致的。

郪江墓开凿于东汉中晚期，这表明，可能是始于春秋齐地的，以训练鼠狗来捕鼠、治理鼠患的风俗，最晚到东汉中期时，就已经从齐地传入西南的蜀地，并被蜀地接纳了。而郪江墓鼠狗砖雕中的鼠类形象则表明，当时，有一种新的鼠类已经开始取代田鼠，成为对人类危害更大的老鼠，它的生存环境或许已经离开了农田，进而与人居环境高度重叠。实际上，这一观点的依据还可见于《太平御览・兽部十六・狗上》，云："《东方朔别传》曰：'天下之良马，将以捕鼠深宫之中，曾不如跛犬也。'"

这里所说的跛犬是否就是齐地的鼠狗，暂缺乏相关资料，无法考证。但是可以肯定的是，跛犬和鼠狗承担着相同的职能，它们不是"志在獐、麋、豕、鹿"的猎犬，当然也不可能是宠物，它们都是专为捕鼠而驯化出来的。而且，和鼠狗不同的是，这种叫跛犬的捕鼠工作犬不仅彻底摆脱了农田，而且一跃进入了汉武帝的建章宫。值得注意的是，《太平御览·东方朔别传》沿用了《庄子·秋水》的比拟方式，继续将承担捕鼠工作的动物与千里马类比，这从另一侧面说明，在西汉中期的皇宫内，鼠患已十分严重，以至于在人们的心目中，皇宫内捕鼠的跛犬甚至可以与汉匈战争中的战马相提并论。所以可见，这个时候，鼠类动物的生活范围已经与人居空间高度重叠，而这其中，一定有相当数量的鼠类已经改变了自然状态下的习性，开始依附于人类活动而繁衍生息。

经过了秦汉时期和魏晋南北朝时期，至隋唐以后，文献中与鼠类有关的记载越来越多。"鼠"字也从先秦时所指的田鼠，逐渐转变为栖息于人类生活空间中的褐家鼠。通过将这些记载与先秦和秦汉时期所记载鼠类动物的生存特征进行对比，就不难发现人居空间内的鼠类动物自身的习性、分布和种群数量在这段时间内发生了巨大的改变。例如，唐代柳宗元作《永某氏之鼠》一文中，讲述了唐代永州一间民居中的鼠患现象。老鼠栖身于民居建筑中，普通百姓借猫捕鼠，文中故事的背景就是当时寻常人家的寻常生活。可见，唐代时，鼠类在民居内的繁殖生存与人类的灭鼠活动已经实现了常态化。而且在这时的中国，猫已经被成功驯化，也成了时人捕鼠、灭鼠的帮手。南宋洪迈著《夷坚志》中，《戊卷》有《钱氏鼠狼》一篇讲大理寺评事钱仲买鼠狼灭官衙中的鼠患。鼠狼应该也是鼠狗一类经驯化，专为捕鼠的犬科动物。这一方面说明即使猫已经被成功驯化，但被称作鼠狼或鼠狗的传统捕鼠动物还在被使用，捕鼠的方式多种多样；另一方面也说明，唐宋时期，随着城市化和城市经济的飞速发展，人与鼠类的主要对抗已经从农田转向城市，以褐家鼠为代表的，包括鼷鼠、褐鼠、黄胸鼠、黑家鼠等栖身于人类建筑物、构造物内，完全依附于人类活动而生存的鼠类动物种群数量已经蓬勃发展，广泛分布在人居空间当中。这一时期，无论是民居还是官衙，粮仓还是府库，鼠类动物的身影无处不在。鼠患的威胁从农业生产蔓延到人类社会、人居环境的各个环节和空间当中。

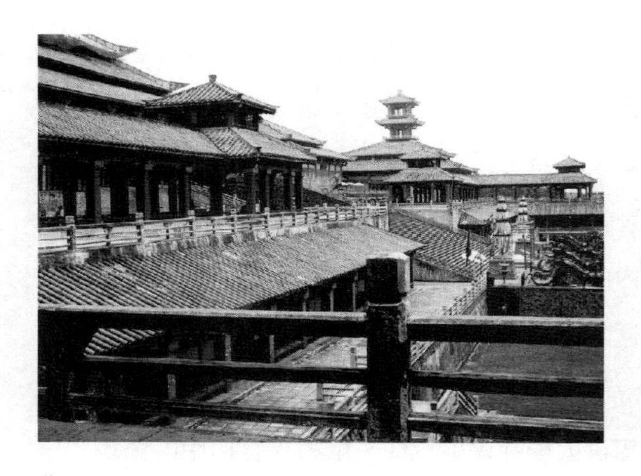

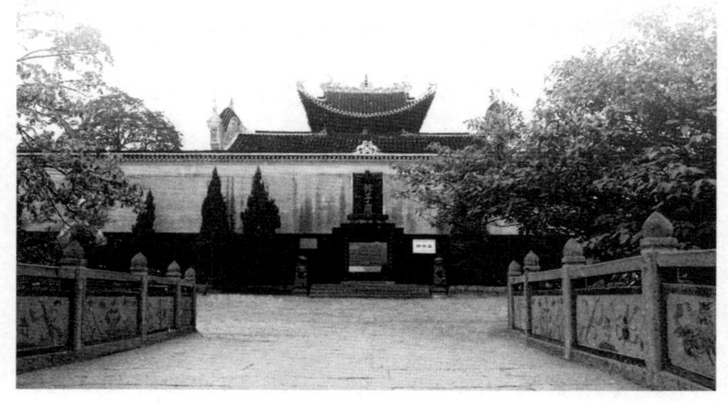

建章宫复原（上）

永州柳子庙（下）

永某氏之鼠

唐・柳宗元

永有某氏者，畏日，拘忌异甚。以为己生岁值子，鼠，子神也，因爱鼠，不畜猫犬，禁僮勿击鼠。仓廪庖厨，悉以恣鼠，不问。由是鼠相告，皆来某氏，饱食而无祸。某氏室无完器，椸无完衣，饮食大率鼠之余也。昼累累与人兼行，夜则窃啮斗暴，其声万状，不可以寝，终不厌。

数岁，某氏徙居他州。后人来居，鼠为态如故。其人曰："是阴类，恶物也，盗暴尤甚。且何以至是乎哉？"假五六猫，阖门撤瓦灌穴，购僮罗捕之。杀鼠如丘，弃之隐处，臭数月乃已。

呜呼！彼以其饱食无祸为可恒也哉！

延伸阅读

古埃及是最早驯化猫，用猫捕鼠的古代文明。这个驯化的过程经过了 6 至 10 个世纪。

古埃及人最初发现野外生存的猫咪极为擅长捕食老鼠，就用美食诱惑并捕获非洲野猫，养在家里。公元前 1450 年，

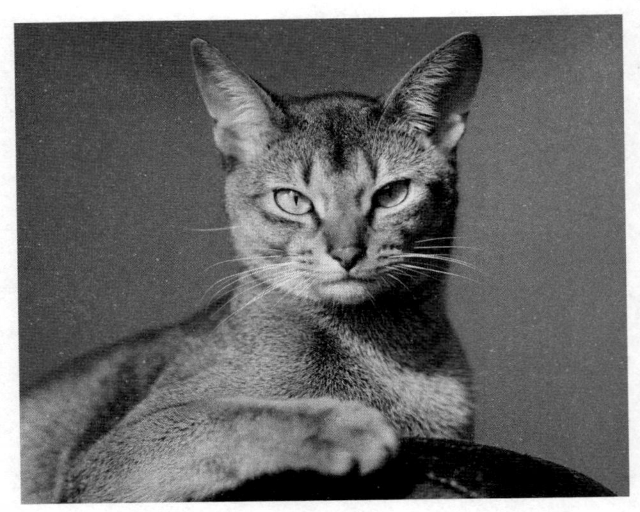

阿比西阿尼亚猫，它是与非洲野猫血统关系最近的家猫品种

在梅拉丁少女（May）墓的石壁上，出现了一只被绑在凳子腿上的小猫。这是迄今能见到的第一个出现在人类家庭中的猫的形象。古埃及人用绳子拴猫的脖子，这反映了猫还处于被驯化的过程中。而在公元前1250年前后落成的德尔·麦迪娜（Deirel Medina）的王陵中，王陵壁画上出现的家猫则没有被束缚，可见，这一时期，猫的驯化已经完成了。

现代解剖学和遗传学表明，野猫的所有分支中，非洲野猫与现代家猫存在着最为密切的直系血缘关系。非洲野猫的次生品种和现代家猫有着极为相近的特征，它们拥有相似的

19对染色体，还拥有相似的脑容量。而且，通过动物实验，在所有现存野猫的亚种中，仅有非洲野猫具有被驯化的可能。所以，这一方面解释了为什么古埃及能成为最早驯化猫来捕鼠的古代文明，而其他同样饱受鼠害困扰的古代文明则不行，另一方面，也说明中国唐代开始的以猫捕鼠的灭鼠方式，以及最初用来捕鼠的猫，很可能是通过丝绸之路引进，而并非通过本土猫训练而成的。

钱氏鼠狼

宋·洪迈

钱仲本为大理评事日，其仆以五百钱就市买一鼠狼，黠而驯。每于人手内取食，戏扰于傍，如素所蓄者。尝为猫所逼，欲加搏噬。狼奋前迎攫之，猫辟易而退，自此不敢复犯。其捕鼠，无论巨细近远，必追袭，捣其穴擒之。官舍多以松板布地，有为鼠所啮破而往来者，辄亦深入而搜取之。数月之间，群辈“鼠多”扫迹殆绝。邻居朱评事家，仆育数鸡。警视稍不谨，中夜常为物登其背啄食，但勃挪作声，则已死。他日，专伺之，乃鼠狼也。仆乘间执杀之，剥其皮，钉于壁。钱氏失此鸷物，悼惜不已。久之，鼠暴如故。

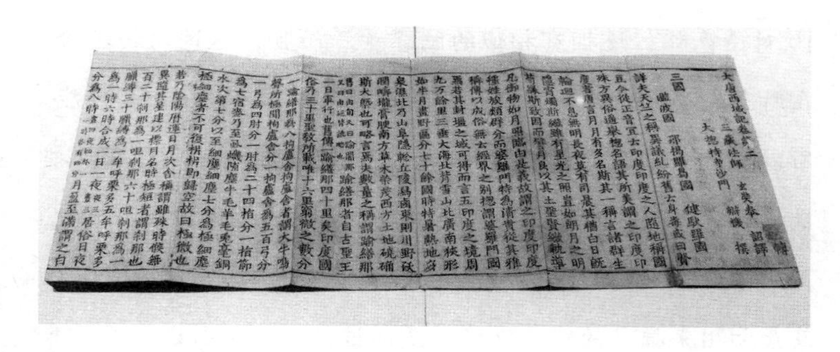
大唐西域記卷第二
三藏法師玄奘奉　詔譯
大總持寺沙門辯機撰
三國
濫波國　那揭羅曷國　健馱邏國
詳夫天竺之稱異議糺紛舊云身毒或曰賢
豆今從正音宜云印度印度之人隨地稱國
殊方異俗遙舉總名語其所美謂之印度印
度者唐言月月有多名斯其一稱言諸群生
輪迴不息無明長夜莫有司晨其猶白日既
隱宵燭斯繼雖有星光之照豈如朗月之明
苟緣斯致因而譬月良以其土聖賢繼軌導
凡御物如月照臨由是義故謂之印度印度
種姓族類群分而婆羅門特為清貴從其雅
稱傳以成俗無云經界之別總謂婆羅門國
焉若其封疆之域可得而言五印度之境周
九万餘里三垂大海北背雪山北廣南狹形
如半月畫野區分七十餘國時特暑熱地多
泉濕北乃山阜隱軫丘陵舄鹵東則川野沃
潤疇壠膏腴南方草木榮茂西方土地磽确
斯大概也可略言焉夫數量之稱謂踰繕那
舊曰由旬又曰踰闍那又曰由延皆訛略也踰繕那者自古聖王
一日軍行也舊傳一踰繕那四十里矣印度國
俗乃三十里聖教所載唯十六里窮微之數分
一踰繕那為八拘盧舍拘盧舍者謂大牛鳴
聲所極聞稱拘盧舍分一拘盧舍為五百弓分
一弓為四肘分一肘為二十四指分一指節
為七宿麥乃至虱蟣隙塵牛毛羊毛兔毫銅
水次第七分以至細塵細塵七分為極細塵
極細塵者不可復析析即歸空故曰極微也
若乃陰陽曆運日月次舍稱謂雖殊時候無
異隨其星建以標月名時極短者謂剎那也
百二十剎那為一呾剎那六十呾剎那為一
臘縛三十臘縛為一牟呼栗多五牟呼栗多
為一時六時合成一日一夜晝三夜三居俗日夜
分為八時晝四夜四於一一時各有四分月盈至滿謂之白

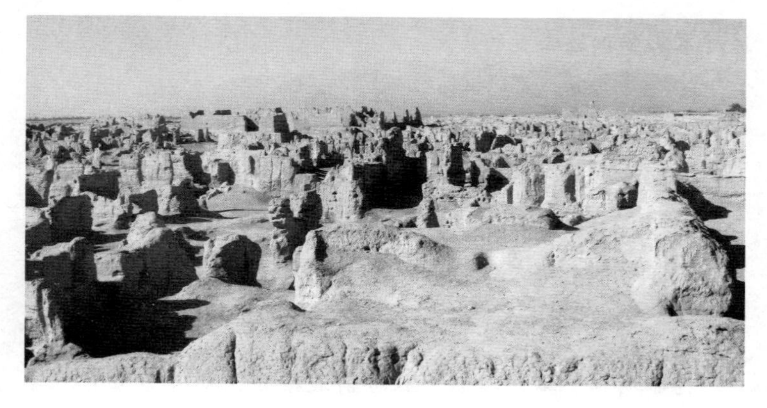

《大唐西域记》，唐，玄奘述、辩机撰（上）

西域古国，新疆交河古城遗址（下）

除了在汉地城市、农村的建筑物中暴发的鼠患外，玄奘《大唐西域记》中还记载了他途经西域小国瞿萨旦那国时的一段异闻。瞿萨旦那国有一种特殊的信仰，这里的人都崇拜鼠类。据说，沙漠中有一种鼠类大如刺猬，其皮毛金银异色。群鼠有首领，也就是鼠王。从前，匈奴大兵压境时，鼠王领群鼠夜袭匈奴大营，咬断了匈奴军中所有铠甲的绑带、强弓的弓弦，使瞿萨旦那国免受袭击，得以平安。这样的异闻虽然带有很强的传说色彩，但其中却不乏合理的因素。

瞿萨旦那国

玄奘述、辩机撰

王城西百五六十里，大沙碛正路中有堆阜，并鼠壤坟也。闻之土俗曰：此沙碛中鼠大如猬，其毛则金银异色，为其群之酋长。每出穴游止，则群鼠为从。昔者匈奴率数十万众寇掠边城，至鼠坟侧屯军。时瞿萨旦那王率数万兵，恐力不敌，素知碛中鼠奇而未神也。洎乎寇至，无所求救，君臣震恐，莫知图计。苟复设祭，焚香请鼠，冀其有灵，少加军力。其夜瞿萨旦那王梦见大鼠，曰："敬欲相助。愿早治兵，旦日合战，必当克

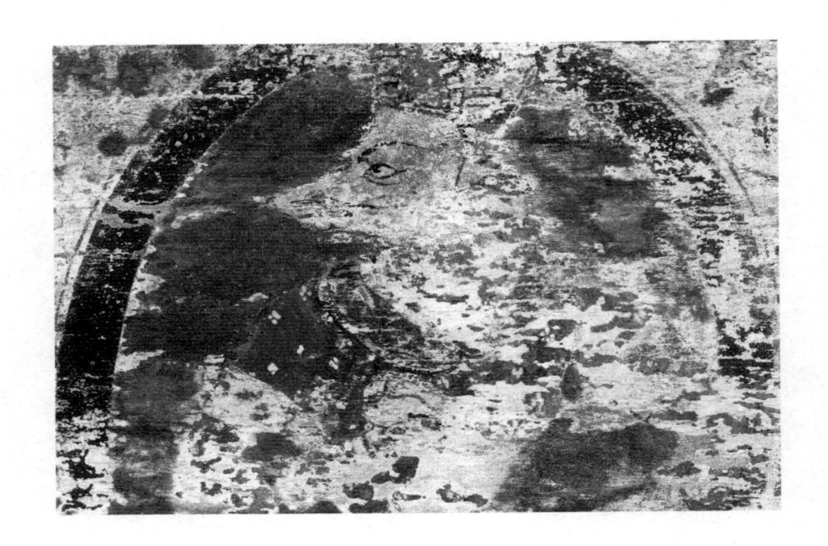

唐代木版彩绘《鼠神图》

胜。”瞿萨旦那王知有灵佑，遂整戎马，申令将士，未明而行，长驱掩袭。匈奴之闻也，莫不惧焉。方欲驾乘被铠，而诸马鞍、人服、弓弦、甲链，凡厥带系鼠皆啮断。兵寇既临，面缚受戮。于是杀其将，虏其兵，匈奴震摄，以为神灵所佑也。瞿萨旦那王感鼠厚恩，建祠设祭，奕世遵敬，特深珍异。故上自君王，下至黎庶，咸修祀祭，以求福佑。行次其穴，下乘而趋拜以致敬。祭以祈福，或衣服弓矢，或香花肴膳。亦既输诚多蒙福利，若无享祭，则逢灾变。

汉宣帝神爵二年（公元前 60 年），匈奴虚闾权渠单于死后引起内部分裂，并由五单于争立，分立为南北两支。南匈奴以呼韩邪为单于，后内附于汉。北匈奴以郅支为单于，后因汉和帝永元三年（公元 91 年）败于汉军遁走乌孙，自此开始西迁。《瞿萨旦那国》中鼠王保卫瞿萨旦那国的故事应该发生在匈奴西迁的过程中。而且，20 世纪初，英国探险家、考古学家斯坦因在古城丹丹乌里克确实发现了一幅名为《鼠神图》的木版彩绘，这一文物也可以证实该地区确实存在过《瞿萨旦那国》中记载的鼠神崇拜。

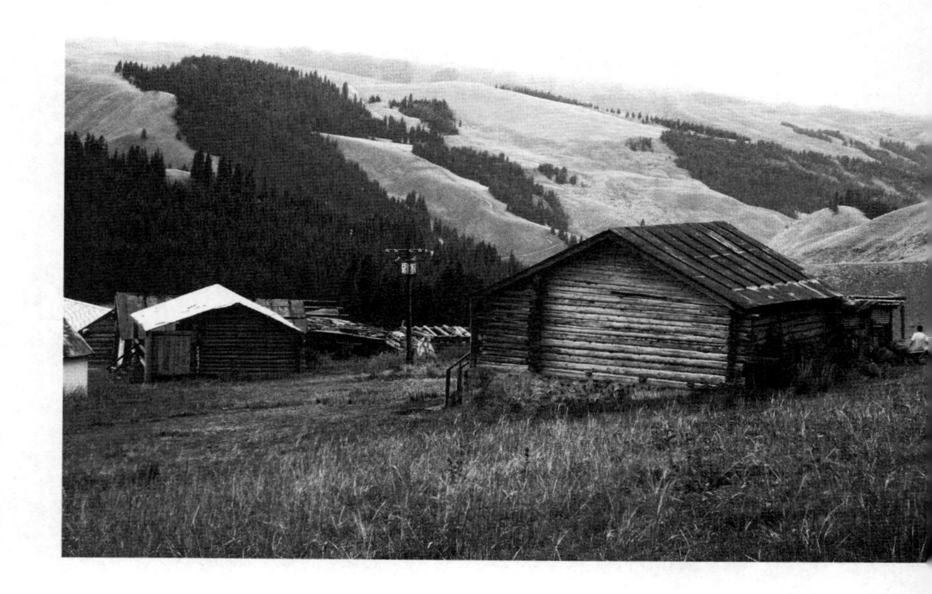

夏季的庙尔沟

延伸阅读

由于一面连接着东方一百三十余年的汉匈战争，一面连接着西方罗马帝国的衰落和覆灭，“匈奴西迁”一直是世界史学界的热点课题。可是因为匈奴自身没有文字，自《后汉书·袁安传》载其自汉和帝永元三年（公元91年）遁走乌孙后，一直到东晋宁康二年（公元374年）罗马的《历史》和东晋的《魏书·西域传》载其到达南俄罗斯草原的顿河东岸，这之间有将近300年匈奴迁徙的历史缺乏文献记载。目前，有赖于考古发现，这段历史有了一些时间和地理上的节点。

1988年，新疆哈密市东庙尔沟发掘了20座墓葬。墓葬群出土了大量陶罐，其中包括典型的肩饰波浪纹的匈奴陶罐。此外，还有铁剑、铁镞、铜镜、铜带扣、骨匕、骨簪以及少量金银饰品和较多的丝织品。殉牲常见为马和羊头蹄。碳14测定年代数据多在公元前190年到公元145年之间，参考出土规矩纹铜镜，年代大致在东汉前期。

据《魏书·西域传》记载，匈奴单于后又从乌孙国迁徙至康居国，而一些身体羸弱不能继续西迁的部众则被留在了乌孙。后来，这些人在原来乌孙国的国土上建立了悦般国。而据《史记·大宛列传》载：“康居在大宛西北可二千里。”大宛在今乌兹别克斯坦、塔吉克斯坦和吉尔吉斯斯坦三国交界处的费

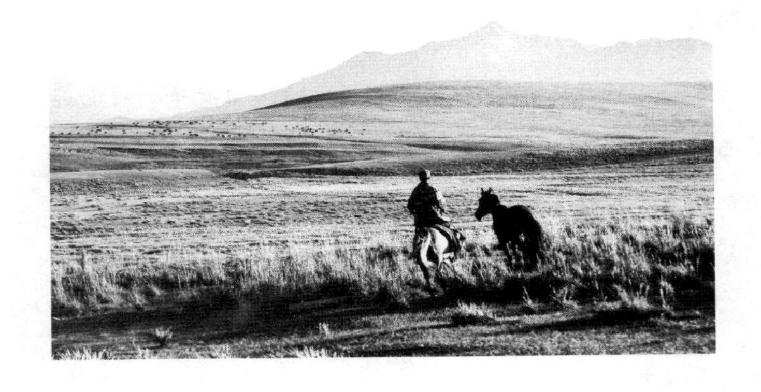

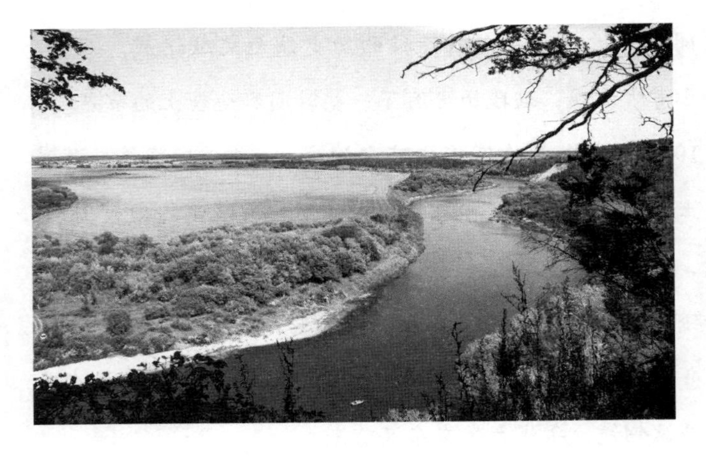

南俄罗斯草原（上）

顿河（下）

尔干纳盆地，中亚锡尔河上游的东面。由此推断，康居国应在锡尔河下游及其以北地区。而后世的《汉书·匈奴传》和《汉书·陈汤传》则载，康居在都赖水（今塔拉斯河）一带，并参考《魏书·西域传》称“者舌国，故康居国，在破落那西北”，三者对比，信息基本吻合于中亚费尔干纳盆地一带。

1997 年，哈萨克斯坦的七河流域谢米列契地区还发掘了 26 座古墓，即别里克塔什 IV 号墓地，其中 M1 号墓出土了匈奴陶罐、铜镜、铁刀等。墓葬建成时间为公元 1～2 世纪。

在公元 290 年前后，匈奴到达了今俄罗斯顿河以东的南俄罗斯草原，而这片领土属于阿兰国。阿兰国亦称阿聊，在中国古书中称为奄蔡。其名最早见于《史记·大宛列传》，亦见于《后汉书·西域传》《三国志·魏志·乌丸鲜卑东夷传》。《史记》有云：“奄蔡在康居西北可二千里，行国，与康居大同俗。控弦者十余万。临大泽，无崖，盖乃北海云。”大约在公元 350 年前后，匈奴人发起了对阿兰国的战争，并最终在 374 年战胜了后者，以胜利者的姿态占领了南俄罗斯草原。罗马史学家阿密阿那斯·玛西里那斯（330 年至 390 年）在《历史》中载：“匈奴人蹂躏了……阿兰人的领土。匈奴人大肆屠杀以后，就和残余的阿兰人缔结同盟条约，迫使他们参加自己的队伍。匈奴人和阿兰人联合之后，他们的声势更加壮大了。”

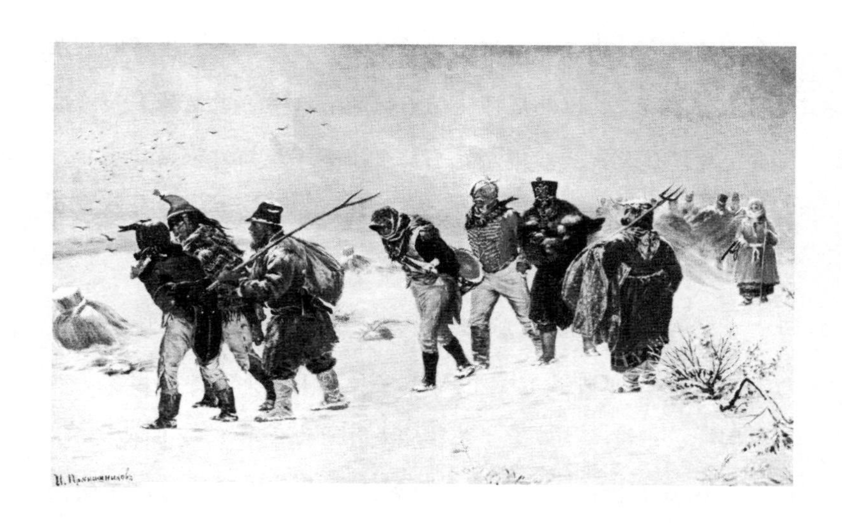

1812 年拿破仑发动侵俄战争

斑疹伤寒的大暴发是拿破仑东征俄国失败的重要原因之一。可见，在缺乏防疫和卫生医疗条件的古代，军中瘟疫的传播力和破坏力都更加巨大。

以上，就是“匈奴西迁”在亚洲迁徙过程中一些重要的时间、地理节点。此后，被汉朝赶走的匈奴以征服者的姿态进入欧洲，欧洲史料中的匈奴历史丰富起来，而中国史料中已不见相关记载。“匈奴西迁”的后半段也就彻底超出了中国史的研究范畴。

延伸阅读

1812 年，拿破仑率领 60 万法军征俄，当大军在 6 月途经波兰时，感染了一种莫名的瘟疫。患者出现了持续性发烧的症状，而且脸色偏蓝，皮肤上出现不同程度的红色斑点或斑块，很快，这些患者就相继死去。当意识到瘟疫正在军中传播，拿破仑立刻命令在但泽、托伦和格尼斯堡建立战地医院，然而，医院很快人满为患。

就流行病本身而言，虽然拿破仑的军队拥有当时世界上最先进的医疗卫生保障制度和预备队，但军医始终无法确定这次传染病的病因，而采取的所有试图预防瘟疫流行的办法均以失败告终。等到了 7 月，由于严重的瘟疫，这支 60 万人的军队中已经有 8 万人病死或者病重，在短短一个月的时间内，五分之一的主力部队竟然被瘟疫消耗在了前往俄国的路上。

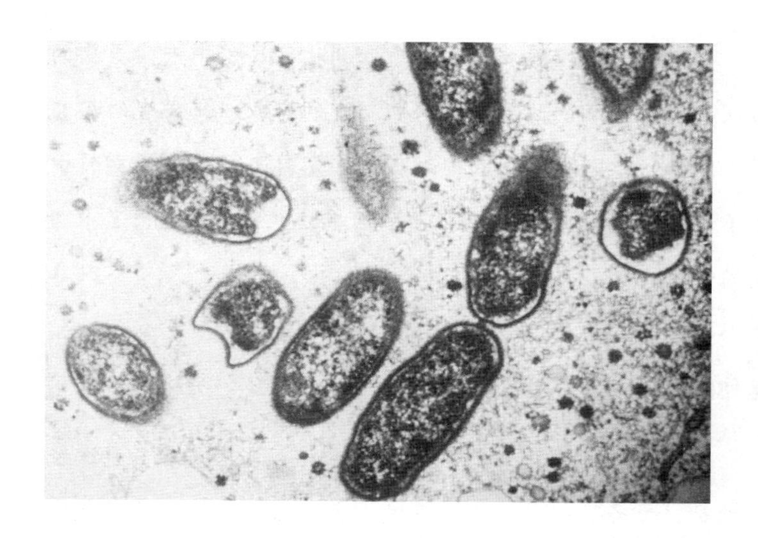

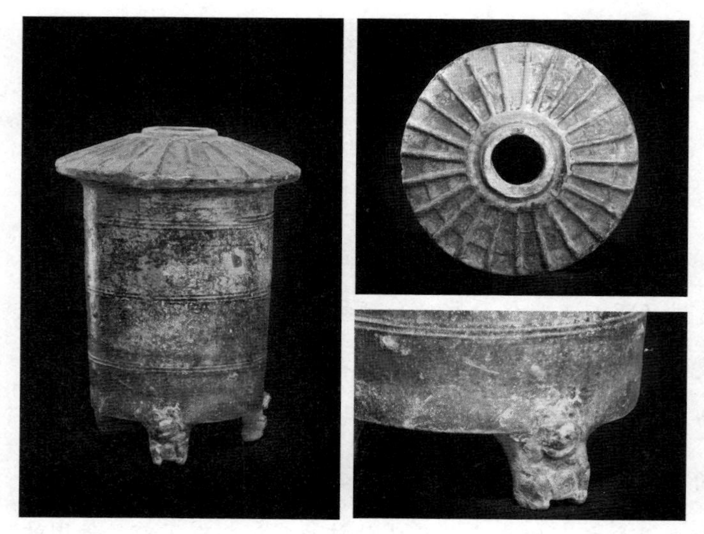

普氏立克次氏体（上）

瓷廪，东汉（下）

2001 年在立陶宛维尔纽斯发现一座集体坟墓，科学家在遗骸的衣服上发现了 5 个虱子的遗骸，而其中的 3 个，其 DNA 中被检出含有五日热类立克次氏体（可引发五日热、又称“战壕热”，是典型的战争病，但发病时间短、死亡率低）。而他们随后又对 35 名士兵尸体的牙髓进行了研究，在这里发现了能够引发流行性斑疹伤寒的普氏立克次氏体。这也就是说，拿破仑大军中肆虐的瘟疫正是斑疹伤寒，而斑疹伤寒的主要宿主动物就是鼠类和跳蚤。

延伸阅读

在高规格墓葬中放置五谷、酒食是两汉、三国、南北朝时期的葬俗，这件瓷廪就是随葬品米的盛器。

“廪”字的意思是储藏稻米的仓房，“仓”字的意思是储藏谷物的仓房。这件冥器瓷廪由于出土时内部保存有炭化的稻壳，因此判断为瓷廪，而非瓷仓。由于这件瓷廪是一件仿生瓷，它仿照当时贵族储米的仓房烧造而成，所以还能够生动、形象地还原秦汉时期仓廪建筑的建筑样式和建筑结构。瓷廪下方设计有 3 个动物形象的底足，底足起到支撑瓷廪和使瓷廪底部悬空的作用，这种设计模仿了仓廪建筑的建筑结构。

秦汉时期的仓廪不同于民房，普遍采用“吊脚楼”一样的悬空设计，这一方面是防潮的考虑，另一方面也是出于防鼠的需求。支撑瓷廪的3个动物形象具有典型的汉代造型艺术特征，线条简约、形态抽象，结合秦汉时期仓廪储藏中的防鼠文化来判断，这3个动物应该就是当时流行的、用来防鼠、捕鼠的鼠狗。

此外，瓷器烧制始于东汉，初以今浙江上虞为中心。两汉至南北朝时期，“视死如生”的葬俗蔚然成风。高级贵族希望将自己生前所拥有的一切带入墓葬之中，因此，在早期瓷器当中，这种以南方建筑为模型的冥器仿生瓷非常流行。这件瓷廪造型简约、胎质坚实，通体施以绿釉，釉面光华、色泽华美。更为难得的是，这件瓷廪品相完美，是早期瓷器中难能可贵的传世珍品。

而从动物学的角度看，作为啮齿类动物的鼠类必须通过磨擦来平衡终身生长的门齿，磨牙是鼠类动物的基本习性。因此，在这则异闻中，沙漠中的鼠磨断匈奴人铠甲的皮制连接带，这样的行为是符合鼠类生活习性的。当然，传说中，群鼠在一夜之间就破坏了匈奴全军的铠甲，以至于两军交阵时匈奴人“面缚受戮”，这样的说法显然是传说的夸张。传说背后，真实的历史应该是这样：

其一，导致匈奴战略失败的鼠群可能并不是瞿萨旦那国本地的鼠类，而是匈奴军队行军过程中自身就携带着一个种群巨大的鼠群。这样的情况在不设灭鼠设备的古代军队中是非常常见的。鼠类在古代军队中分布的密度远远高于城市、农村中的人居空间。

其二，导致匈奴人战斗力瓦解，进而“面缚受戮”的真实原因应该是瘟疫。1812 年，拿破仑东征沙皇俄国，由于军中暴发大规模流行性斑疹伤寒，仅在 6 月至 7 月间，感染、疫死者就达 8 万人之巨。这是近代历史上最大规模的军队染疫记录，而在古代史料中，军中染疫的记载更是比比皆是。铠甲的皮带断了，强弓的弓弦断了，这些一则不会令匈奴军队不战而溃，再者也不可能发生在一夜之间。

所以，能够令匈奴军队在短时间内不战而溃的真实原因应该是严重的鼠患导致了疫灾，军中暴发了致病性强、致死率高的传染病，而且传播的速度又极快。

除了寄居于人居空间内，完全依附于人类活动而繁衍生息的鼠类种群数量的激增除可能引发瘟疫，威胁公共健康安全以外，农耕经济与鼠类的对抗在这一时期也发生了巨大的转变。

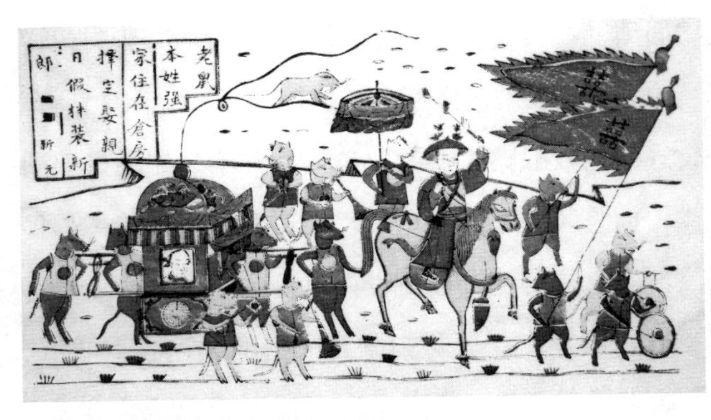

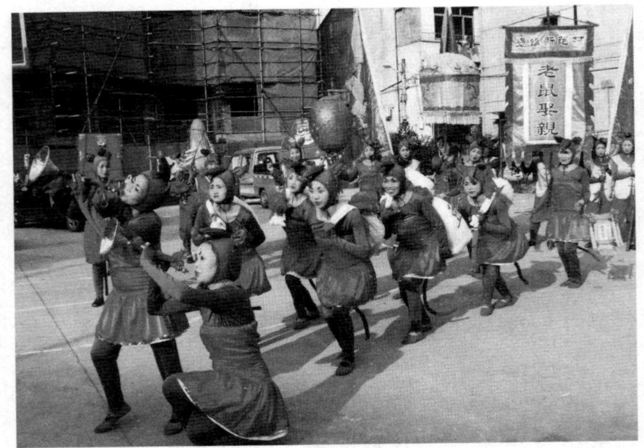

山东平度木版年画《老鼠娶亲》（上）

民俗表演“老鼠娶亲”（下）

老鼠娶亲、老鼠嫁女是汉族重要的民间美术作品题材和民俗活动形式，这是农耕社会中人们与鼠患长期抗争中形成的。

延伸阅读

老鼠为什么叫“耗子”?

明清以前，中国古代的税收主要是实物税，如以粮食作物或丝、棉、绸、麻、皮等手工业产品进行缴纳。其中，粮食又是实物税的主要形式。不过，粮食在运输的过程中，难免会有一定的损耗，因此，大约在五代时期，官府就在实物税的基础上征收了一定的附加税。由于造成粮食损耗的主要元凶可能是鼠类和雀类，所以这种附加税最初被称作“雀鼠耗”。后来，该附加税逐渐由农产品推及至手工业产品上，于是又被统称“耗子”。

“耗子”作为一种附加税，其征收与否，征收的比例多少，都具有很强的弹性，所以官府征税，特别是地方政府征税，往往会在“耗子”上做文章。久而久之，每到官府清廉度低或税收压力大的时候，百姓都会因为“耗子”负担沉重。因为“耗子”最初是以鼠类和雀类对以粮食为实物税形式的损耗而确立下来的，所以百姓无法骂官府，就只能骂老鼠。被不断咒骂的“耗子”和原本就威胁粮食安全的老鼠渐渐地连在了一起。这就是民间将老鼠称作“耗子”的由来。

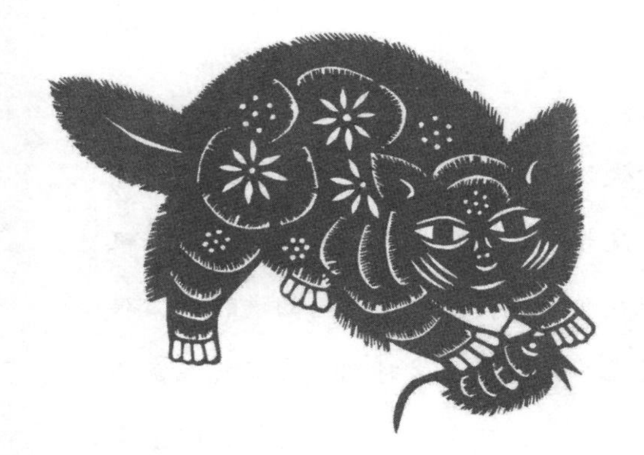

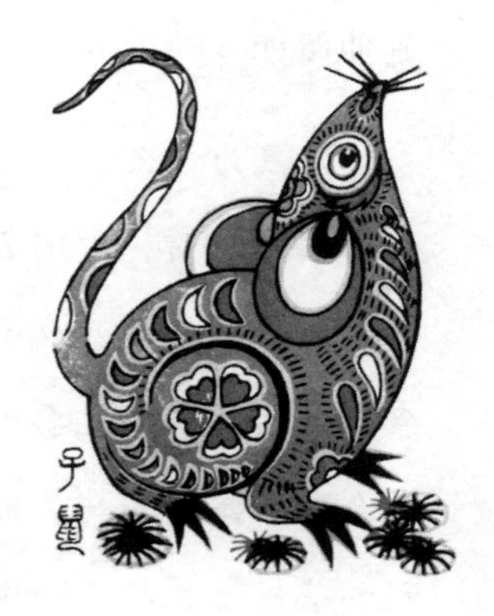

剪纸《猫捉老鼠》（左）

木版年画《子鼠》（右）

延伸阅读

以猫捕鼠、养猫灭鼠的传统在世界范围内已经延续了数千年。但这种灭鼠方式，其实是有害而无益的。现代鼠害普查和研究报告显示，养猫户和无猫户的平均鼠密度分别为 16.88% 和 21.92%，这表明猫不会对鼠类的分布构成决定性影响。而养猫户的临近户和普通远离养猫户的农户，二者的鼠密度分别为 31.03% 和 37.14%，同样没有明显的差异。这说明，民间广为流传的“一猫镇三户”的说法并不科学。在养猫户家中，老鼠的活动范围大大减小，可事实上，老鼠是被猫震摄了，并非是被消灭了。而且如果想要消灭鼠患，就必须大范围灭鼠，这样的话，就算家家户户都养猫，也同样无法实现防疫意义上的灭鼠。

此外，以褐家鼠为例，一对褐家鼠一窝可产仔 14 只，胚胎发育期只需 20 至 30 天，幼鼠长到 1 月龄又能继续繁育。这意味着，一对褐家鼠，一年可以繁殖数千只幼鼠，而幼鼠的成熟率几乎是 100%。因此，假设一户人家有一对褐家鼠，养一只猫，这一对褐家鼠一年繁育出来的后代长成成鼠，其体重之和将远远高于一只猫一年食物的摄取总量。

而从生物学的生存法则来看，猫捕捉老鼠，一方面会增强老鼠躲避的习惯，久而久之使老鼠更加狡猾，不易被猫捕捉。而且，更重要的是，鼠类赖以与人类斗争的最主要本领，其一是地穴躲藏，其二则是在哺乳类动物中无与伦比的超强繁育力。在某一特定地区内，如果老鼠的数量降低到其繁衍的临界点时，恶劣的生存条件既可能消灭局部的老鼠族群，同样也有可能令这一族群发生变异，从而自然地增强自身的繁育力以适应环境的变化。

事实上，鼠类动物的繁育力能够达到今天的程度，与这种长期的变异息息相关。甚至可以说，鼠类的进化，最突出的特征就表现在不断增强的繁育力上。

先秦时这种对抗表现在田鼠和秧苗之间，是时，则转变到家鼠和粮食之间。如《梁书·张率传》载："在新安，遣家僮载米三千石还吴宅，既至，遂耗大半。率问其故，答曰：'雀鼠耗也。'率笑而言曰：'壮哉雀鼠！'"

老鼠出现在仓廪，这本不足为奇。但令人震惊的是，老鼠出现在谷物的物流过程中，并且当谷物送达吴宅后，三千石的谷物竟然损耗了一半。所谓"雀鼠"，就是雀和鼠。这则史料常被历史学者视为中国古代税收史中重要的实物附加税，自五代周显德二年（公元 955 年）起征收的"雀鼠耗"产生的重要源流。显然，文中所统计的耗损数据是一种极度的夸张，但它至少可以充分证明晚至南北朝时期，鼠类中家鼠的泛滥和广泛分布已经普遍威胁到了粮食仓储和运输的安全，并由此产生了巨额的耗损。

综上所述，通过从先秦时期到唐宋时期有关鼠类动物的文献记载可知，随着人类改造自然的能力的增加，以及人类活动对自然生态影响力的不断增大，人类活动对鼠类动物的生存环境和生存习性产生了极端深远的影响。

除了自农耕生产开始以后，农垦地区田鼠种群数量的增加以外，家鼠开始全面侵入人居空间，无论是农村还是城市，无论是建筑物、构造物还是移动的交通工具，商队、军队、使团，鼠患无处不在。更重要的是，家鼠还能够伴随着人类的活动，借助人类的迁徙实现其在自然环境下不可能完成的跨区域的、大跨度的种群迁徙，进而凭借种群的多样性促成其自身基因优化的可能，不断提高自身的繁育力。

此外，由于秦汉时期亚欧大通道的重建，原本封闭的文明拥有了直接交流的可能。人类在捕鼠、灭鼠的方式方法上也实现了互通有无。例如原产于非洲，由古埃及人驯化后的家猫逐渐遍布于亚欧大陆，人类有计划地选择、驯化动物，以期在人居环境内培育老鼠的生态天敌。可是，这在成功降低了小范围的鼠群密度的同时，却反而加速了鼠类基因的优化，从而进一步提高了鼠类整体的繁育力。

由此可见，秦汉时期，中国鼠类动物种群，特别是中国家鼠种群的数量空前提高，其分布区与人类活动区域高度重合，这就为鼠媒传染病以及以鼠媒为基础的虫媒传染病的长期流行和循环暴发提供了充足的媒介保证。

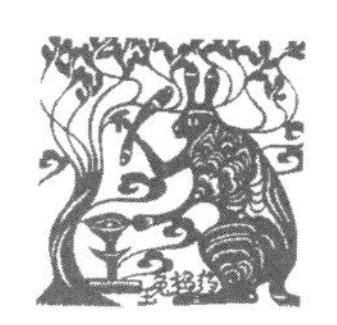

第 5 章

方死方生

气候变化与族群迁徙

人类、病毒、宿主动物，每一次瘟疫都是一场不死不休的马拉松比赛。

20 世纪初，美国地理学家亨廷顿在对印度北部、中国塔里木盆地等地进行考察后，撰写了《亚洲的脉搏》一书。在书中，他提出，公元 3 世纪至 6 世纪和公元 10 世纪至 13 世纪，由于中原和中亚气候变旱导致漠北草场退化，迫使北方游牧民族以战争为迁徙、生存的手段，故导致了汉民族的“五胡乱华”和“靖康之变”等历史事件，从而首次提出了将中国历史上的外患内乱与地理气候变迁相联系的系统历史观。而 1972 年，地理学家、气象学家竺可桢也发表了论文《中国近五千年来气候变迁的初步研究》。文中将中国自公元前 3000 年来的历史划分为考古时期（约公元前 3000 年至公元前 1100 年）、物候时期（公元前 1100 年至公元 1400 年）、方志时期（公元 1400 年至公元 1900 年）以及仪器观测时期

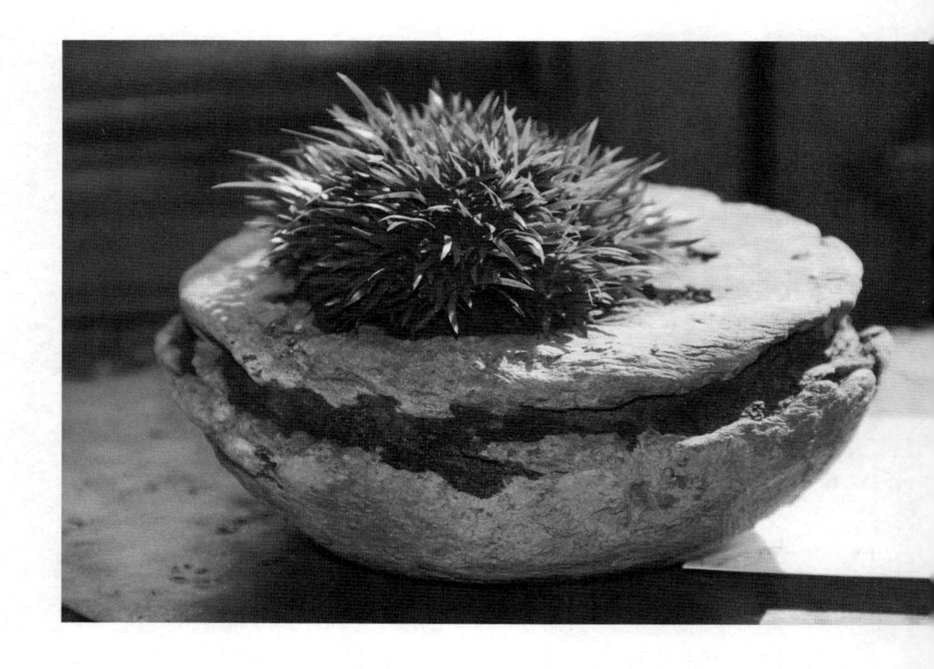

菖蒲

菖蒲的生长记录是研究古代气候变迁的重要物候记载。清代的张标在《农丹》中就通过对比当时菖蒲的生长时间和《吕氏春秋》中所记载的菖蒲生长的时间，得出了清代中国气候与战国时期中国气候之间存在差异的结论。

（公元1900年至20世纪70年代），并通过不同方式还原论证了近5000年来中国境内的气象变化和环境史。[1] 这一理论成果成为影响后来跨学科研究的重要地缘观念，而以此为契机，原本断裂的历史气候变化、生态系统和历史现象便可连接起来了。

文中，竺可桢援引了一些重要的物候记载，从而推断出两汉时期东亚亚热带季风气候带南移，淮河以北地区气温降低，其中包括：

清初（公元1660年）张标所著《农丹》书中曾说到《吕氏春秋》云："冬至后五旬七日菖始生。菖者，百草之先者也。于是始耕。今北方地寒，有冬至后六七旬而菖蒲未发者矣。"照张标的说法，秦时春初物候要比清初早三个星期。

汉武帝刘彻时（公元前140—公元前87年），司马迁作《史记》，其中《货殖列传》描写了当时经济作物的地理分布："蜀汉江陵千树橘……陈夏千亩漆；齐鲁千亩桑麻；渭川千亩竹。"橘、漆、桑、竹皆为副热带植物，当时繁殖的地方如橘之在江陵，桑之在齐鲁，竹之在渭川，漆之在陈夏，均已在这类植物现时分布限度的北界或超出北界，一阅今日我

1　竺可桢：《中国近五千年来气候变迁的初步研究》，《考古学报》1972年第1期，第15页至第38页。

国植物分布图，便可知司马迁时亚热带植物的北界比现时推向北方。公元前 110 年，黄河在瓠子决口，为了封堵口子，斩伐了河南淇园的竹子编成容器以盛石子，来堵塞黄河的决口。可见那时河南淇园这一带竹子是很繁茂的。

到东汉时代即公元之初，我国天气有趋于寒冷的趋势，有几次冬天严寒，国都洛阳晚春还降霜降雪，冻死了不少穷苦人民。但东汉的冷期时间不长。当时的天文学家、文学家张衡（公元 78—139 年）曾著《南都赋》，赋中有“穰橙邓橘”之句，表明河南省南部橘和柑尚十分普遍。直到三国时代曹操（公元 115—220 年）在铜雀台种橘，只开花而不结果，气候已比前述汉武帝时代寒冷。曹操儿子曹丕，在公元 225 年到淮河广陵（今淮阴）视察十多万士兵演习，由于严寒，淮河忽然冻结，演习不得不停止。这是我们所知道的第一次有记载的淮河结冰。那时气候已比现在寒冷了。[1]

由此可见，简单地说，在西汉初期甚至一直到公元前 1 世纪，东亚地区仍处于温暖期内，而根据物候可知的亚热带季风气候带的北沿至少应以黄河（约北纬 35°）为限，以南为亚热带、以北为温带，甚至很有可能到达了北纬 37°。而

1 竺可桢：《中国近五千年来气候变迁的初步研究》，《考古学报》1972 年第 1 期，第 21 页。

到了建安时代、曹魏时期，亚热带季风气候带已经退守至淮河（北纬 32°）以南，即以北为温带，以南为亚热带。而这一共同的地理气候变化改变了东亚地区相关地域内某些生物的生长周期与分布情况，进而造成了整个生态系统的变化，而人类和鼠类均作为系统中的一环而存在，并互相影响。

从人类活动与人类文明的角度看，根据竺可桢先生的论断，战国至西汉中期，处于温暖期的中国年平均气温约比现在年平均气温高 1°C 至 2°C，[1] 而到了建安、曹魏时，则比现在约低 1°C 至 2°C。[2] 气温的降低首当其冲地破坏了原有的植物生长规律，在游牧区，“如果年平均气温下降 1°C，游牧民的草场面积将在纬度上减少 200 千米的范围；假如年平均气温下降 2°C~3°C，草场的面积可能还不止在纬度上减少 400～600 千米的范围。这种因气温的细微变化而引起的生态的强烈反应，自然会在游牧民族的生产与生活中反映出来”。[3] 草场面积的缩减使得逐水草而居的游牧民族必须伴随草场的溃退而一路向南迁徙。

1　竺可桢：《中国近五千年来气候变迁的初步研究》，《考古学报》1972 年第 1 期，第 36 页，图 2。

2　竺可桢：《中国近五千年来气候变迁的初步研究》，《考古学报》1972 年第 1 期，第 21 页。

3　管彦波：《民族大迁徙的地理环境因素研究——以中国古代民族迁徙为考察的重点》，《西北民族大学学报（哲学社会科学版）》2010 年第 3 期，第 123 页。

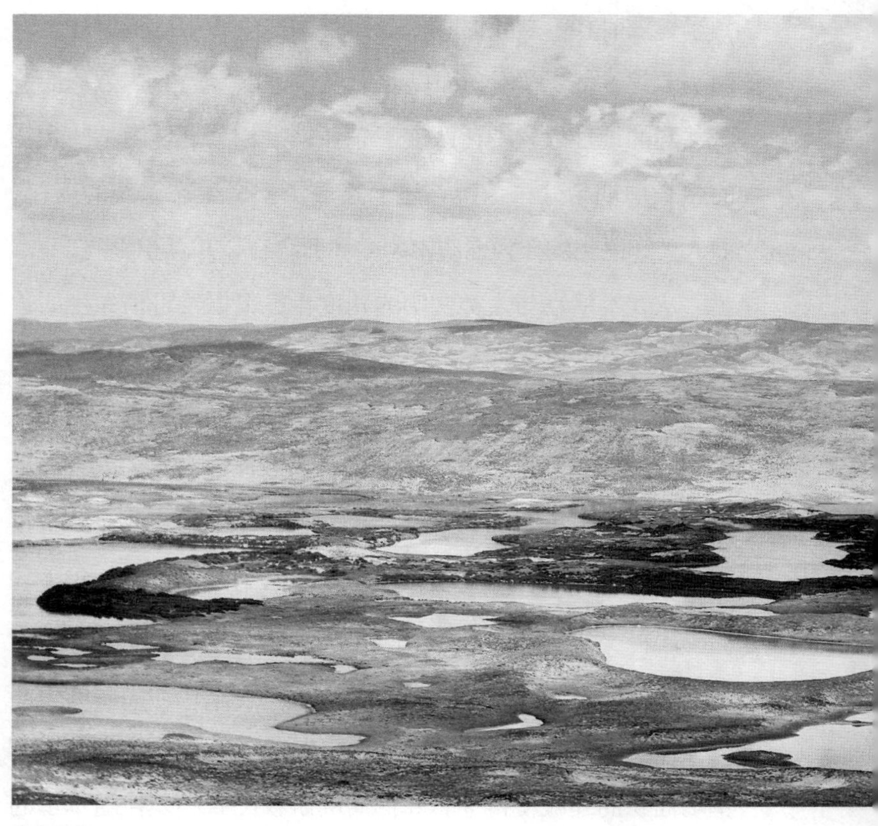

草场退化

延伸阅读

草场退化和土地荒漠化的面积不断增加不仅会直接破坏该地区的游牧生产，还会产生一系列的连锁反应。我国中东部的蒙古高原地势高于南方的华北平原和河套地区，这里的

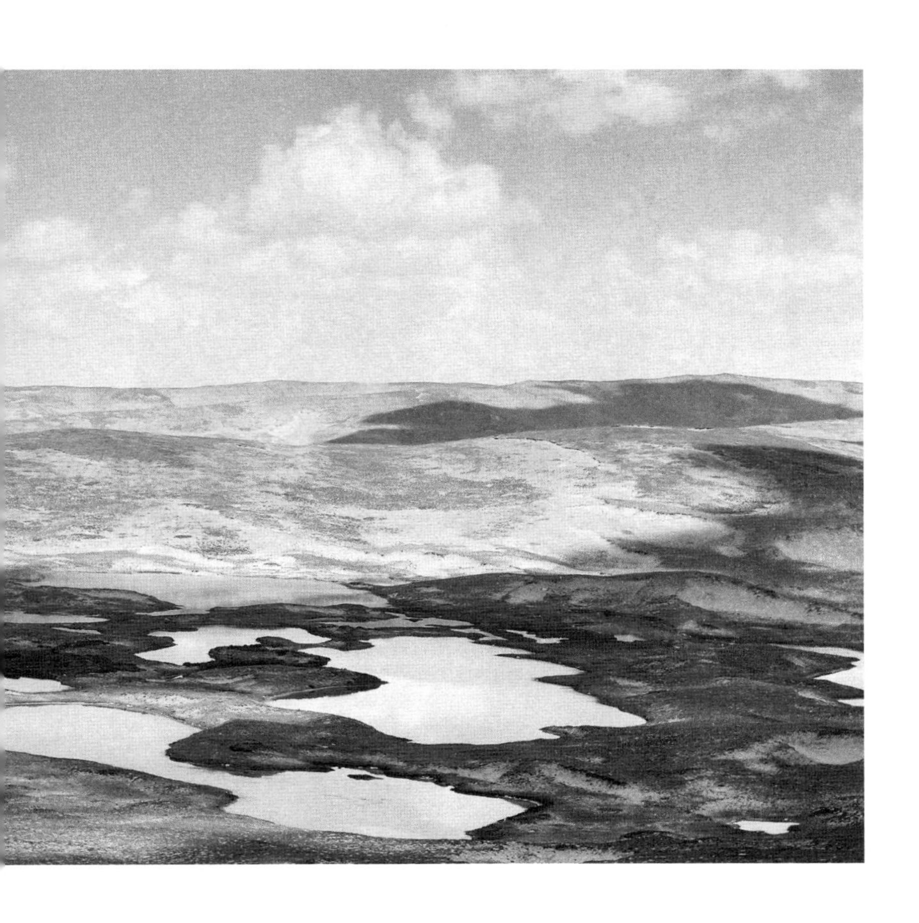

草场退化和土地荒漠化会使该地区的泥沙随雨水流出，抬高下游河床，淤塞部分河道，从而加大农垦区洪涝灾害发生的可能性。

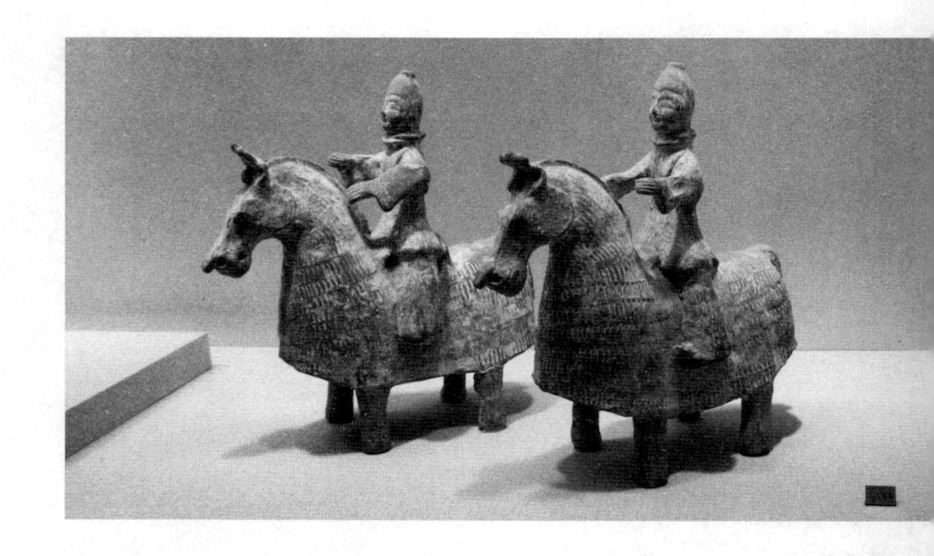

北魏瓷俑——鲜卑重装骑兵

东汉时期，鲜卑取代了匈奴和乌桓，成为距离华夏民族最近的、活动区域纬度最靠南的游牧民族。

秦代时，匈奴与秦的政权界限北延在上谷郡（治所在今内蒙古锡林郭勒盟太仆寺旗炮台营子）以北，纬度为北纬 41°42′；而到西汉时，纬度最低的游牧民族由匈奴变成了乌桓，乌桓与汉的政权分界在东部的幽州刺史部上谷郡（治所在今河北省张家口市二台东）以北，纬度降至北纬 41°18′；到了东汉（至西晋），鲜卑又取代乌桓成为纬度最低的游牧民族，鲜卑与汉的政权分界仍位于幽州刺史部上谷郡（治所在今河北省张家口市东），但纬度进一步南退至北纬 40°56′。此后一直到西晋，鲜卑始终是纬度最低的游牧民族，北纬 40°56′ 也始终作为其与华夏民族最南端的政权分界线而存在。从秦至西晋，北方游牧民族与南方华夏农耕政权边界的不断南移，恰恰表明了游牧民族在气温降低、草场退化的地理变革中需要不断南下以获取新的草场。南下的手段是战争，而本质则是人口的迁徙。

秦汉时期，人口迁徙的目的、方式、方向和目的地多种多样，大体可分为两类：自然性迁徙和强制性迁徙。自然性迁徙是人依据自然社会区位因素趋利避害的原则进行的自由的、主动的迁徙，强制性迁徙是人依照行政主体或根据国家在军事、政治、经济、司法等方面的需要，按照指定时间迁入指定地区的被动迁徙。具体来说，这些人口迁徙的现象主要包括：

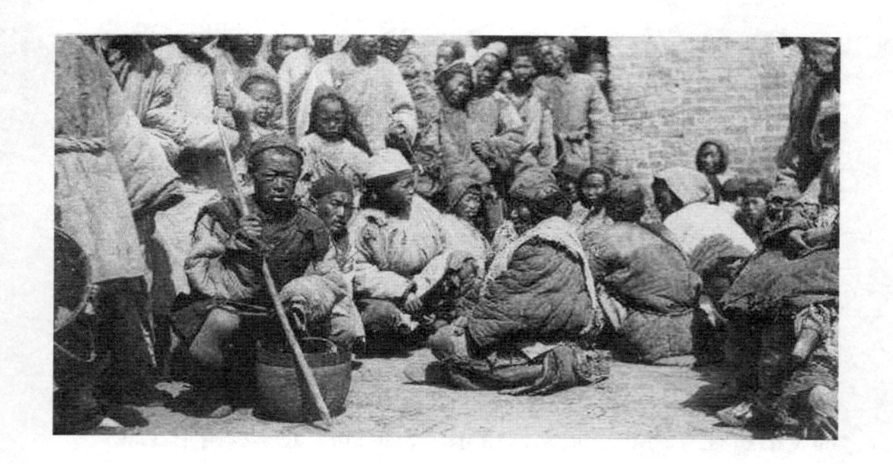

老照片中的清末流民

其一，秦汉时期，人口迁徙的第一种表现是流民现象。流民现象属于人口的自然性迁徙。

流民现象是人口主动迁徙的形式之一，也是秦汉时期规模最大的人口迁徙形式。造成流民现象的原因有很多种，最根本的原因是战争和包括但不限于由水旱灾害、震灾、疫灾等灾害引发的饥荒。此外，在打击豪强势力、控制土地兼并、救灾赈济等政策和执行上的不利也是导致流民现象发生的重要因素。

秦汉时期，地理气候的变化对农耕区的农业生产产生了巨大的影响。最低温的降低导致农作物的生长季大幅缩短，这使得土地承载力不断降低，人地关系变得脆弱而敏感，土地持有量较低的普通家庭缺乏基本的抗风险能力。即便在没有战争的和平时期和未受战乱影响的郡国，一旦暴发任何自然地质灾害，往往也会造成规模化的人口流动。而受此影响的黄淮流域，关中、关东等地区恰恰又是传统的主要农耕区和人口稠密区，同时也是饱受战乱影响的地区。

事实上，流民问题一直是困扰两汉中央政府的一件大事，而流民事件的记载在史籍中也比较多见（秦朝由于存续时间短，未见流民的史料记载）。两汉时，出现人数在数十万规模的流民现象的时段主要有 8 次：

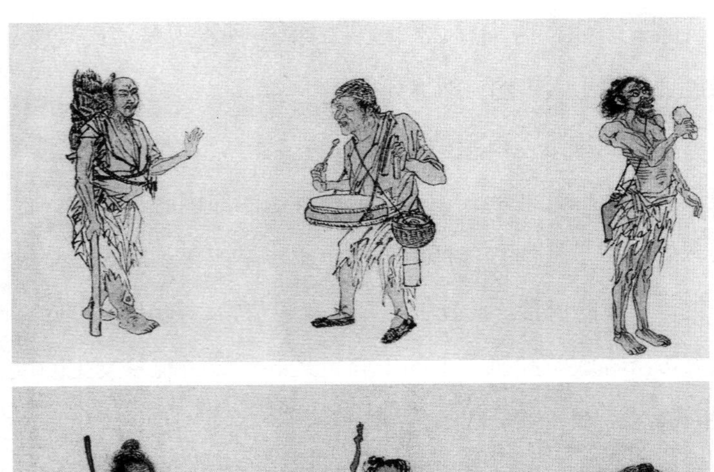

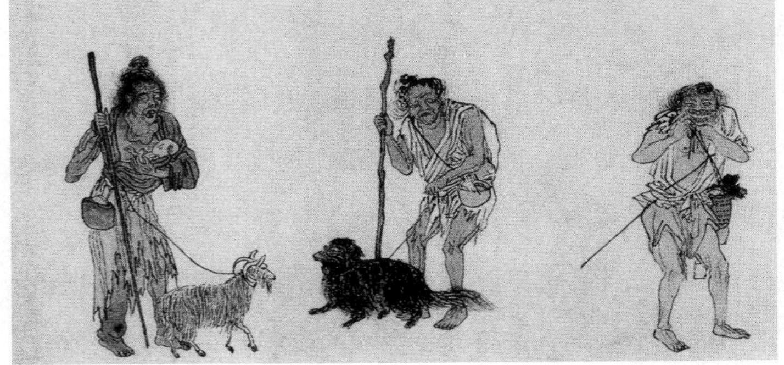

《流民图》（局部），明，周臣

延伸阅读

周臣是明代著名的院体画画师，他的山水人物力追宋人，尤得李唐之神髓，成就比肩戴进，吴门四家中的唐寅和仇英都出自他的门下。《流民图》反映的是古代社会普遍存在的流民现象，原图为册页，共绘流离失所的难民 24 人，从中一分为二，并各装裱成手卷。其中，前半部现藏于美国火奴鲁鲁艺术学院，后半部现藏于美国克利夫兰艺术博物馆。

延伸阅读

汉宣帝以后，中国水旱灾害、地震、疫灾频发，粮食减产，加之国家打击豪强集团的政策乏力，民间土地兼并严重，民间饥荒频繁，百姓大量脱籍，成为流民。流民四散逃荒，社会秩序面临巨大威胁。

王莽执政以后，至新莽时，王莽充分认识到了流民问题及其他相关社会问题的严重性，但其出台的一系列政策脱离社会现实，加上外交失当，导致南北战端又起，国家经济崩溃。这进一步加剧了民间的流民现象。

王莽篡汉自立以后，陆续有地方豪强加入流民队伍，这使四处乞食的流民队伍变成了具有政治野心的绿林军、赤眉军。新莽的丧钟由此敲响。

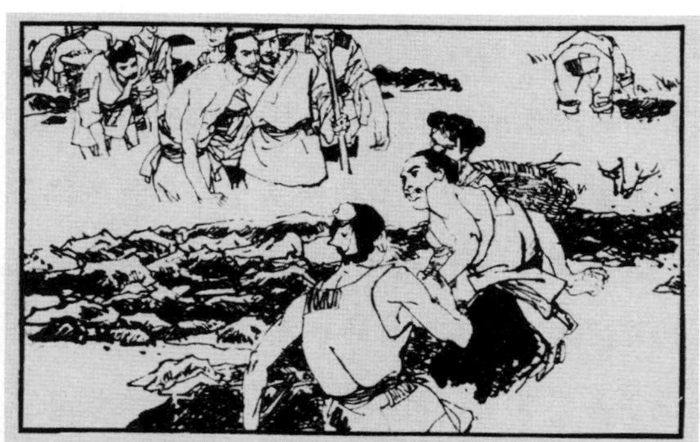

1　公元十七年（王莽天凤四年），南方荆州一带也与青、徐二州同样大闹荒灾。新市的饥民为了争挖野荸荠，扭打着来到好汉王匡、王凤两兄弟跟前评理。

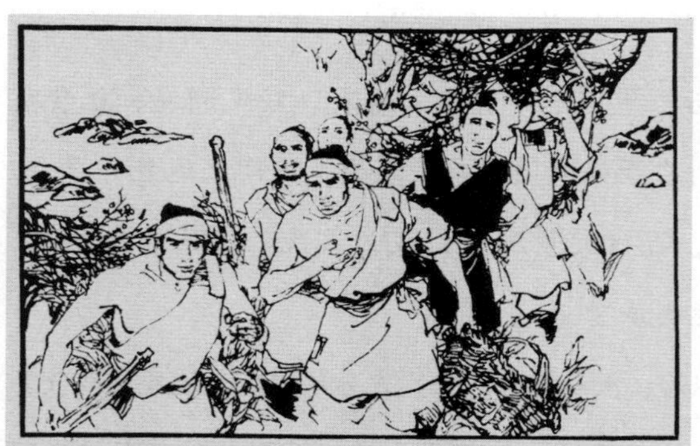

4　饥民们的情绪被鼓动起来了，齐声说：“只要二位王大哥肯领头，我们就豁出性命跟你们走……”

《绿林群英》连环画，何蓉编文，林榕生、李松绘画第一次，汉高祖二年（公元前205年）七月前后。据《汉书·食货志》载："汉兴，接秦之弊，诸侯并起，民失作业，而大饥谨。凡米石五千，人相食，死者过半。高祖乃令民得卖子，就食蜀汉。"又据《汉书·高帝纪》载："关中大饥，米斛万钱，人相食。令民就食蜀、汉。"

第二次，汉武帝元狩四年（公元前119年）至元鼎六年（公元前111年）前后。据《史记·万石张叔列传》载："元狩四年，山东水灾，凡有流民七十余万口……元鼎六年，山东河灾，令饥民流亡江淮间就食……元封四年，关东流民二百万口，无名数者四十万。"

第三次，汉哀帝朝（公元前7年至公元前1年）。据《汉书·孔光传》载："（哀帝朝）阴阳错谬，年成频仍无收，天下空虚，百姓饥饿，父子分散，流离失所，数以十万计。"

第四次，新莽时代，流民现象达到了第一个高峰。新莽天凤元年（公元14年），匈奴寇边，军屯边民却纷纷变成流民流入内郡。据《汉书·食货志》载："边兵二十余万人仰县官衣食，用度不足，数横赋敛，民愈贫困。常苦枯旱，亡有平岁，谷贾翔贵。"又云："流民入关者数十万人，置养澹官以廪之，吏盗其廪，饥死者什七八。"

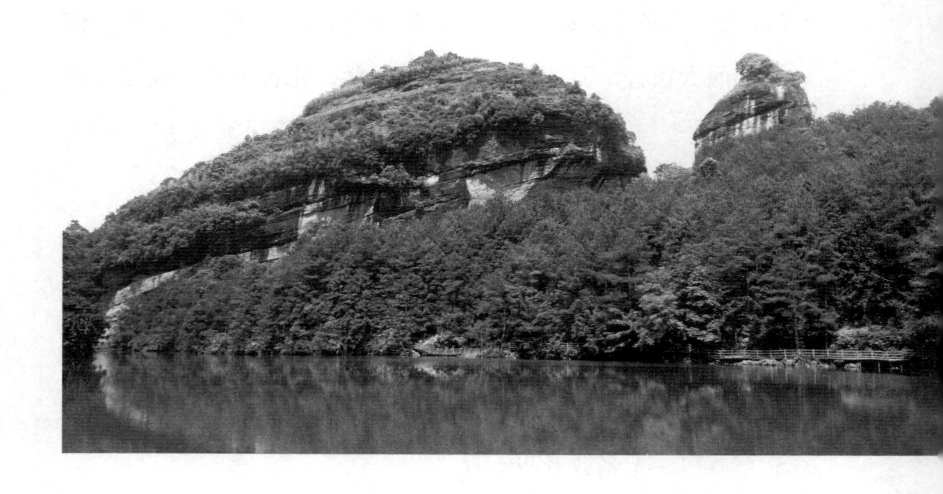

江西瑞金罗汉岩，东汉末年黄巾军残部曾在此抵抗官军

延伸阅读

古往今来，邪教对社会都具有较强的破坏力。在中国古代，邪教的历史始于秦汉。自春秋战国以降，中国社会的贵族阶层相信神仙方术，渴望长生不老。方士利用贵族的心理，罗织各种传说诓骗贵族，以谋求经济利益。秦始皇时，有方士徐福东海求仙；汉文帝时，有方士新垣平进献玉杯。不过这些方士，无非是利用方术求财而已。巨鹿人张角则不然，他与其弟张宝、张梁结社，组成邪教组织太平道，并自称“大贤良师”，以《太平要义》为教义在流民中传教，利用时人迷信巫术、谶纬的心理，鼓吹“苍天已死，黄天当立，岁在甲子，天下大吉”。

东汉末年，宦官、外戚交替专政，持续数十年的对西羌的战争花费巨大，加之水旱灾害、疫灾、饥荒频发，全国不少地方哀鸿遍野，民不聊生。特别是瘟疫流行、疫灾暴发，大量人口罹难使疫区的社会秩序几近崩溃。张角凭借自身的医术，以符水咒说为人治病，并以治病为幌子，畜养弟子，获取民众信任，待信徒渐众，张角又派遣弟子出使四方，在流民中传教，并借助流民的迁徙扩大太平道的组织规模。受到这些传教弟子的影响，很多民众开始信奉太平道。为了入教，人们变卖财产、迁徙流离，光是病死在路上的人，便

“亦以万数”。经过十余年的发展，太平道在民间信众数十万，遍及青、徐、幽、冀、荆、扬、兖、豫八州。张角将这些信众分为三十六方，其中，大方万余人，小方六七千人，每方设一渠帅，由他统一指挥，计划于灵帝中平元年（公元184年）三月五日起事。

不过，起事前十天，太平道信徒、济南人唐周上书官府将此事揭发。官府抓捕了一大方渠帅马元义，车裂于洛阳，同时紧急抓捕、诛杀太平道信徒一千余人。于是，张角联系各方，仓促起事。以流民为主的叛军烧毁官府、残杀官吏、四处劫掠，因叛军以黄巾绑头，故称“黄巾”，亦称“蛾贼”。

妖人张角为一己私利，以妖妄经卷哄骗百姓，企图通过宗教叛乱颠覆汉廷，却置普通百姓于战火之内。清朝官员黄育楩指称为“千古习邪之首恶”，可谓确实。

新莽时，流民已泛滥于北方边地、并州、幽州、青州、徐州及陇右的安定和上郡等地，而由流民组成的绿林军、赤眉军都成为了左右时局的重要力量。

第五次，汉桓帝永兴元年（公元153年）秋七月。据《后汉书·桓帝本纪》载：“郡国三十二蝗。河水溢。百姓饥穷，流冗道路，至有数十万户，冀州尤甚。”

第六次，“黄巾之祸”至其后二十年左右，即汉灵帝光和七年（公元 184 年）至其后二十年左右。据《三国志·魏书·刑颙传》载：“黄巾起来二十余年，海内鼎沸，百姓流离。”又据《后汉书·杜栾刘李刘谢列传》载：“今三郡之民皆以奔亡，南出武关，北徙壶谷，冰解风散，唯恐在后。今共存者尚十三四，军吏士民悲愁相守，民有百走退死之心，而无一前斗生之计。”

第七次，汉献帝永汉元年（公元 189 年）至初平三年（公元 192 年），流民现象达到第二个高峰。据《晋书·食货志》载：“汉自董卓之乱，百姓流离，谷石至五十余万，人多相食。”又据《后汉书·刘虞公孙瓒陶谦列传》载：“青、徐士庶避黄巾之难归虞者百余万口，皆收视温恤，为安立生业，流民皆忘其迁徙。”

第八次，汉献帝建安十四年（公元 209 年）。据《三国志·魏书·蒋济传》载：“太祖不从，而江、淮间十余万众，皆惊走吴。”

流民现象是秦汉，特别是两汉政府长期面临的巨大内政危机。秦汉时，政府均制定了严格的户籍制度，防止人口脱籍，对于已经脱籍的流民，亦允许重新登记。如《汉书·成帝纪》便记载，鸿嘉四年（公元前 17 年），汉成帝还特意下诏："流民欲入关，辄籍内。所亡郡国，谨遇以理，务有以全活之。"但每遇战争、饥荒，户籍制度还是全都无法执行，业已名存实亡。

流民现象自汉高祖二年（公元前 205 年）开始至汉献帝建安二十五年（公元 220 年）汉亡，可谓横贯两汉。流民规模之大，动辄数十万、上百万人，以上八次，还仅仅是史料中记载规模为数十万的流民现象。流民现象的高发区虽然主要集中在关东、关中地区，但流民的迁入地却非常分散。流民每遇战乱、饥荒，必四散而逃，所以流民的迁徙没有统一的方向可言，几乎覆盖全国。流民现象规模的空前和持久性使得这种民间的、自发的、规模性的、政权内的跨地域迁徙开始取代战争成了人口流动的历史主体形式。

其二，秦汉时期，人口迁徙的第二种表现是投降与纳降。投降与纳降属于人口的自然性迁徙。

投降与纳降是边境常见的人口迁徙形式之一，秦汉作为大一统的封建国家，秦汉时的投降与纳降发生在秦汉帝国与周围民族政权之间，主要是与北方游牧民族政权之间。具体的投降与纳降方向包括 5 个：

第一个投降与纳降方向是匈奴降汉。自汉武帝北击匈奴后，较大规模的匈奴降汉事件主要有：

第一次，汉武帝元狩二年（公元前 121 年）。据《史记·卫将军骠骑列传》载："骠骑乃驰入与浑邪王相见，斩其欲亡者八千人，遂独遣浑邪王乘传先诣行在所，尽将其众渡河，降者数万，号称十万。既至长安，天子所以赏赐者数十巨万。封浑邪王万户，为漯阴侯……居顷之，乃分徙降者边五郡故塞外，而皆在河南，因其故俗，为属国。"

第二次，汉宣帝地节二年（公元前 68 年）秋。据《汉书·匈奴传》载："匈奴前所得西嗕居左地者，其君长以下数千人皆驱畜产行，与瓯脱战，所战杀伤甚众，遂南降汉。"

第三次，汉宣帝神爵二年（公元前 60 年）秋。据《汉书·匈奴传》载："匈奴日逐王先贤掸将人众万余来降。"

第四次，汉宣帝五凤二年（公元前 56 年）。据《汉书·宣帝纪》载："呼速累单于率众五万余降。"

第五次，汉光武帝建武二十四年（公元 48 年）春至建武二十六年（公元 50 年）冬。据《后汉书·南匈奴传》载："八部大人共议立比为呼韩邪单于，以其大父尝依汉得安，故欲袭其号。于是款五原塞，愿永为籓蔽，扞御北虏……单于顾望有顷，乃伏称臣……元正朝贺，拜祠陵庙毕，汉乃遣单于使，令谒者将送，赐彩缯千匹，锦四端，金十斤，太宫御食酱及橙、橘、龙眼、荔枝；赐单于母及诸阏氏、单于子及左右贤王、左右谷蠡王、骨都侯有功善有，缯彩合万匹……于是复诏单于徙居西河美稷，因使中郎将段郴及副校尉王郁留西河拥护之，为设官府、从事、掾史。”

延伸阅读

汉宣帝五凤元年（公元前57年），由于匈奴虚闾权渠单于病死，匈奴发生内乱。匈奴东部的姑夕王及左地贵族拥立呼韩邪为单于，西部的右贤王及左大且渠都隆奇拥立屠耆为单于，同年七月，屠耆单于原本派驻东部边境防御呼韩邪单于的右奥鞬王及乌藉都尉又分别自立为车犁单于、乌藉单于，统辖匈奴西北部地区的呼揭王也自立为呼揭单于。这样就形成了五单于并立的局面。

八月，屠耆单于向东进攻车犁单于，同时又遣都隆奇进攻乌藉单于。车犁、乌藉战败，退居西北，与呼揭单于合兵，并取消单于称号，辅佐车犁单于。屠耆单于乘胜向西进攻车犁单于，并取得成功，车犁率部向西北方向转移。

次年春，呼韩邪派其弟右谷蠡王大败屠耆单于留在东部边境防备呼韩邪单于偷袭的左大将及都尉，俘斩万余人。屠者单于闻之，亲率骑兵6万，反击呼韩邪，东行千余里，与呼韩邪4万骑兵遭遇。屠耆兵败自杀，余部降汉。退向西北的车犁单于见呼韩邪势众，率部归降。十一月，乌藉复自立为单于，被呼韩邪捕杀，至此，呼韩邪兼并匈奴各部，复都单于庭。战后，呼韩邪单于所部也不过数万人。但战争还没有完全结束，屠耆单于从弟休旬王带了一部分兵力，到了右地自立为闰振单于，居西边。接着，呼韩邪单于之兄左贤王呼屠吾斯也自立为郅支骨都侯单于，居东边。两年后，实力较强的郅支单于击败并杀害闰振单于，随后也击败了呼韩邪单于，呼韩邪单于率部南投汉朝，其部便是南匈奴。

第二个投降与纳降方向是汉降匈奴。此情况又分为两种。一种是流民以逃荒的形式越境逃入匈奴境内。如《汉书·匈奴传》载："又边人奴婢愁苦，欲亡者多，曰：'闻匈奴中乐，无奈候望急何！'然时有亡出塞者。"另一种是畏罪叛逃或战时叛逃，典型的叛逃事件有三次：

第一次，汉高祖十二年（公元前195年）。据《史记·韩信卢绾列传》载：卢绾遂将其众亡入匈奴，匈奴以为东胡卢王。

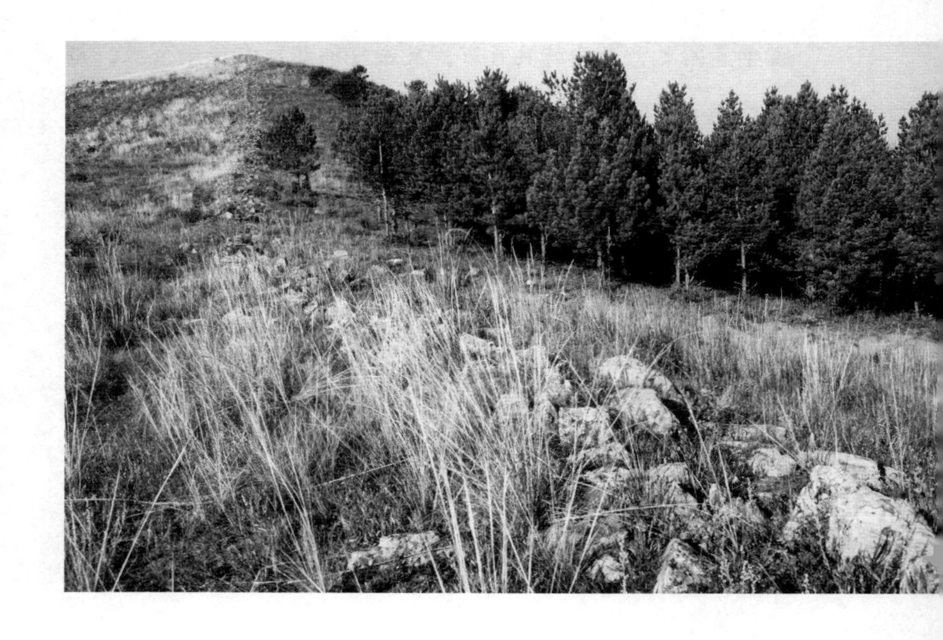

燕长城遗址

延伸阅读

沛丰邑人卢绾是汉高祖刘邦的同乡、同窗，年少时便与刘邦一起在马维先生的“马公书院”读书，是刘邦最好的朋友。《史记·韩信卢绾列传》有云：“虽萧曹等，特以事见礼，至其亲幸，莫及卢绾。”刘邦起事后，卢绾深得刘邦的信任，官至太尉，受封燕王，是西汉初年的异姓王之一。

汉高祖十一年（公元前196年）秋，陈豨在代地反叛，自立为代王。刘邦亲率大军至邯郸，自南面讨伐陈豨。燕王卢绾亦率兵自东北攻打陈豨。陈豨派遣叛将王黄向匈奴求救，而卢绾也派大臣张胜出使匈奴，并宣称陈豨已经战败，希望借此阻止匈奴发兵。在匈奴境内，张胜遇到了臧衍。臧衍是因谋反被刘邦杀掉的上一代燕王臧荼的儿子。他告诉张胜：“你之所以在燕国得到重用，是因为你是‘匈奴通’。而燕这个封国之所以到现在还保留，是因为其他诸侯国、异姓王还在，他们造反，所以天下不安定。现在你为了燕国的利益想要帮助刘邦迅速消灭陈豨，但如果消灭了陈豨以后呢？下一个就轮到燕国了。到时候，卢绾也会和其他异姓王一样被清洗，你自己也好不到哪里去。”

于是，臧衍建议张胜说服卢绾不要直接出兵剿灭陈豨的叛乱，而是争取和他长期保持表面对抗的关系，同时暗中联系匈奴，进而造成燕国边境不宁、连兵不决的假象。如果这样，燕国和卢绾就安全了。反之，即便局势恶化，燕国若联合匈奴，照样也能不受刘邦的胁迫，可谓进退有度。

当时，对于燕国和卢绾，臧衍的建议不可谓不是良策。吕后已经诛杀了淮阴侯韩信、梁王彭越、九江王英布，异姓王中仅存燕王卢绾和长沙王吴芮二人。可就在张胜滞留匈奴期间，卢绾因怀疑张胜勾结匈奴谋反，主动上书刘邦，请求族灭张胜。这时，张胜在听取了臧衍的建议后，先劝匈奴出兵攻燕，以助陈豨，然后返回燕国将臧衍的建议告诉卢绾。卢绾听后决定依计而行，他一面给刘邦上奏假称是他人谋反，为张胜开脱，让他安心做燕国和匈奴之间的联系人；一面派范齐出使陈豨，让他转入地下，与燕国作战，制造连兵不决的假象。然而，卢绾暗通陈豨的事却被陈豨的叛将上奏给了刘邦。刘邦立刻宣召卢绾，卢绾心虚称病。后来，刘邦又从匈奴降人那里得知卢绾派张胜暗通匈奴的事情，于是认定卢绾造反。

汉高祖十二年（公元前 195 年）三月，刘邦在病中下诏先后以樊哙、周勃为将军，率军击燕。卢绾听说刘邦生病，携家眷、亲信数千骑，在长城下等候，本想等刘邦病愈亲入长安谢罪，不想次月刘邦驾崩，卢绾出逃匈奴，受封东胡卢王，次年，卒于匈奴。

卢绾叛逃是汉初重要的叛逃事件。其实，在历史中，这件事本身对汉朝和匈奴的实际影响都不算太大。不过，值得玩味的是，卢绾叛逃匈奴后，他的亲信大臣卫满于当年带领千余人进入朝鲜半岛，并得到了朝鲜哀王箕准的厚待。汉高祖十三年（公元前194年），卫满诈称汉朝派大军进攻箕子朝鲜，主动请缨，率军保护箕准。箕准不知是诈，召其前来。卫满趁此机会，率军一举攻下王都王险（即今朝鲜平壤市），自立为王，史称卫氏朝鲜。于是，由末代商王帝辛（商纣王）的叔叔箕子在武王伐纣后率部族迁徙至朝鲜半岛建立的朝鲜半岛第一个国家箕子朝鲜在立国近千年后灭亡。卫氏朝鲜替代了箕子朝鲜，这也是朝鲜半岛历史上的第一次王朝更迭。

第二次，汉武帝天汉二年（公元前99年）。据《史记·匈奴列传》载："匈奴围陵（李陵），陵降匈奴，其兵遂没，得还者四百人。"

第三次，汉武帝天汉四年（公元前97年）。据《史记·匈奴列传》载："贰师（李广利）闻其家以巫蛊族灭，因并众降匈奴，得来还千人一两人耳。"

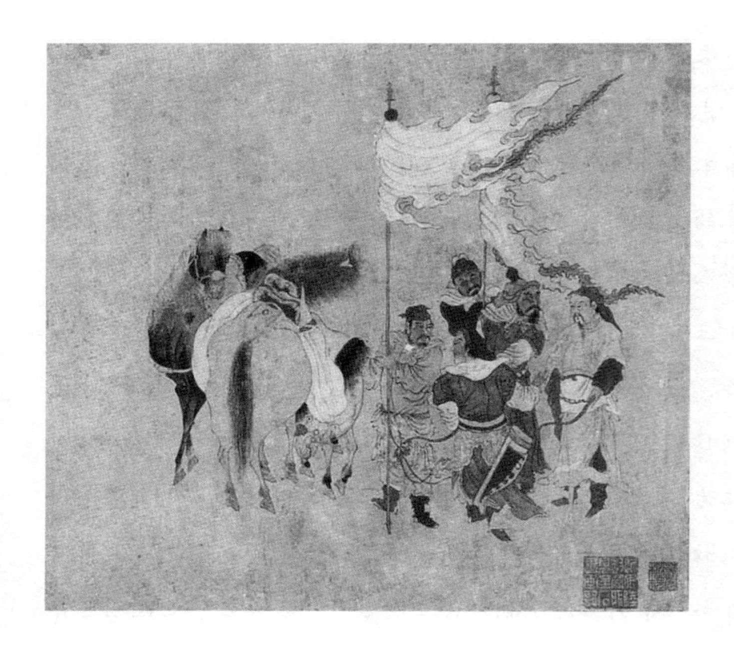

《河梁泣别图》（局部），元，赵雍

《河梁泣别图》表现了苏武回归汉朝前，与李陵告别时的情景。

延伸阅读

名将李陵，前半生是西汉名将，后半生是匈奴名将。他是飞将军李广的长孙，李当户的遗腹子，可谓将门虎子、名将之后。

李陵善骑射，爱士卒，先后任侍中、建章监、骑都尉等职。

汉武帝天汉二年（公元前 99 年），李陵奉诏自庶虏鄣出塞，到东浚稽山南面龙勒水一带，刺探敌情。李陵率五千步兵从居延出发，三十天后到达浚稽山，不想遭遇匈奴主力，被三万骑兵包围。李陵军队驻扎在浚稽山两山之间，他们依托地形进行反击，斩敌数千人。匈奴单于紧急调集左贤王部、右贤王部共八万骑兵围攻李陵。李陵率部力战八天八夜，无奈寡不敌众，突围时力竭被俘，投降匈奴。

后来，汉武帝一度意识到李陵是因为苦战无援无奈投降，于是派公孙敖深入匈奴境内，欲接李陵还朝。可是，公孙敖并未见到李陵，反而听俘虏的战俘说李陵正在为匈奴单于练兵，专门对付汉军。汉武帝相信了这番讹传，下令夷李陵三族，其母、弟、妻、子皆被诛杀，至此，李陵彻底投降匈奴，与汉朝断绝关系。匈奴单于为了拉拢李陵，还将公主嫁给李陵。且鞮侯单于还册封他为坚昆国王、右校王。

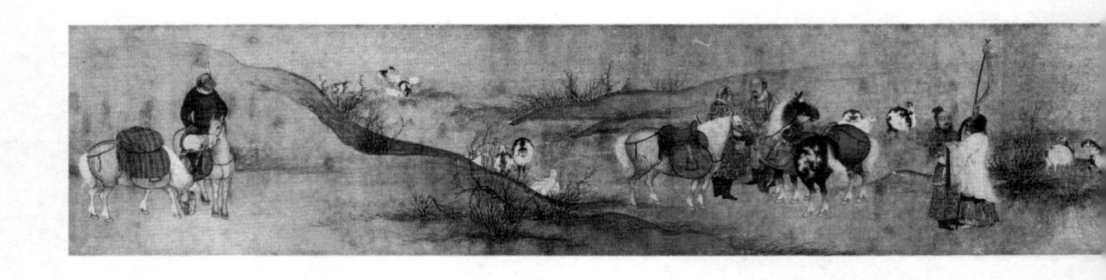

《苏李别意图》，南宋，陈居中

汉武帝后元二年（公元前87年），汉武帝驾崩，汉昭帝即位。长期的汉匈战争消耗了大量的财富，可谓“疲耗中土，事彼边兵，日不暇给，人无聊生”。汉昭帝继位后，汉朝已无力承担远征匈奴的军费，于是又改以和亲和戎的怀柔政策。是时，李陵少时的同僚霍光、上官桀当政，他们派人到匈奴劝李陵还朝，但李陵以“丈夫不能再辱”的理由予以回绝，并于十余年后，老死匈奴。

李陵最终也没有回到汉朝，在苏武还朝前，苏李泣别时李陵的肺腑之言道尽了他的无奈。据《汉书·李广苏建传》载：“于是李陵置酒贺武曰：‘今足下还归，扬名于匈奴，功显于汉室，虽古竹帛所载，丹青所画，何以过子卿！陵虽驽怯，令汉且贳陵罪，全其老母，使得奋大辱之积志，庶几乎曹柯之盟，此陵宿昔之所不忘也。收族陵家，为世大戮，陵尚复何顾乎？已矣！令子卿知吾心耳。异域之人，一别长绝！’陵起舞，歌曰：‘径万里兮度沙幕，为君将兮奋匈奴。路穷绝兮矢刃摧，士众灭兮名已聩。老母已死，虽欲报恩将安归！’陵泣下数行，因与武决。”

李陵的投降事件，无论在当时还是后世，均引发了激烈的讨论。司马迁正是因为同情李陵，为其分辩，被汉武帝下令施以腐刑。

司马迁谓之："陵事亲孝，与士信，常奋不顾身以殉国家之急。其素所畜积也，有国士之风。今举事一不幸，全躯保妻子之臣随而媒蘖其短，诚可痛也。且陵提步卒不满五千，深輮戎马之地，抑数万之师，虏救死扶伤不暇，悉举引弓之民共攻围之。转斗千里，矢尽道穷，士张空拳，冒白刃，北首争死敌，得人之死力，虽古名将不过也。身虽陷败，然其所摧败亦足暴于天下。彼之不死，宜欲得当以报汉也。"

延伸阅读

《苏李别意图》是南宋画家陈居中的代表作，描绘的是苏武与李陵于荒寒北地殷殷话别的情景。

画面中，冰天雪地、朔风寒漠。随从们纷纷瑟缩，唯有苏李二人执手相握。

苏武和李陵，同是天涯沦落人，但苏是守节十余年宁死不屈，终于盼来了汉匈关系和解，汉使被释放回国。而李陵的家人早已因他的投降被杀，他此时无家可返，就连仅存的老友苏武也要离去。二人在冰雪中互诉心曲，泫然对泣。画面情真意切，不胜哀戚。

延伸阅读

李广利是汉武帝的宠姬李夫人和汉武帝的男宠、音乐家李延年的长兄，是西汉中期的将领和外戚。由于李夫人得宠，李广利在军中虽然战绩平庸，但一度依靠外戚的身份平步青云。

汉武帝征和三年（公元前 90 年），李广利出征匈奴前与丞相刘屈氂密谋推立李夫人之子刘髆为太子。李广利出征后，内者令郭穰密告丞相刘屈氂之妻因刘屈氂屡遭汉武帝责备，对汉武帝心生不满，故请巫祈祷神灵，诅咒汉武帝早死，同时密告刘屈氂与李广利共同向神祝祷，希望昌邑哀王刘髆做皇帝。武帝令廷尉查办，判刘屈氂腰斩，尸体游街，妻儿斩首。李广利的妻儿也受到株连，被收监在押。李广利在军前听闻京中惨变，认定只有戴罪立功才能使家人活命，于是不计战略、不顾战术，盲目进军，招致失败，七万汉军损失殆尽。李广利自己为了苟活性命，在兵败后投降匈奴。其尚在京中的妻儿家小在他投降后，悉数被杀。

不过，李广利想要屈辱偷生，却最终没能如愿以偿。

匈奴人卫律生在汉朝，曾与李广利在汉朝同朝为官，私交甚好。李广利的弟弟李延年还因此向汉武帝保举卫律出使匈奴。不过，后来李延年、李季（李广利、李延年和李夫人的弟弟，汉武帝男宠）因在宫中淫乱犯奸，被汉武帝处死。

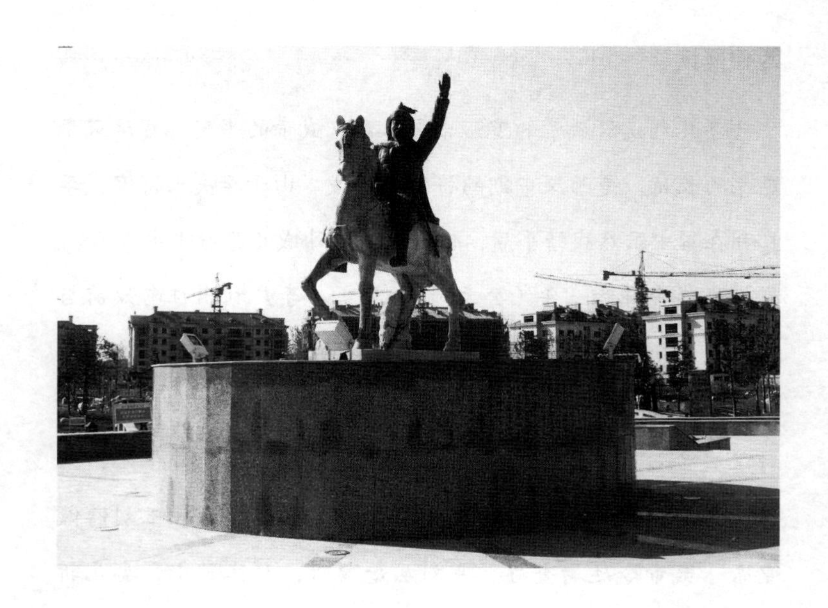

李广利塑像

卫律害怕被株连，所以先于李广利一年投降匈奴。李广利投降匈奴后，因他在汉朝地位显赫，匈奴单于对其封赏在卫律之上。这令卫律心生嫉妒、怀恨在心。

征和四年（公元前89年），卫律趁单于母亲阏氏生病的机会，买通了匈奴的巫师，让巫师谎称单于母亲生病是由于去世的单于在发怒。去世的单于从前与汉军交战时，曾发誓要亲杀贰师将军李广利，用他祭神。而今李广利已经投降匈奴，单于却违背了父亲的誓言，没有把他献祭给神灵，因此其母才会生病。单于对巫师的说法信以为真，便杀了李广利祭神。

《汉书·匈奴传》记载，李广利临死前，愤怒地大骂："我死必灭匈奴！"结果李广利死后，匈奴接连数月雨雪不断，家畜死亡，百姓疫病不断，粮食也都绝收了。李广利被杀还引发了匈奴境内一场大瘟疫，这场瘟疫也就是上文秦汉历史文献中疫灾记录的第七条所记。

第三个投降与纳降方向是乌桓降汉。乌桓降汉并内附、内迁主要有两次：

第一次，汉武帝元狩四年（公元前119年）。据《后汉书·乌桓鲜卑列传》载："及武帝遣骠骑将军霍去病击破匈奴左地，因徙乌桓于上谷、渔阳、右北平、辽西、辽东五郡塞外，为汉侦察匈奴动静。"第二次，汉光武帝建武二十五年（公元49年）。据《后汉书·乌桓鲜卑列传》载："二十五年，辽西乌桓大人郝旦等九百二十二人率众向化，诣阙朝贡，献奴婢牛马及弓虎豹貂皮……乌桓或愿留宿卫，于是封其渠帅为侯王君长者八十一人，皆居塞内，布于缘边诸郡，令招来种人，给其衣食，遂为汉侦候，助击匈奴、鲜卑。"

延伸阅读

乌桓是秦汉时期分布在中国东北和内蒙古东部一带的重要的古代游牧民族，最初是东胡部落联盟中的一支，语言和鲜卑人一样，没有文字。秦汉时，乌桓主要的游牧区域在饶乐水流域（今西拉木伦河，西辽河北源头，流经内蒙古赤峰克什克腾旗、巴林左旗、巴林右旗、阿鲁科尔沁旗）一带。在乌桓鼎盛时，其活动区东邻挹娄、夫余、高句丽等，西连匈奴，北接鲜卑，南边则与汉幽州刺史所部相连。

关于乌桓的得名，有人认为在汉高祖元年（公元前206年），当时的东胡部落联盟与迅速崛起的匈奴冒顿单于爆发了一场大战。东胡联盟被一举击溃，东胡分裂。分裂后的乌桓部落逃到了今内蒙古自治区赤峰市阿鲁科尔沁旗以北，大兴安岭山脉南端的一座名叫乌桓山的山下，并栖息于此。从此，乌桓以地为名，称“乌桓”。

自西汉武帝时，汉朝改变了对匈奴的和亲怀柔政策，汉匈战争爆发。汉朝一直联合乌桓、鲜卑共同对抗匈奴。东汉以后，汉朝继续沿用西汉时的外交政策。汉光武帝建武二十五年（公元49年），乌桓首领向汉朝朝贡，并接受侯、王、君长等封号。不久，率部迁居并散居于汉朝北部边境靠近匈奴的十个郡国，其部落逐渐发展到了今内蒙古河套地区和鄂尔多斯一带。

汉献帝建安五年（公元200年），袁绍在官渡之战中败于曹操，而后病死。建安十年（公元205年），袁绍的儿子袁尚出逃辽西，投奔乌桓首领蹋顿。建安十二年（公元207年），曹操亲率大军远征乌桓，与乌桓大战于柳城（故治在今辽宁省朝阳市），乌桓大败。曹操斩杀乌桓首领蹋顿，纳降柳城二十余万人口。至此，乌桓一蹶不振。

此后，曹操将原来居住在幽州、并州各郡的乌桓人，共万余人迁徙到了中原地区，还招募精壮者随军作战。后来，建安二十三年（公元218年），未被迁徙的乌桓人在故地还联合鲜卑人反叛，但叛军很快被曹彰、田豫大败，乌桓的势力再一次被削弱。不久，乌桓故地被鲜卑人攻占，留在故地的乌桓人与鲜卑人相互融合，被曹操迁居中原的乌桓人则被汉文化同化。大约西晋时，乌桓这个民族便消失了。

第四个投降与纳降方向是羌降汉。羌的支系庞杂，其降汉、内附事件主要发生在东汉，共10次：

第一次，汉光武帝建武十一年（公元35年）。据《后汉书·西羌传》载：“先零种复寇临洮，陇西太守马援破降之。后悉归服，徙置天水、陇西、扶风三郡。”

第二次，汉光武帝建武十三年（公元37年）。据《后汉书·西羌传》载：“广汉塞外白马羌豪楼登等率种人五千余户内属，光武封楼登为归义君长。”

第三次，汉明帝永平元年（公元58年）。据《后汉书·西羌传》载：“复遣中郎将窦固、捕虏将军马武等击滇吾于西邯，大破之。事已具武等传。滇吾远引去，余悉散降，徙七千口置三辅。”

第四次，汉章帝建初二年（公元77年）。据《后汉书·西羌传》载：“于是临洮、索西、迷吾等悉降。防乃筑索西城，徙陇西南部都尉戍之，悉复诸亭候？”

第五次，汉和帝永元六年（公元94年）。据《后汉书·西羌传》载：“和帝永元六年，蜀郡徼外大牂夷种羌豪造头等率种人五十余万口内属，拜造头为邑君长，赐印绶。”

第六次，汉和帝永元十三年（公元101年）。据《后汉书·西羌传》载：“初，累姐种附汉，迷唐怨之，遂击杀其酋豪，由是与诸种为仇，党援益疏。”

第七次，汉和帝永元十三年（公元101年）秋。据《后汉书·西羌传》载：“羌众折伤，种人瓦解，降者六千余口，分徙汉阳、安定、陇西。”

第八次，汉安帝永初元年（公元107年）。据《后汉书·西羌传》载：“蜀郡徼外羌龙桥等六种万七千二百八十口内属。”

第九次，汉安帝永初二年（公元108年）。据《后汉书·西羌传》载：“蜀郡徼外羌薄申等八种三万六千九百口复举土内属。”

第十次，汉安帝永初二年（公元108年）冬。据《后汉书·西羌传》载：“广汉塞外参狼种羌二千四百口复来内属。”

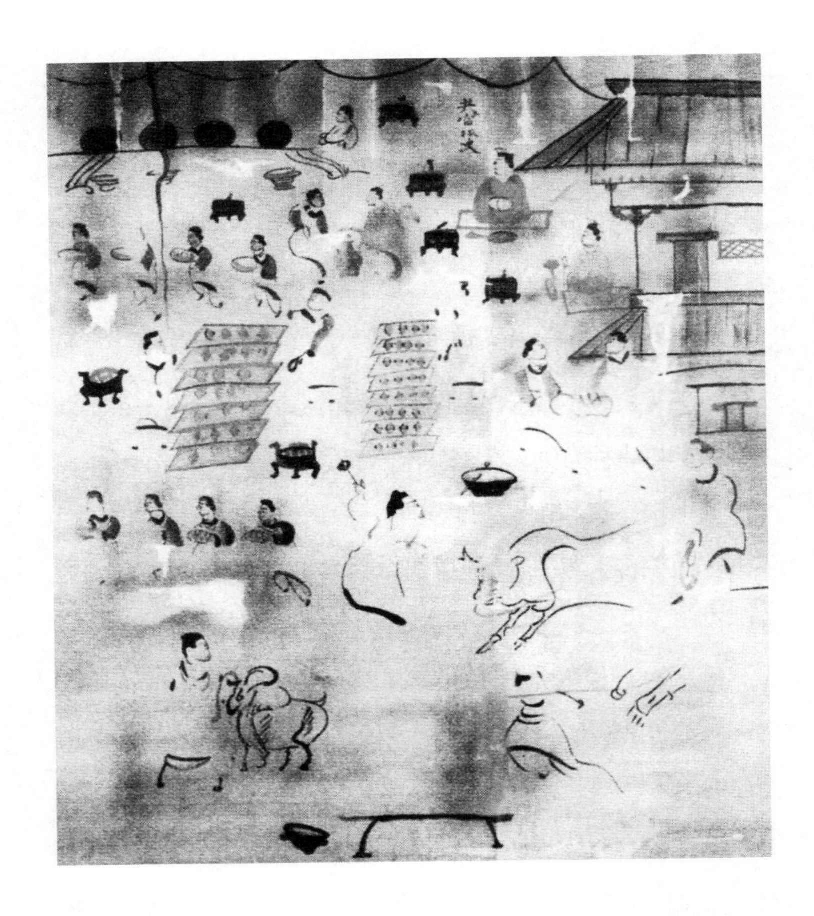

内蒙古呼和浩特和林格尔汉墓壁画（局部）

延伸阅读

内蒙古自治区呼和浩特市和林格尔县的汉墓壁画是我国迄今为止保存画面最多、图画场面最大的汉代壁画之一，壁画全景再现了 1800 年前墓主人的传奇一生。这座汉墓的主人正是负责管理北方乌桓、鲜卑等少数民族事务的最高军政长官——护乌桓校尉。西汉初年，乌桓为冒顿单于所破，自此受匈奴奴役。汉武帝时，霍去病击破匈奴左地，乃迁乌桓人于上谷、渔阳、右北平、辽东等郡塞外，遂置护乌桓校尉，秩二千石，以护内附乌丸，拥节监领之，使不得与匈奴交通。中兴初，班彪上言宜复此官，以招附东胡，乃复更置焉。拥节，以监领其众，并领鲜卑。东汉、魏、晋沿置。又名“护乌丸校尉”。

第五个投降与纳降方向是小月氏降汉。小月氏是河西走廊的游牧民族，与张骞首次出使西域意欲结盟的大月氏同源。小月氏降汉事件发生在汉武帝元狩二年（公元前 121 年）。据《后汉书·西羌传》载：“湟中月氏胡，其先大月氏之别也，旧在张掖、酒泉地。月氏王为匈奴冒顿所杀，余种分散，西逾葱岭。其羸弱者南入山阴，依诸羌居止，遂与共婚姻。

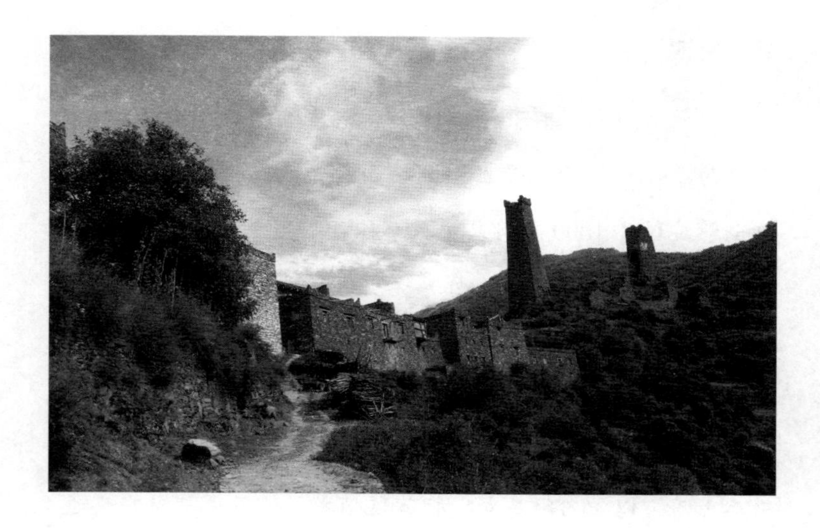

羌族碉楼

及骠骑将军霍去病破匈奴，取西河地，开湟中，于是月氏来降，与汉人错居。虽依附县官，而首施两端。其从汉兵战斗，随势强弱。被服饮食言语略与羌同，亦以父名母姓为种。其大种有七，胜兵合九千余人，分在湟中及令居。”

延伸阅读

羌是中国历史上一些以牧羊为主要生产方式、以羊作为图腾的古代游牧民族的统称。它与现代中国的少数民族羌族有一定的关联性。

羌的历史非常悠久，早在殷商时期，商王朝的西方就有方国，名曰“羌方”。羌方的首领还在殷商朝中任职。因为这个方国（部落）的人以羊为图腾，因此商代的贞人便以汉字羊，即甲骨文的“羊”字作为偏旁，制造了会意字“羌”用来称呼他们。《诗经·商颂》有云：“昔有成汤，自彼氐羌。莫敢不来享，莫敢不来王。”羌在殷商时便是臣服于商的方国了。

西周、东周时，随着羌与中原王朝或邻近的秦国的交往不断密切，不断有古羌族的人口内迁，被华夏文化同化。春秋战国时，由羌人建立的义渠国曾经兴盛一时，控制着今天甘肃东部、陕西北部、宁夏及河套以南的大片领土，是

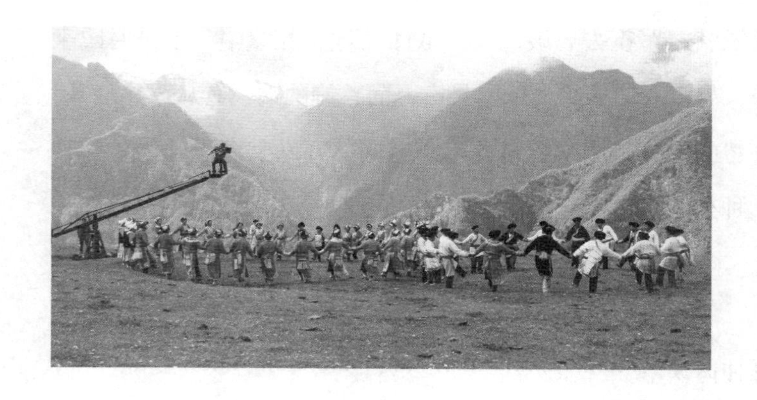

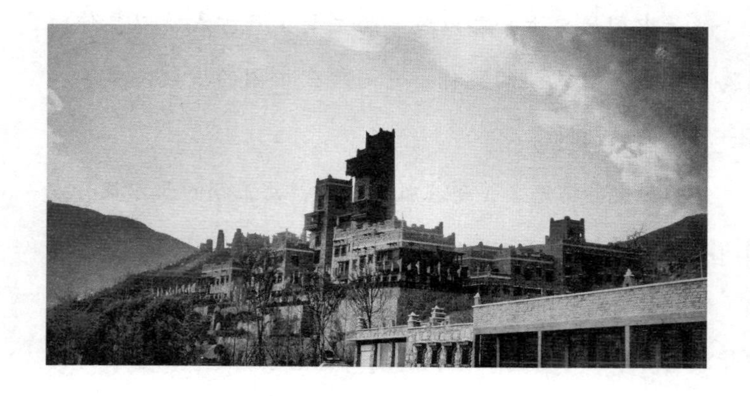

现代羌族人（上）

羌族居住地（下）

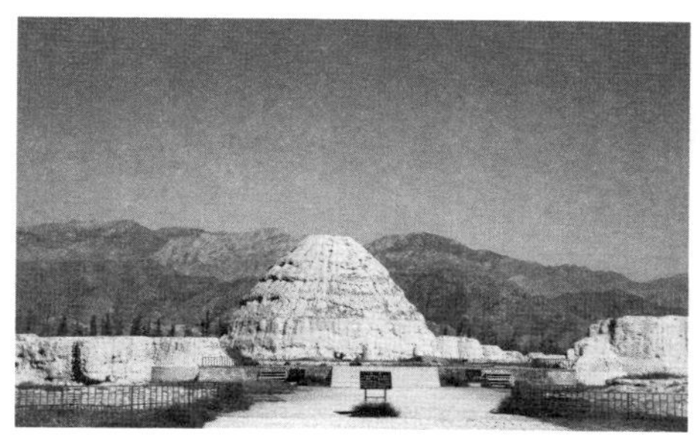
西夏王陵

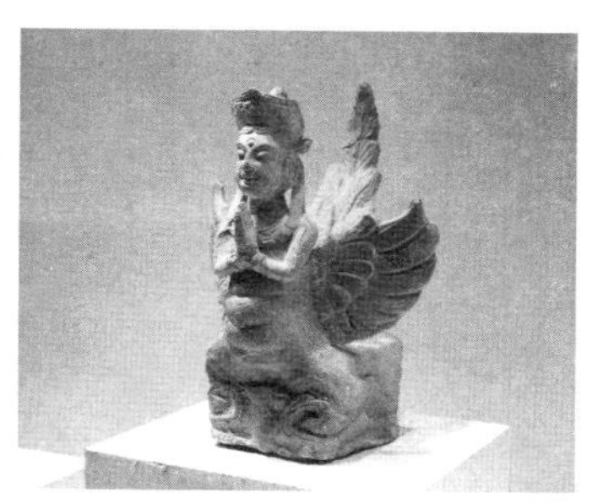
西夏红陶迦陵频伽

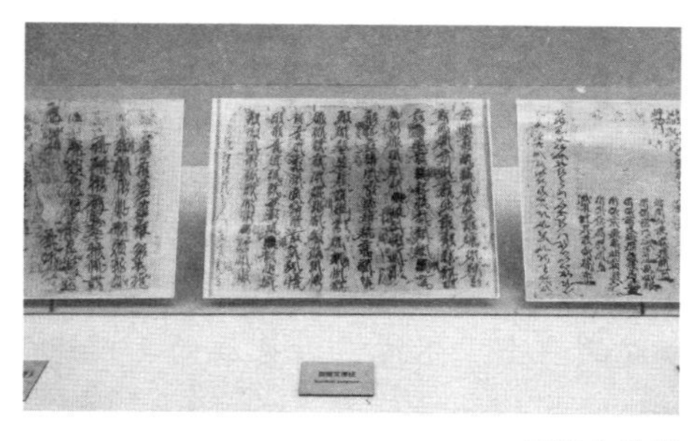
西夏文佛经

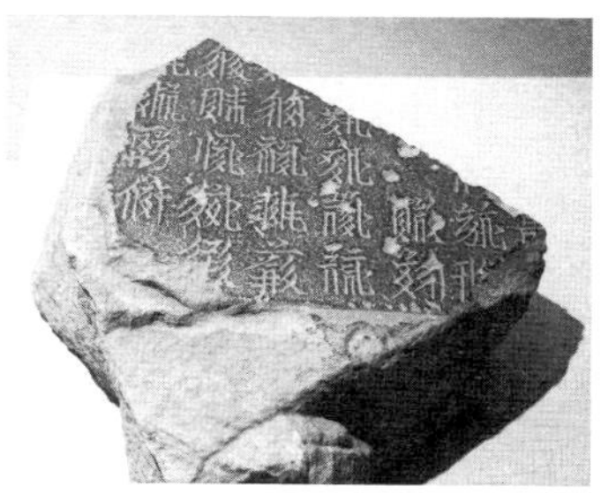
西夏文残碑

中原诸侯国合纵连横的重要力量，并与秦国进行了 170 多年的战争。

秦汉时，随着大一统的秦帝国、汉帝国的相继崛起，古羌族的部落开始分化，不断有部落内附于秦、汉，并被不断同化。同时，不愿归附的部落则迫于秦、汉的压力不断沿河西走廊向西或沿横断山脉向南远距离迁徙。因此，秦汉时期，羌人的部落、支系非常多，从大的地域的范围分，可以分为西羌、东羌，而具体又包括分布在今新疆塔里木盆地南沿的婼羌，分布在今雅鲁藏布江流域的发羌和唐牦，分布在西南地区的牦牛羌、白马羌、青衣羌、参狼羌和冉駹羌，等等。这些古羌族的部落、支系没有形成强大的部落联盟，但他们与汉朝之间却频繁地爆发战争。东汉中后期，古羌族的各个支系是汉朝用兵的主要对象。数十年的对羌战争也是造成东汉中后期财政恶化的重要因素之一。

自秦汉以降，古羌族一直保持着大部分人口不断内迁，民族融合，被汉族同化；少部分人口不断迁徙，与中原汉族政权对立，小规模战争频发的状态。不过，古羌族的生产能力比较低下，文明程度较低，所以后世鲜有割据政权。唯一只是两宋时，党项羌拓跋氏建立了西夏政权，现代学者大多认为西夏开国国主李元昊是党项羌，而党项羌属于西羌的分支。不过，李元昊却自称拓跋氏为鲜卑后裔。

总之，古羌族是中国西部重要的古代民族，很多现代少数民族的形成都与它有关。明末清初时，南迁的古羌族中，又有一个支系由四川迁往贵州铜仁地区，这一部分南迁的古羌族，便是现代羌族的主要源流。

其三，秦汉时期，人口迁徙的第三种表现是属国内迁，具体表现为西汉属国东瓯国的北迁，这属于人口的自然性迁徙。

东瓯国位于今浙江南部，属百越支系。汉惠帝三年（公元前 192 年），汉王朝晋封驺摇为东海王，世称东瓯王。据《史记 · 东越列传》载："会稽太守欲距不为发兵，助乃斩一司马，谕意指，遂发兵浮海救东瓯。未至，闽越引兵而去。东瓯请举国徙中国，乃悉举众来，处江、淮之间。"

其四，秦汉时期，人口迁徙的第四种表现是"实关中"和"实陵"。"实关中"和"实陵"属于人口的强制性迁徙。

"实关中"和"实陵"是秦和西汉时期一项重要的人口政策。所谓"实关中"就是向关中地区移民，"实陵"则是向皇陵周边移民，但秦汉时的皇陵均位于关中地区，所以"实关中"和"实陵"人口的迁入地都是关中地区，且两项政策主要都是为了加强中央、削弱地方，是旨在服务"大一统"政治理想的人口政策保障。

在不同的历史时期，"实关中"和"实陵"有不同的现实意义，如秦朝、汉初，"实关中"和"实陵"主要是为监视六国贵族，使其因人地分离失势，不至于再度叛乱，割据地方。

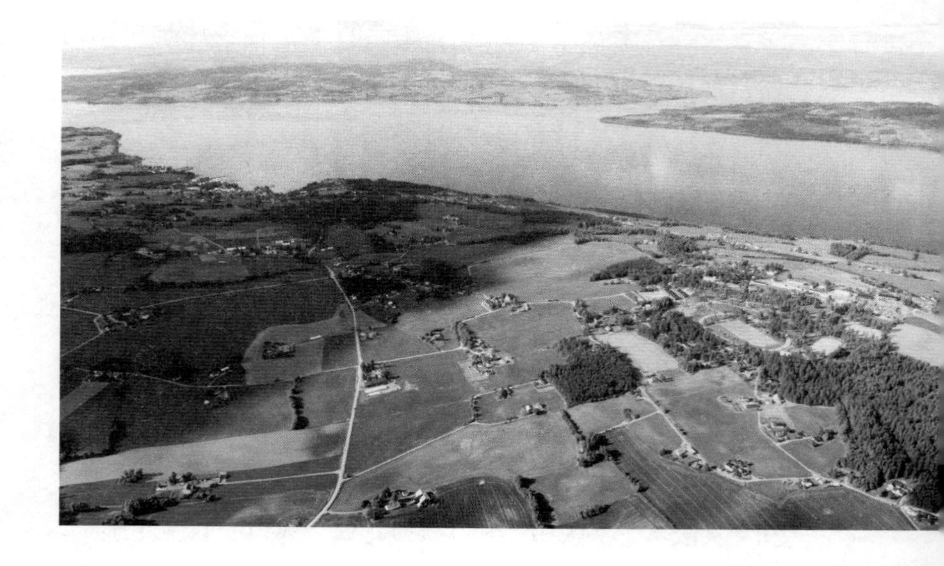

阿姆河流域，张骞通西域时大月氏王廷所在地

延伸阅读

月氏是匈奴崛起以前，活跃于河西走廊、祁连山一带的古代游牧民族。

匈奴的冒顿即位为单于后，大约在公元前 205 年至公元前 202 年期间举兵进攻月氏，又在汉文帝六年（公元前 174 年）前后，派右贤王西征，再次击败月氏，并杀死月氏王，以其头骨制成饮器。由此，月氏部落联盟分裂成两个部分，其中一部分向西迁徙，来到了伊犁河、楚河流域，击败了当地的塞王，定居于此，是为大月氏；还有一小部分留在河西走廊的月氏人，南迁至今日甘肃省、青海省交界一带，是为小月氏。

汉武帝元光五年（公元前 130 年），游牧于天山北麓、臣服于匈奴的乌孙人在匈奴的支持下，进攻大月氏，占领了伊犁河、楚河流域。大月氏再一次被迫向西南迁徙，过大宛，越锡尔河到达妫水流域，在妫水以北建立王廷。妫水即今阿姆河。此后大约 20 年，大月氏越过妫水，向西攻打大夏，并在大夏的巴克特拉建立了新的都城，大夏则成为大月氏的属国。

张骞出使西域，到达大月氏所在地的时候，大月氏已经成为中亚的强国。因此，他们拒绝了汉朝联合自己对抗匈奴的建议。此时的大月氏已经无意再返故土了。

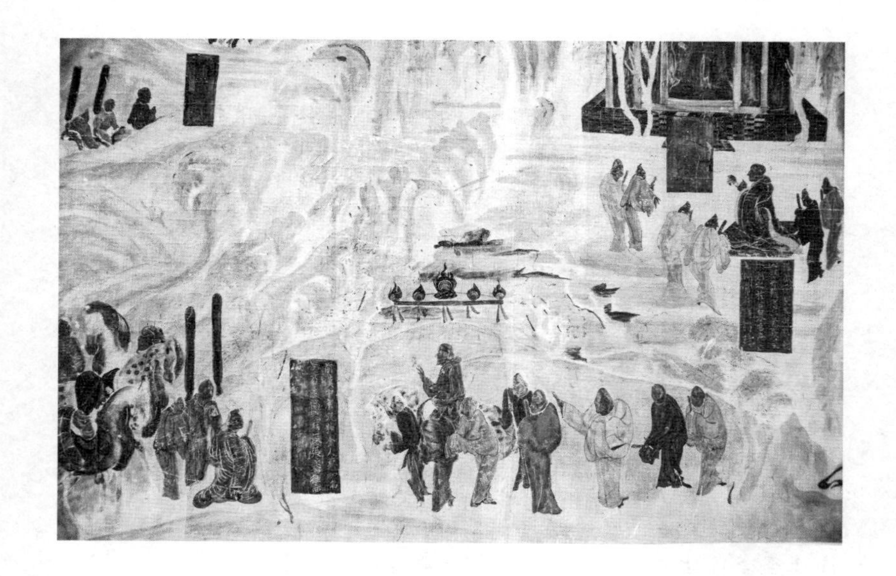

敦煌壁画《张骞出使图》

大月氏在匈奴和乌孙的两次打击下被迫西迁，而汉武帝为了寻找被匈奴驱逐、“痛失家园”的月氏人，才派遣张骞出使西域，由此打通了横贯旧大陆的丝绸之路。月氏西迁是丝绸之路和西域历史上的重大事件，它对欧亚大陆的文化交流、对中国乃至世界的古代历史都产生了重大而深刻的影响。正是基于这些，一直以来，古代月氏研究都是国际历史学、考古学、人类学共同关注的重要学术课题。

《后汉书·西羌传》中所记载的正是汉武帝时期，原本定居在今日甘肃省、青海省交界一带的小月氏降汉的历史事件。小月氏降汉，使得月氏这个古代的游牧民族中的一部分最终被汉族同化。而月氏的另外一支，大月氏在公元前 1 世纪前后分为了五翕侯，即五部。公元 1 世纪，五翕侯中的贵霜翕侯，兼并了其他四翕侯，统一了大月氏，这就是西方历史中所称的贵霜王朝。不过，中国历史文献中，仍称之为大月氏。当时，大月氏佛教盛行，它们曾经是向东汉传播佛教的主要力量。

魏明帝太和二年（公元 228 年）十二月，大月氏王波调，即韦苏提婆二世遣使来魏，曹魏明帝册封其为亲魏大月氏王。大约到了 5 世纪初，大月氏被厌哒族所灭，月氏的历史就此结束了。

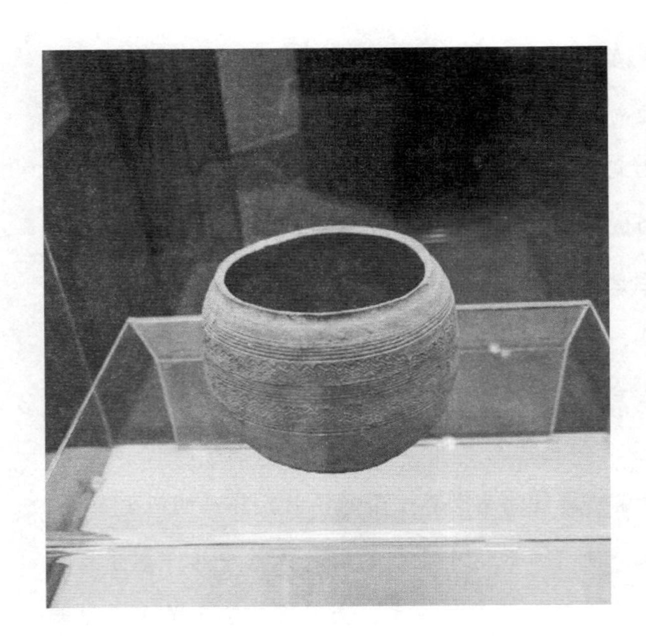

东瓯国陶罐，汉

延伸阅读

东瓯国是西汉初年汉朝的属国，它作为被中原王朝正式册封的属国的历史很短，自汉惠帝三年（公元前192年）至汉武帝建元三年（公元前138年），前后存续仅55年。不过，东瓯作为由东瓯人建立的独立王国的历史其实很长。早在周成王七年诸侯朝周时，东瓯人便在其列。

《山海经·海外南经》有云："瓯居海中。"《逸周书·王会篇》亦云："东越海蛤，欧人蝉蛇。""瓯"与"沤""欧"等字互通，《路史·国名纪》丁部"越沤"一条便明确提出："或云欧人，沤、欧、瓯、区，通。"孙诒让《温州建置沿革表引》则云："夏为瓯，殷为沤，周为欧，实一字也。"

周显王三十六年（公元前333年），楚威王兴兵攻打越国，杀越王无彊，楚国尽取吴地，并直至浙江钱塘江。越诸族子纷纷向东南沿海迁移。《史记·越王勾践世家》云："（越诸族子）或为王，或为君，滨于江南海上。"于是，越人来到瓯江流域，与本地东瓯人杂居，为外人合称为瓯越。无彊六世孙安朱在东瓯自封为东海王，这也就是汉代东瓯国的前身。

秦始皇灭六国后，废除了分封制，在全国推行郡县制，建立覆盖全国的郡县制度，并在瓯越、闽越（今福建）地域

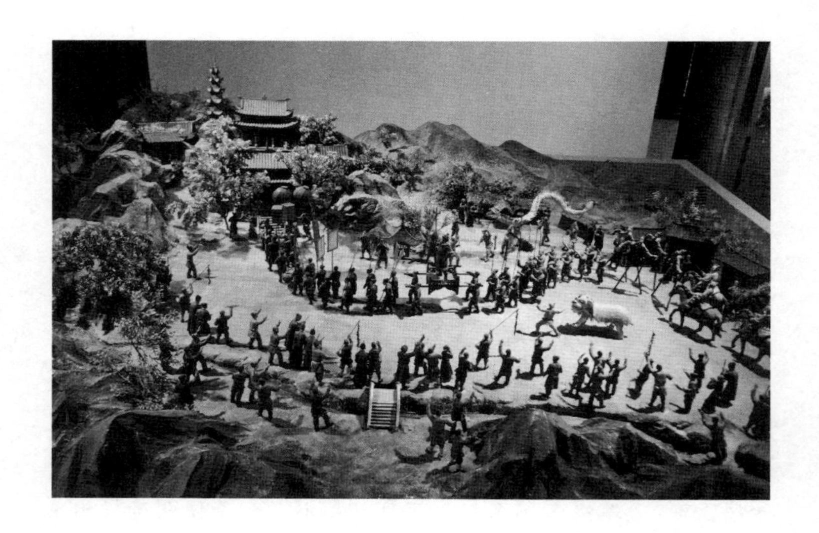

东瓯王祭祀巡游缩微模型

上设置了闽中郡，又将东海王安朱降为郡长。

秦朝末年，天下大乱，赵佗自立为南海武王后，瓯越人以安朱之侄驺摇为首领，闽越人以无诸为首领，相继加入反秦战争。秦亡以后，项羽分封诸王，却没有封赏驺摇和无诸，于是楚汉之争时，他们纷纷倒向刘邦。四年后，刘邦登基，建立汉朝。汉高祖五年（公元前202年）无诸因功受封闽越王，次年，驺摇受封海阳齐信侯。汉惠帝三年（公元前192年）五月，为了稳定东南局势，汉惠帝追封9年前已经去世的驺摇为东海王，建都东瓯，当地百姓则称之为东瓯王。依据汉代封爵制度，驺摇之子昭襄承袭了东海王，也就是东瓯王的王位。

汉景帝前元三年（公元前154年），以吴王刘濞为首的7个诸侯国起兵反叛，汉朝爆发了吴楚七国之乱。东瓯国也加入了吴王刘濞的反叛。七国之乱被平定以后，刘濞率数千人逃脱，渡江逃到丹徒（今江苏省镇江市丹徒区）。当时，东瓯国还有一万余人的军队，刘濞想借此聚集流亡士卒，继续对抗到底。此时，汉朝密使抵达东瓯，晓以利害。东瓯王为了保存实力，答应了汉使，趁吴王刘濞劳军时，派遣东瓯王的弟弟夷乌将军杀死吴王，并将他的首级送给了汉景帝。由此，东瓯王保住了王位。

七国之乱以后，吴王刘濞的儿子刘子华、刘子驹流亡闽越。二人不忘东瓯国的杀父之仇，多次请求闽越王出兵攻打邻近的东瓯国。汉武帝建元三年（公元前 138 年），闽越王出兵攻打东瓯国，东瓯国不敌，请求汉朝出兵，结果，汉朝军队从海上救援东瓯国，船还没有开到东瓯，闽越国便退兵了。末代东瓯王驺望由于惧怕闽越国再次出兵，向汉武帝请求内附。在得到许可后，率领官吏、部族 4 万余人向北迁徙，并被安置在庐江郡，即今安徽省舒城一带。末代东瓯王驺望被降封为广武侯。东瓯国就此灭亡。

延伸阅读

东瓯王驺摇是温州历史上第一位被朝廷册封的部族首领。他善于治理，精勤开发，在一定程度上改变了东瓯落后的社会生产，被后人尊为东瓯始祖。

东瓯国灭亡后，东瓯王的故事在民间不断流传、演绎，到元明时，东瓯王已成为温州当地重要的地方神。自明成化十三年起，每年三月初八，温州华盖里的东瓯王庙都会举行隆重的民间祭祀活动，包括东瓯王塑像巡游街市、驱灾祀福等。

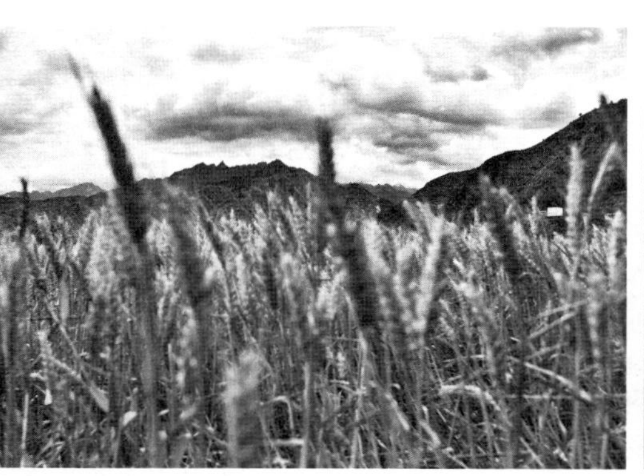
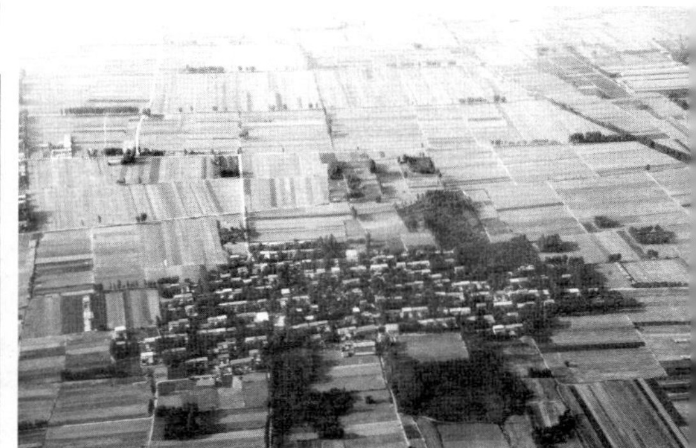

关中平原

到了西汉中后期，“实关中”和“实陵”的现实意义主要是缓解关东地区人口压力，调控全国人口分布以及增加京师军队的兵源等。但总结起来，目的不外乎强本弱末，即《史记·刘敬叔孙通列传》和《汉书·郦陆朱刘叔孙传》所云：“今陛下虽都关中，实少人。北近胡寇，东有六国之族，宗彊，一日有变，陛下亦未得高枕而卧也。臣愿陛下徙齐诸田，楚昭、屈、景，燕、赵、韩、魏后，及豪杰名家，且实关中。无事，可以备胡，诸侯有变，亦足率以东伐。此强本弱末之术也。”

秦汉时期，“实关中”和“实陵”的人口迁徙规模化的大约有 14 次，分别为：

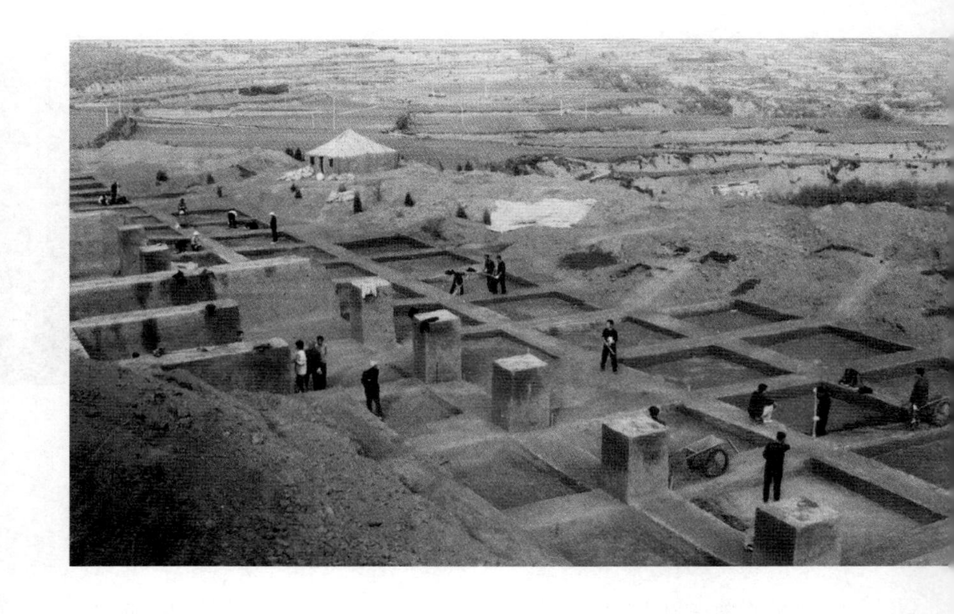

秦墓遗址

延伸阅读

2013年，陕西省考古研究院在临潼区马额街道办事处冢王村西南清理发掘了45座秦墓。这些墓葬距离秦陵5公里左右，它们的墓主人生活在丽邑，是修建秦始皇陵的工匠。

第一次，秦始皇二十六年（公元前221年）。据《史记·秦始皇本纪》载："徙天下豪富于咸阳，十二万户，诸庙及章台、上林皆在渭南。"

第二次，秦始皇三十五年（公元前212年）。据《史记·秦始皇本纪》载："因徙三万家丽邑，五万家云阳，皆复不事十岁。"

延伸阅读

丽邑遗址位于今陕西省西安市秦始皇陵外城垣北侧约3000米的刘家寨村一带。它南北长1000米、东西宽约500米，面积约为50万平方米，是秦汉时期一座中等规模的城市遗址。秦王政十六年（公元前231年），嬴政下令置丽邑。秦始皇三十五年（公元前212年），已经统一中国的秦始皇

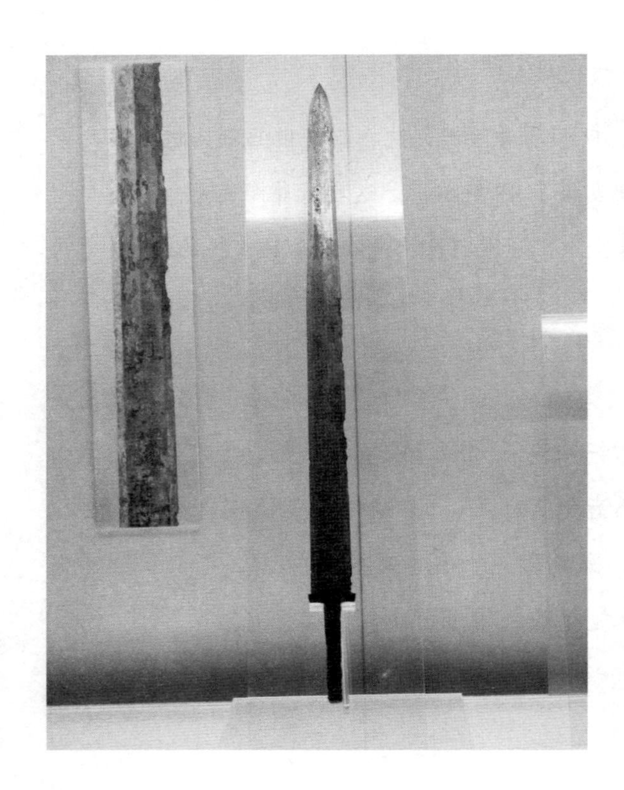

秦代青铜剑

又下令从全国征3万户家庭迁徙到这座城市。

秦始皇之所以要建立这座城市，并向这里大规模移民，是因为这座城市特殊的功能定位：它要为参与修建秦始皇陵的最多达数十万的役夫、工匠提供必要的生活配套设施，要满足陵墓建设中生产、加工各种建筑材料和主要随葬器物的手工业作坊的相关生产需求。此外，陵墓落成以后，这座城市供为秦始皇守灵、专门侍奉陵墓的人来居住。

秦始皇修建陵墓，前后动用人力最多时达数十万。如此大规模的建设工程，官府只能通过将作大匠、少府等相关官署负责组织、管理修建陵墓的役夫，负责各类建材、物料的供应，但对于相关的、繁杂的工作，特别是数十万人的日常生活服务工作，官府则无力承担。以丽邑遗址为例，这座遗址内出土了大量的板瓦、筒瓦残片、云纹瓦当及成排的五角形陶水管道，这说明这座城市建成了发达的城市排水系统。遗址中还出土了陶罐、陶盆、豆等一些生活用品，并发现大量陶文。陶文内容可归纳为三类。一类为“大匠、北司、都船将”等中央官署类，二类为“安邑禄、宜阳工武、杜秦、下邽”等官营徭役类；这两类陶文大都见于砖瓦上，属于中央官署制陶作坊和从各郡县征调的徭役性制陶作坊的印记。官署是修建秦始皇陵工程的管理者，而相关手工业作坊则是秦始皇陵建材和主要随葬品的生产地、加工地。这些是直接服务于皇陵修建的。遗址中还有第三类陶文，即市亭类陶文，如“丽亭”“丽市”等。这类陶文一般见于罐、盆、钵、豆等生活用品上，说明这类作坊是专门生产日常生活用器的，这些日用品的生产作坊和生产者的服务对象则是修建皇陵的工匠与官署中的官吏。

为了追求视死如生的葬俗，贵族，特别是皇帝要兴修规模巨大的皇陵。皇帝从全国征召大量能工巧匠，可为了满足这么多工匠的日常生活，又不得不迁居大量的人口服务于这些工匠。在这样的历史背景和葬俗需求下，丽邑这样的陵邑类城市应运而生。自丽邑开始，由秦始皇开创的在帝王陵寝旁建设陵邑的政策作为一种陵邑制度被正式确立下来。此后，汉高祖刘邦葬长陵，置长安邑；汉惠帝葬安陵，置安陵邑；汉文帝葬霸陵，置霸陵邑。凡此种种，这一制度一直延续到西汉末年，汉元帝建设初陵时才因财政压力过大，朝廷无力负担大量移民费用而废止。事实上，陵邑制度与实陵的人口政策固然源于秦汉时特有的视死如生的厚葬的葬俗，在历史中满足了帝王个人世俗的生命理想，也在客观上均衡了秦汉的人口分布，加强了中央，削弱了地方，避免了国家的分裂，同时在一定程度上打击了地方的豪强势力。

第三次，汉高祖五年（公元前202年）九月。据《汉书·高帝纪》载："徙诸侯子关中。"

第四次，汉高祖九年（公元前198年）十一月。据《史记·高祖本纪》载："是岁，徙贵族楚昭、屈、景、怀、齐田氏关中。"

第五次，汉高祖十年（公元前197年）。据《文献通考·王礼考》引《汉旧仪》载："太上皇万年邑千户。徙天下民赀三百万以上，与田宅，守陵。"

第六次，汉惠帝七年（公元前188年）。据《长安志》（卷十三）引《关中记》载："徙关东倡优乐户五千户以为陵邑。"

第七次，汉景帝五年（公元前152年）夏。据《汉书·景帝纪》载："更募民徙阳陵，赐钱二十万。"

第八次，汉武帝元朔二年（公元前127年）。据《汉书·武帝纪》载："又徙郡国豪杰及訾三百万以上于茂陵。"

第九次，汉武帝太始元年（公元前96年）春。据《汉书·武帝纪》载："徙郡国吏民豪杰于茂陵、云陵。"

第十次，汉昭帝始元三年（公元前84年）。据《汉书·昭帝纪》载："募民徙云陵，赐钱田宅。"

第十一次，汉昭帝始元四年（公元前83年）。据《汉

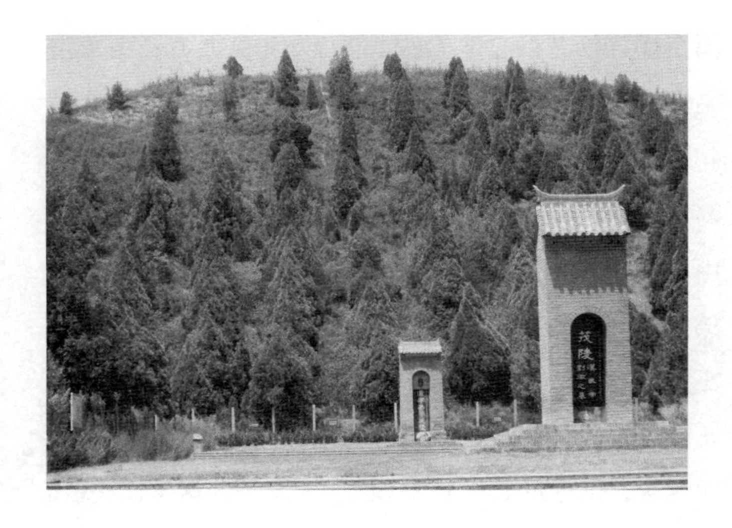

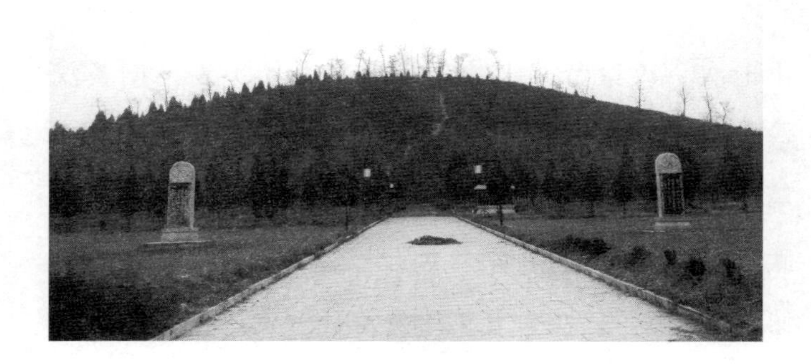

汉云陵（上）

汉茂陵（下）

书·昭帝纪》载："徙三辅富入云陵，赐钱，户十万。"

第十二次，汉宣帝本始元年（公元前73年）春正月。据《汉书·宣帝纪》载："募郡国吏、民訾百万以上徙平陵。"

第十三次，汉宣帝元康元年（公元前65年）春。据《汉书·宣帝纪》载："徙丞相、将军、列侯、吏二千石、赀百万者杜陵。"

第十四次，汉成帝鸿嘉二年（公元前19年）。据《汉书·成帝纪》载："遂徙郡国豪杰赀五百万以上五千户于昌陵。"

秦汉时期，以关中地区为迁入地的"实关中"和"实陵"的人口政策在秦朝和汉初表现为"实关中"与"实陵"并举，汉惠帝后，均为"实陵"。汉武帝以后，随着地方豪族、豪强势力的兴起，地方宗族武断乡曲，兼并土地，役使贫民的现象愈演愈烈，日益成为动摇小农经济社会结构、危害国家经济基础的主要威胁。西汉中后期的"实陵"，渐已脱离了秦朝和汉初"实关中"的目的，转而成为打击豪族的最有效手段。

西汉末期，由于水旱灾害、疫灾频发，国家无力承担"实陵"的巨额财政开支。汉元帝永光四年（公元前40年）十月，"实陵"的人口政策废止。据《汉书·元帝纪》载："以渭城寿陵亭部原上为初陵。诏曰：'安土重迁，黎民之

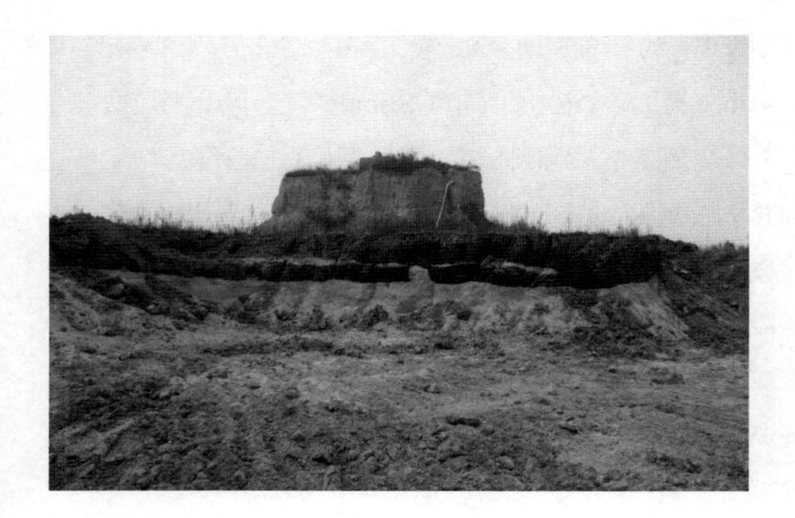

被废弃的昌陵

性；骨肉相附，人情所愿也。顷者有司缘臣子之义，奏徙郡国民以奉园陵。令百姓远弃先祖坟墓，破业失产，亲戚别离，人怀思慕之心，家有不安之意。是以东垂被虚耗之害，关中有无聊之民，非久长之策也……今所为初陵者，勿置县邑，使天下咸安土乐业，亡有动摇之心。'"

不过，汉成帝时，成帝原本采纳陈汤建议"以新丰戏乡为昌陵县，奉初陵"，并"徙郡国豪杰赀五百万以上五千户于昌陵"。但由于当地地势平，积土成山耗资巨大。据《汉书·成帝纪》载："天下遍被其劳，国家罢敝，府臧空虚，下至众庶，熬熬苦之……其罢昌陵，及故陵勿徙吏民，令天下毋有动摇之心……以渭城西北原上永陵亭部为初陵。勿徙郡国民，使得自安。"这也就是上文第十四条"实陵"事件。实际上，这次"实陵"半途而废，未迁入者作罢，就连已迁至昌陵的人口也被遣回原籍。不过，考虑到这次"实陵"虽未按计划完成，但过程中已实现了人口的迁徙，故列在第十四条。

其五，秦汉时期，人口迁徙的第五种表现是"实边"。"实边"属于强制性迁徙。

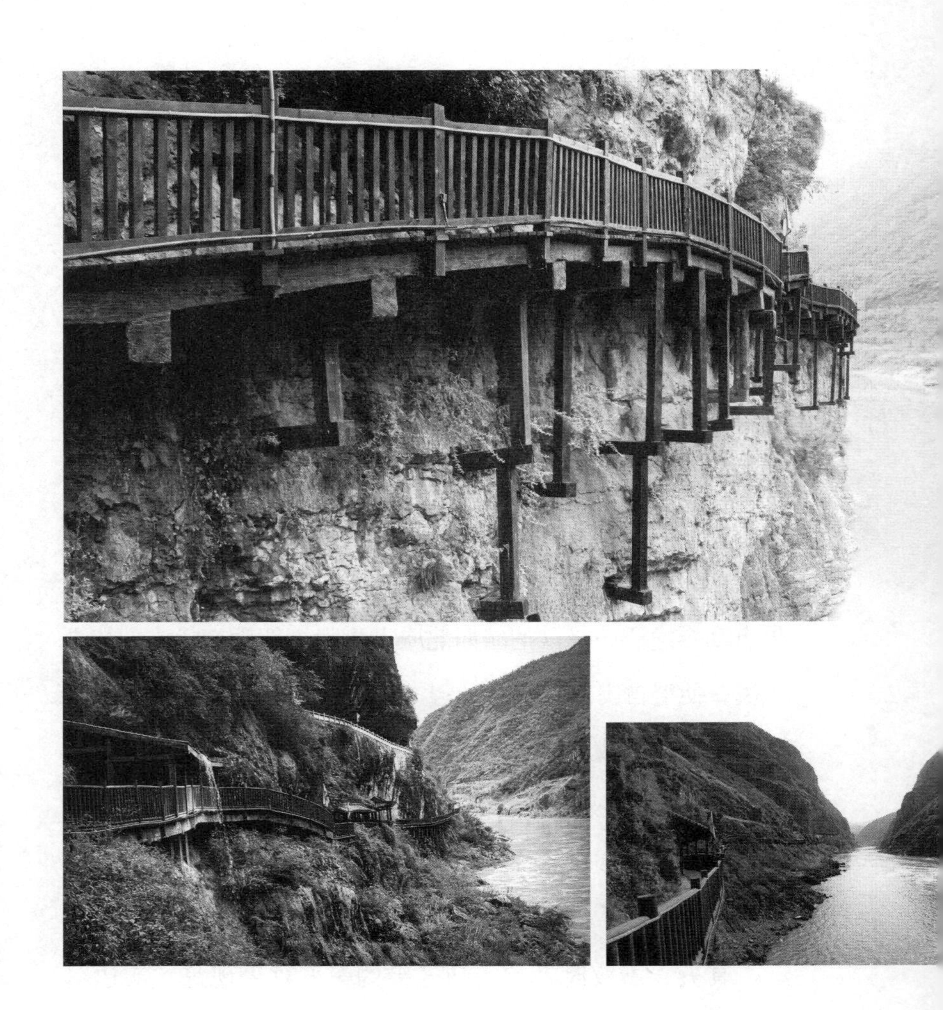

蜀道剑门关

“实边”就是国家强制将人口迁往边疆地区。这是秦汉时期的一项基本国策，是集军事防御、开发边疆、打击豪强于一体的人口政策。“实边”的政策最初起源于迁刑。“迁刑”也就是流刑，即流放。这种刑罚大约始于新石器后期，殷商时成为明确的制度性刑罚。据《史记·殷本纪》载：“帝太甲既立三年，不明，暴虐，不遵汤法，乱德，于是伊尹放之桐宫。”此后，周承殷制。《礼记·王制》亦云：“变礼易乐者，君流。”到了秦朝时，迁刑的制度化表现在迁入地的制度化上。据《史记·项羽本纪》载：“巴、蜀道险，秦之迁人皆居蜀。”秦朝迁刑的迁入地为秦在战争中取得的新地，汉承秦制，同样继承了秦朝的迁刑制度。因此，秦汉时期的迁刑在承担惩治罪犯的司法目的的同时，更兼具边疆开发的政治目的，故此，秦汉时的迁刑也是“实边”的形式和组成之一。不过，由于因罪获迁刑的人数每次相对较少，所以不会出现规模化的迁刑移民。

秦汉时，大规模的“实边”事件有13次：

第一次，秦始皇三十三年（公元前214年）。据《史记·秦始皇本纪》载：“发诸尝逋亡人、赘婿、贾人略取陆梁地，为桂林、象郡、南海，以适遣戍。自榆中并河以东，属之阴山，以为三（四）十四县，城河上为塞。又使蒙恬渡河

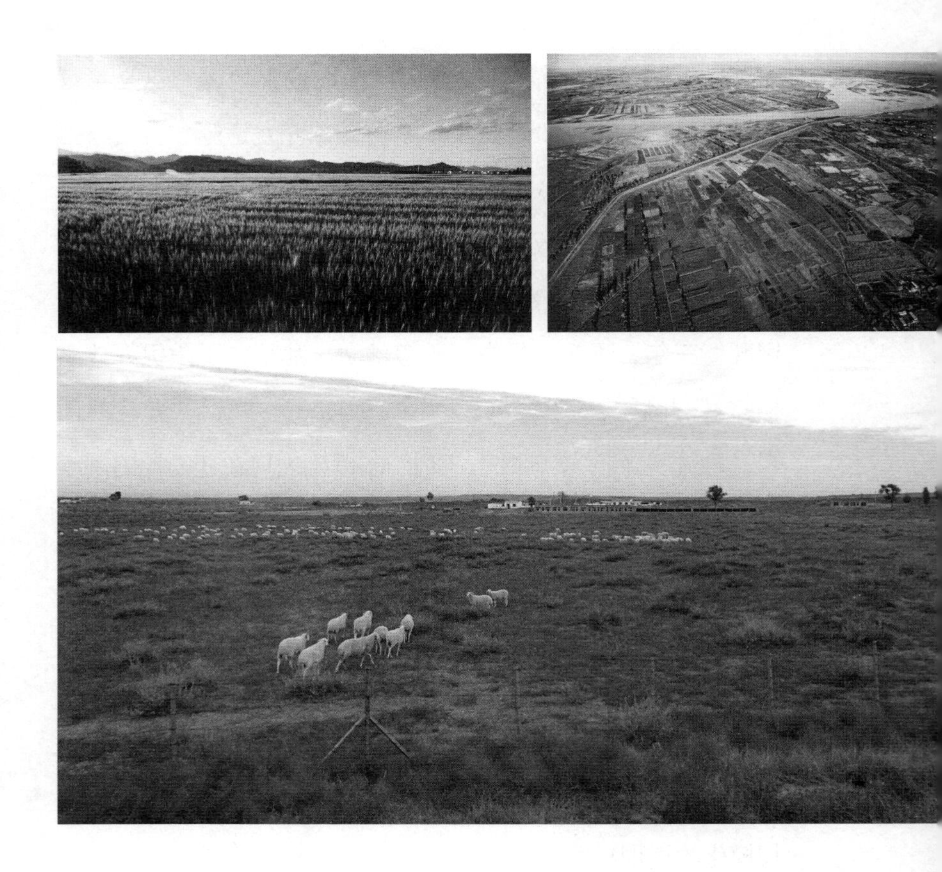

黄河河套地区今景

取高阙、陶（阳）山、北假中，筑亭障以逐戎人。徙谪，实之初县。”

第二次，秦始皇三十五年（公元前212年）。据《史记·秦始皇本纪》载：“因徙三万家丽邑，五万家云阳，皆复不事十岁。”其中，丽邑为秦始皇陵所在地，“徙三万家丽邑”是“实陵”“实关中”。云阳在今陕西省淳化县西北，秦直道自咸阳经云阳至九原，可见，徙“五万家云阳”亦属“实边”。

第三次，秦始皇三十六年（公元前211年）。据《史记·秦始皇本纪》载：“迁北河榆中三万家。”

第四次，汉武帝元朔二年（公元前127年）夏。据《汉书·武帝纪》载：“募民徙朔方十万口。”

延伸阅读

朔方即朔方郡，就是今内蒙古河套地区。战国时称为河南地以及北假，最初是赵国的领地。赵武灵王二十六年（公元前300年），赵国在此置九原郡。这是河套地区建置之始。赵国衰落后，河南地被匈奴占据。

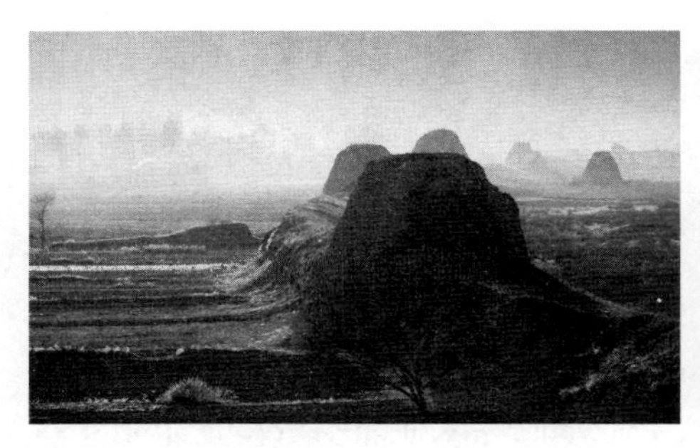
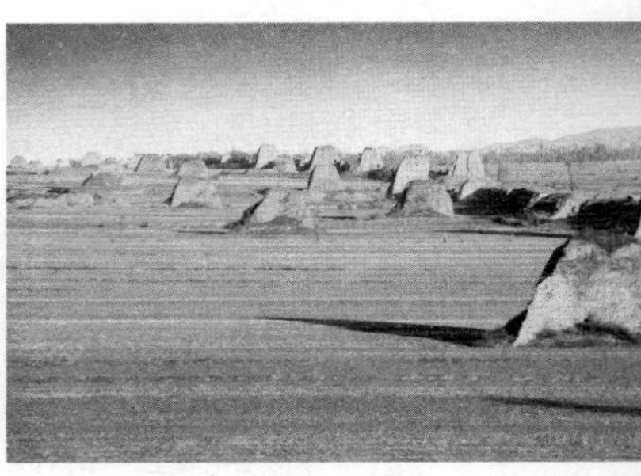
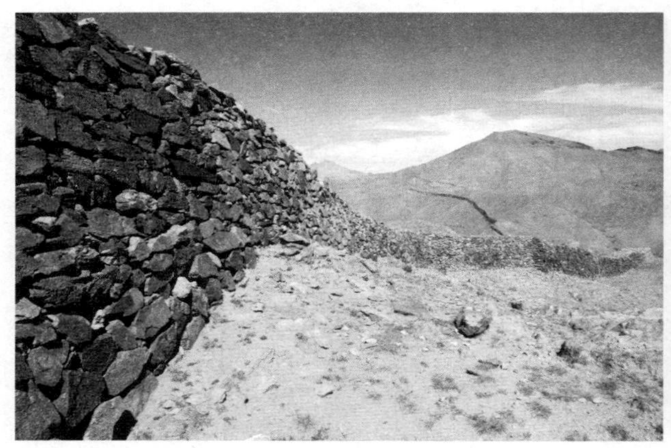
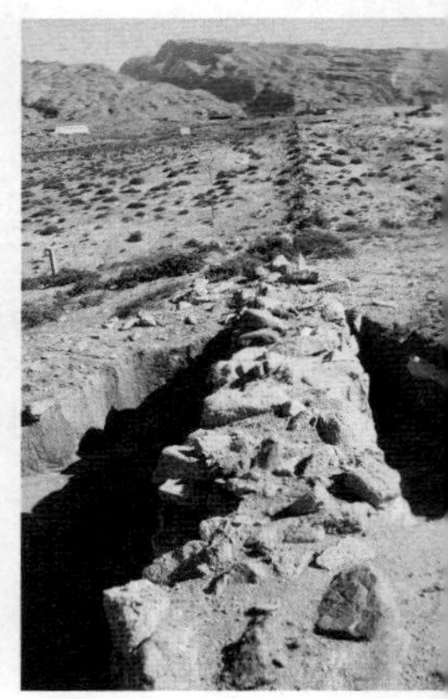

内蒙古的明长城遗址（左上、右上）

甘肃的秦汉长城遗址（左下、右下）

秦始皇三十三年（公元前 214 年），据《史记·秦始皇本纪》载："（秦始皇）使将军蒙恬发兵三十万，北击胡，略取河南地。"不过，秦末战乱时，由于戍边的秦军被调回关中，河南地守备空虚，匈奴再次乘虚而入，占领河南地。

汉武帝时期，汉朝经历了数十年的休养生息，国力强盛。汉武帝决定改变对匈奴的和亲政策，于是计划收复秦朝的边境地区——河南地。汉武帝元朔二年（公元前 127 年），匈奴侵入渔阳、上谷，杀千余人。武帝令车骑将军卫青"出云中以西，至高阙，遂略河南地，至于陇西"。河南地收复后，主父偃进言说河南地土地肥饶，非常适合屯田驻守。他建议"内省转输戍漕，广中国、灭胡之本也"。

于是，汉武帝听从了主父偃的建议，在河南地置朔方郡和五原郡，并于当年向朔方移民十万人，实现屯田驻守。有汉一朝，朔方郡作为汉朝北部边境和对匈奴的主要通道承担着重要的军事防御功能。朔方郡的东方是五原郡，西面是鸡鹿塞（在今内蒙古巴彦淖尔市磴口县沙金套海苏木太阳庙山哈隆格乃山口），北面有高阙塞（在今内蒙古巴彦淖尔市乌拉特后旗呼和温都尔镇狼山大巴图沟口）。后来，有关王昭君出塞的故事里，王昭君所出的"塞"便是朔方以西的鸡鹿塞。

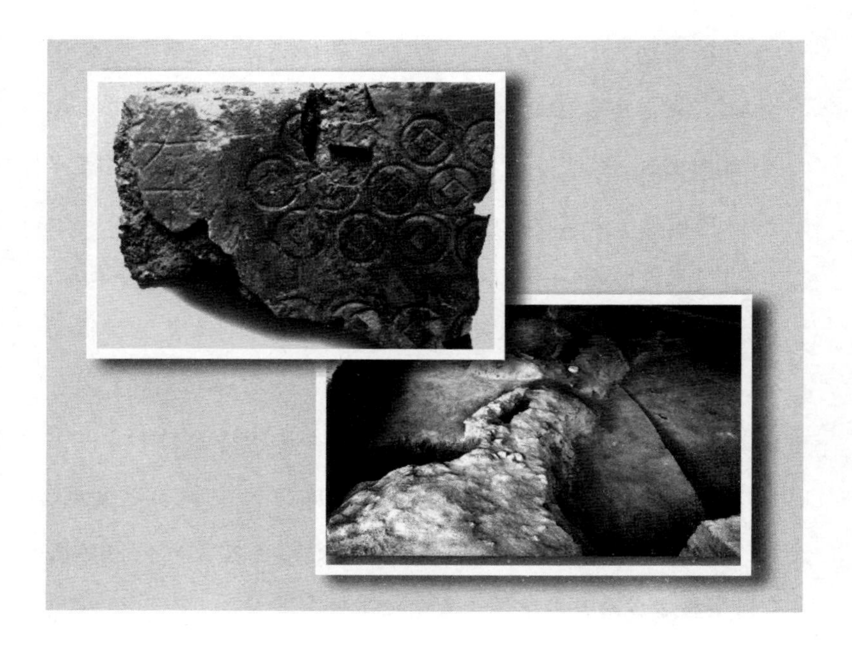

霍洛柴登古城出土的钱范（上）

霍洛柴登古城铸钱坊的遗址（下）

延伸阅读

霍洛柴登古城（汉朔方郡境内）遗址位于今内蒙古自治区鄂尔多斯市杭锦旗旗政府所在地锡尼镇西北 20 千米。

古城遗址内遍布陶片、砖瓦，还出土有大量铠甲片、铜箭头等。大量军械装备的出土表明这里曾经是汉朝抵御匈奴的驻军重镇，方圆 1.5 平方千米的古城在当时可以驻扎数万兵马。而从发掘出土的钱范、钱币实物情况看，两汉时期，朔方郡还拥有较为发达的商品经济。

第五次，汉武帝元狩四年（公元前 119 年）。据《史记·平准书》载："山东被水灾，民多饥乏，于是天子遣使者虚郡国仓廥以赈贫民。犹不足，又募豪富人相贷假。尚不能相救，乃徙贫民于关以西，及充朔方以南新秦中，七十余万口，衣食皆仰给县官。"

第六次，汉武帝元狩四年（公元前 119 年）。据《资治通鉴·汉纪十一》载："上郡、朔方、西河、河西开田官，斥塞卒六十万戍田之。"

第七次，汉武帝元狩五年（公元前 118 年）。据《史记·平准书》载："徙天下奸猾吏民于边。"

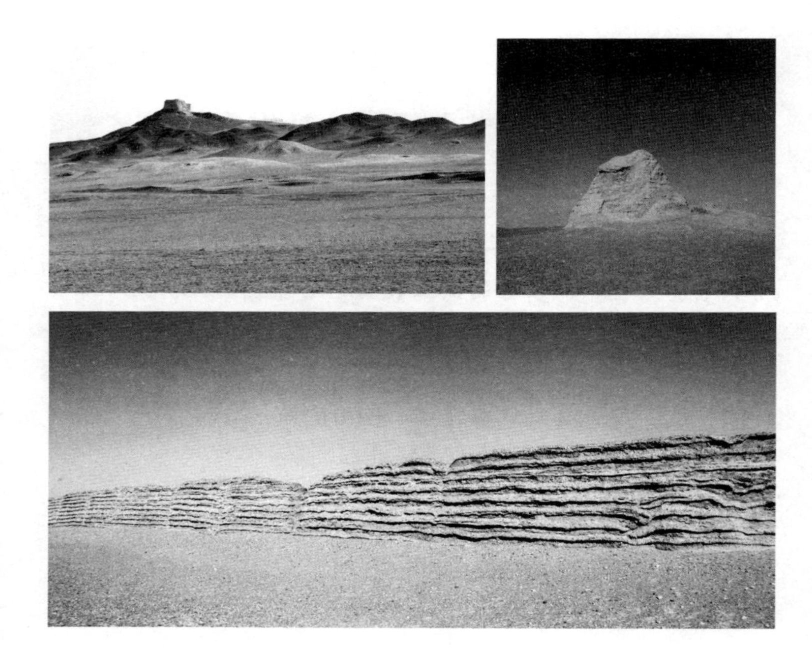

甘肃酒泉的汉长城、关隘遗址

第八次，汉武帝元鼎六年（公元前 111 年）。据《汉书·武帝纪》载："分武威酒泉地置张掖敦煌郡，徙民以实之。"

第九次，汉武帝天汉元年（公元前 100 年）。据《汉书·武帝纪》载："发谪戍屯五原。"

第十次，汉平帝朝（公元前 1 年至公元 6 年）。据《资治通鉴·汉纪二十八》载："犯者徙之西海。徙者以千万数，民始怨矣。"

第十一次，汉光武帝建武十五年（公元 39 年）。据《后汉书·光武帝纪》载："复率扬武将军马成、捕虏将军马武北击匈奴，徙雁门、代郡、上谷吏人六万余口，置居庸、常山关以东。"

第十二次，汉明帝永平九年（公元 66 年）。据《后汉书·明帝纪》载："诏郡国死罪囚减罪，与妻子诣五原、朔方占著。所在死者，皆赐妻父若男同产一人复终身。其妻无父兄独有者，赐其钱六万，又复其口。"

第十三次，汉桓帝永兴二年（公元 154 年）。据《后汉书·桓帝纪》载："减天下死罪一等，徙边戍。"

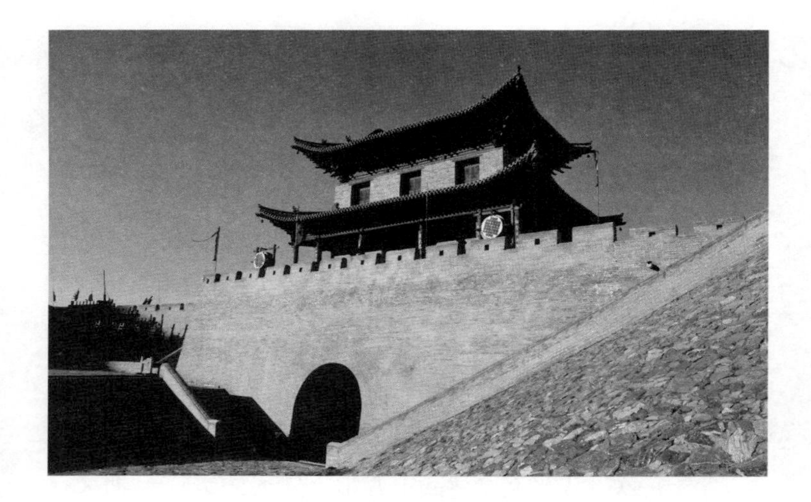

雁门关

雁门关位于山西省忻州市代县以北的雁门山中，是长城上的重要关隘，素有“天下九塞，雁门为首”之说。雁门关从战国开始就是华夏民族对抗匈奴的重要战场。在汉代的徙边政策中，雁门关所在的雁门郡是汉朝边境地区重要的人口迁入地。

其六，秦汉时期，人口迁徙的第六种表现是“被俘”。“被俘”属于强制性迁徙。

“被俘”主要发生于汉匈战争中，这属于非常规的人口迁徙形式。“被俘”的对象包括普通百姓和参战人员。自西汉初年开始，匈奴南下劫掠人口，成常态化状态。故此，匈奴劫掠人口的时间、次数和被匈奴劫掠的汉朝百姓的人数难以统计。除此种“被俘”情况外，人口规模较大的“被俘”事件都发生在汉武帝时期，具体包括 5 次：

第一次，汉武帝元朔二年（公元前 127 年）。据《汉书·卫青霍去病传》载：“青复出云中，西至高阙，遂至于陇西，捕首虏数千，畜百余万，走白羊、楼烦王。”

第二次，汉武帝元朔五年（公元前 124 年）。据《汉书·卫青霍去病传》载：“汉轻骑校尉郭成等追数百里，弗得，得右贤裨王十余人，众男女万五千余人，畜数十百万，于是引兵而还。”

第三次，汉武帝元狩四年（公元前 119 年）。据《汉书·卫青霍去病传》载：“捕首虏三万二百，获五王，王母、单于阏氏、王子五十九人，相国、将军、当户、都尉六十三人。”

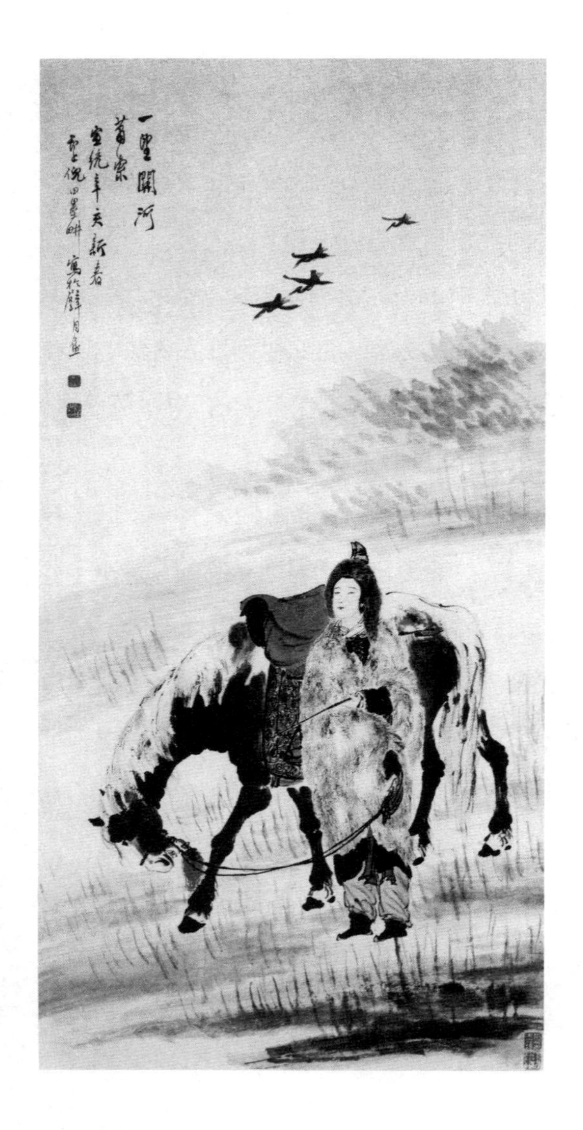

《昭君出塞图》，清，倪田

第四次，汉武帝元狩四年（公元前 119 年）。据《汉书·卫青霍去病传》载："捕稽且王、右千骑将、王、王母各一人，王子以下四十一人，捕虏三千三百三十人，前行捕虏千四百人。"

第五次，汉武帝元狩四年（公元前 119 年）。据《汉书·卫青霍去病传》载："捕呼于耆王王子以下十一人，捕虏千七百六十八人。"

第六次，汉武帝元狩四年（公元前 119 年）。据《汉书·卫青霍去病传》载："屯头王，韩王等三人，将军、相国、当户、都尉八十三人，执获丑七万有四百四十三级。"

其七，秦汉时期，人口迁徙的第七种表现是"出使"与"和亲"。"出使"与"和亲"属于强制性迁徙。

"出使"与"和亲"是汉代开始的新型的外交手段。汉武帝建元三年（公元前 138 年）张骞使团出境以前，"和亲"是唯一的"出使"形式；以后，"出使"的形式才丰富起来。不过，在"出使"的使团中，人数较多的又只有和亲使团。自汉高祖九年（公元前 198 年）使刘敬往匈奴和亲至竟宁元年（公元前 33 年）王昭君出塞，西汉共向匈奴、乌孙、龟兹、鄯善派出和亲使团 16 个（次）。

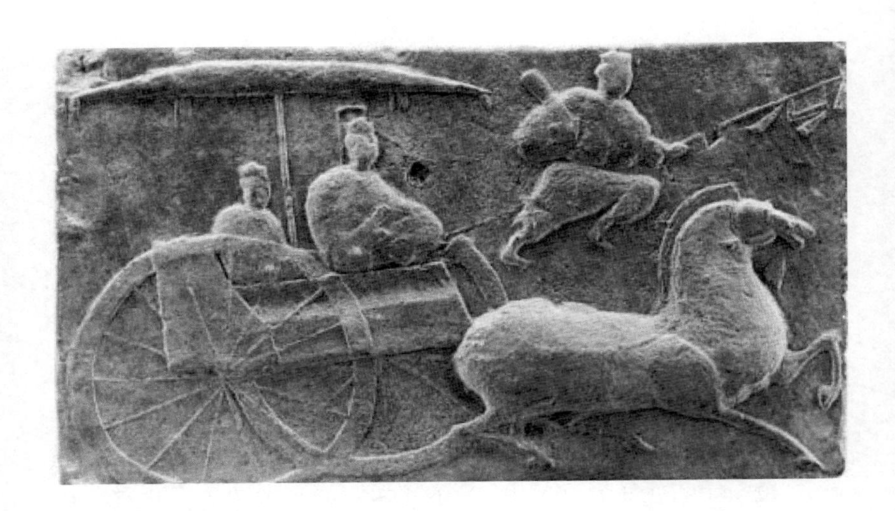

汉画像石 · 使节

东汉后，“和亲”的外交手段废止。

“出使”与“和亲”也是秦汉时期比较重要的人口迁徙形式，这一人口迁徙形式与其他形式相比，迁徙的距离、跨度最大，但参与的人口规模却小得多。

除此之外，秦汉时期还出台过一些临时性的人口政策，并由此造成了其他一些人口迁徙的形式，这些形式也属于强制性迁徙。例如，汉高祖七年（公元前 200 年），据《汉书·高帝纪》载：“太上皇思欲归丰，高祖乃更筑城寺市里如丰县，号曰新丰，徙丰民以充实之。”

凡此种种，在特殊的历史气候变化中，秦帝国、汉帝国内外的人口迁徙无论是在形式上、规模上，还是频率上都达到了史无前例的程度。正是这些人口迁徙将原本相对孤立的人类活动空间相互连接，促成了秦汉时期，特别是西汉中期以后全国性瘟疫流行的人口基础。

与秦汉时期东亚地区的人类活动一样，在地理气候的变化中，鼠类动物群体也进行了惊人的历史迁徙和南北相交，而这一迁徙的主体应为褐家鼠族群。

褐家鼠的适应能力极强，目前在中国有 4 个亚种分布在除西藏外的所有省份，几乎所有的人居环境内都有褐家鼠的存在。它是世界范围内最主要的害鼠，繁育力极强。此外，

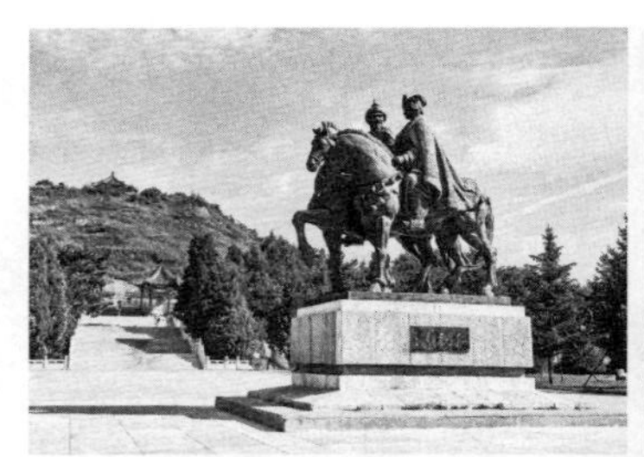

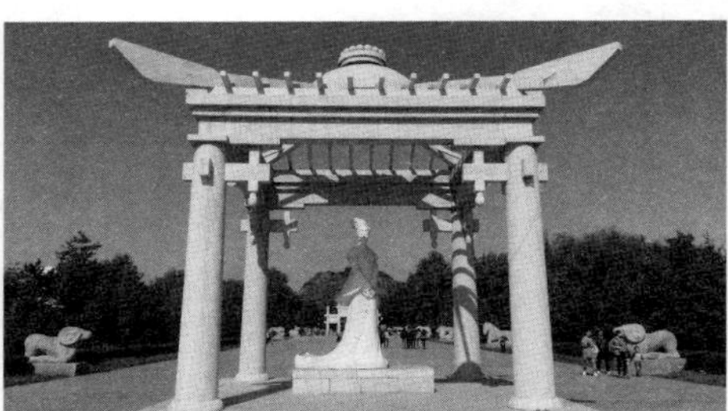

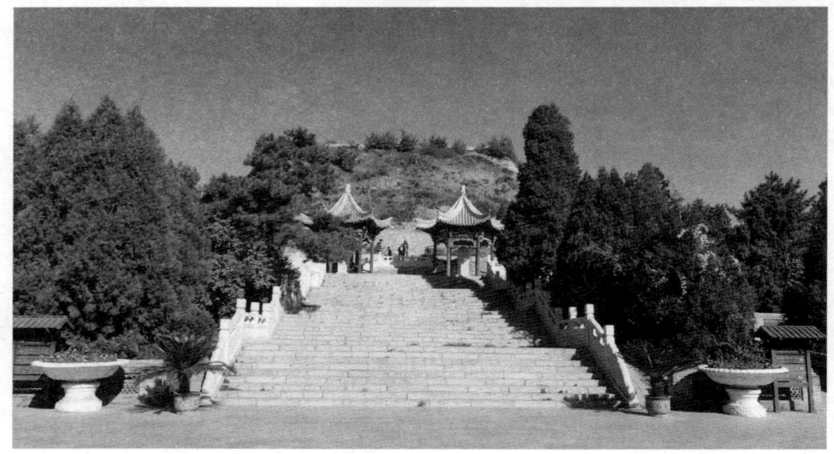

内蒙古自治区呼和浩特市南郊九公里大黑河南岸的昭君墓

它对食品贮藏的危害很大。同时，它还是多种恶性传染病的主要宿主，因此无论在历史上还是当下，它都对人类社会构成极大的威胁。

由于鼠类通常都有比较固定的栖息地，因此，根据栖息地的不同，鼠类又可划分为家栖鼠和野栖鼠两类，而褐家鼠就是最典型的家栖鼠。

褐家鼠又称大家鼠，无论在历史上还是当今，它都是鼠类中分布最广、最为典型的人类活动的寄生鼠类。秦汉及南北朝时期频发瘟疫、疫灾，引发瘟疫流行的传染病种类繁多，但一些高致病性、高致死率的传染病，如上文所论证的，引发建安大瘟疫的传染病克里米亚－刚果出血热和鼠疫都是鼠媒或有鼠媒参与的虫媒传染病，而引发这些疾病的动物宿主，特别是在华夏农耕区内的主要宿主动物应该就是褐家鼠。因此，如果能够打破人类中心观，如同以媒体为中心的传播学研究一样去研究鼠类，特别是褐家鼠在两汉时期的种群迁徙，并将已知的绝大部分疫灾作并案研究，就能最大程度地还原生态历史的真实。而显然，目前的历史文献，不可能获得充分的秦汉褐家鼠的种群迁徙资料。但是，参考当下相似环境的情景模拟，或许就可以呈现历史中褐家鼠种群的迁徙与影响。

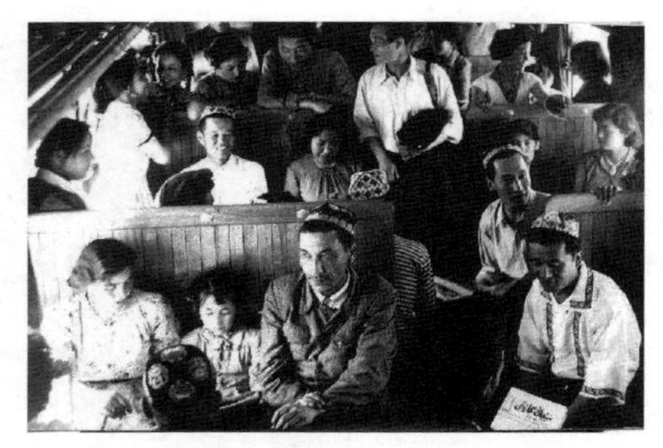

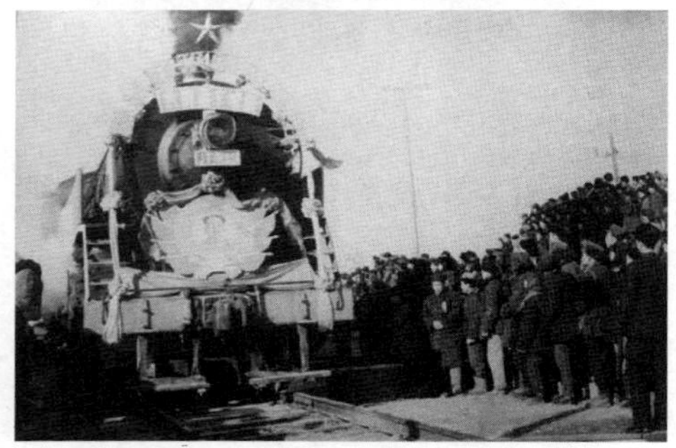

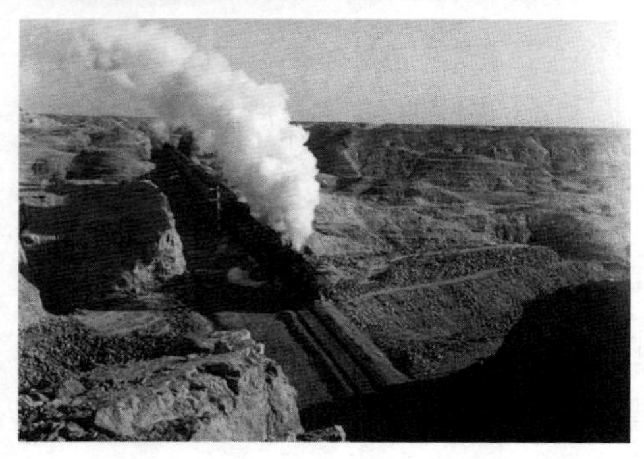

兰新铁路通车

20 世纪 70 年代中期，随着兰新铁路的贯通，褐家鼠开始通过铁路入侵新疆，并从铁路沿线逐渐扩展至新疆内陆干旱地区。1980 年起，动物学界开始持续高度关注这一事件，并通过种群生命表等方式对褐家鼠的入侵线路及其在干旱地区的生存能力展开系统分析，而相关研究成果亦在很大程度上为解决后来开通的青藏铁路在防止褐家鼠入侵的问题提供了巨大帮助。[1] 从 2000 年至 2006 年，新疆大学生命科学与技术学院颜赛勋等学者在野外捕捉褐家鼠并测得该种群的内禀增长率为 0.2789/ 年，年周限增长率为 1.3217，世代时间为 2.623 年，种群经一世代的净增殖率为 2.0782。另通过对新疆干旱区褐家鼠生命表统计，分析得出褐家鼠种群死亡的两个波峰分别发生于幼鼠的第一个越冬期和成鼠的衰老期。[2] 以上统计及数据说明，褐家鼠不但能够借助人类交通工具实现种群的迁徙，而且即便是在干旱的温带，只要其迁入地的人类活动足够活跃，能够为其生存提供必要的食物保证，褐家鼠

1　参见于心、张金桐、叶瑞玉等：《新疆铁路沿线和列车上鼠类种属组成及其变迁——褐家鼠在新疆的发现》，《动物学研究》1980 年第 1 期，第 135 页至 138 页；张大铭、张富春、马合木提等：《新疆的公交发展与褐家鼠的扩散》，《内陆干旱区动物学集刊》1993 年第 1 期，第 90 页至 92 页；钟国强、吴忠文：《新疆乌苏县首次发现褐家鼠》，《干旱区研究》1991 年第 1 期，第 72 页；艾尼瓦尔、张大铭：《褐家鼠种群年龄结构稳定性的初步研究——新疆第四届青年学术年会论文集》，新疆人民出版社，2002 年，第 121 页至 123 页等。

2　颜赛勋、张艺、马合木提·哈力克、艾尼瓦尔·吐米尔：《新疆褐家鼠种群生命表及其在干旱区的生存能力分析》，《生物学杂志》2006 年第 1 期，第 32 页。

同样可以保持旺盛的生命力。同时，褐家鼠死亡年龄的统计还表明，作为外来入侵物种的褐家鼠在新疆本地没有天敌，基本都属于正常死亡，因此，在食物充足的情况下，寒冷可能是唯一能够减缓却无法遏制种群增殖的自然因素。

新疆地处温带大陆性气候带，与后来入侵的褐家鼠不同，旱獭是温带草原、荒原荒漠的原著鼠类，也是在该地区内分布最广的宿主动物。（19 世纪末 20 世纪初的第三次鼠疫大暴发——东北鼠疫——最初就是由旱獭将鼠疫杆菌传染给满洲里地区猎人，继而实现大范围人际传播的。）旱獭与其寄生蚤类共同形成的复合媒介从 20 世纪初即被宿主动物学界高度关注，仅以鼠疫杆菌的传播为例，在 1982 年至 1995 年每年 5 月至 9 月间甘肃张掖西水鼠疫疫区的检测研究中，在旱獭体外检测出的 3705 组寄生虫中，科研人员共分离出鼠疫菌 33 株，平均检出率为 0.89%。不同年度检出率有明显差异（$P < 0.005$）。旱獭体外寄生虫检菌多少与宿主动物检菌情况成正相关。即旱獭动物鼠疫流行的高峰年度，媒介昆虫的检菌率也较高，随着宿主动物检菌数量的减少，媒介昆虫的检菌率也相应减低。[1] 而值得注意的是，旱獭常见的寄生蚤类如斧形盖蚤、谢氏山蚤、腹窦纤蚤的几个亚种等

1 张安宁、李愈佳、戎宾国、袁彪：《旱獭寄生蚤数量动态与动物鼠疫流行的关系》，《地方病通报》2000 年第 2 期，第 36 页。

在自然环境下亦均可在褐家鼠身上寄生。

当代对褐家鼠进行统计调查的新疆阿克塔什、乌苏、吐鲁番等地，以及对旱獭寄生蚤类动态普查的甘肃西水均属于温带大陆性气候带，而关于古代西域、匈奴的气候、物候记载颇丰，如《汉书 · 西域传》载："鄯善国，本名楼兰……地沙卤，少田，寄田仰谷旁国。国出玉，多葭苇、柽柳、胡桐、白草。民随畜牧逐水草，有驴马，多橐它。"这说明，古代匈奴、西域亦属于温带大陆性气候，与今日之新疆、甘肃西部的气候极为接近。而从蒙古西伯利亚高原至中亚地区，正是包括鼠疫、克里米亚 – 刚果出血热在内的多种鼠媒、虫媒传染病的自然疫源地。

因此，由相同气候的情景模拟可知，原产于东南亚的褐家鼠种群在公元前 8 世纪至公元 1 世纪（约为春秋至东汉前期）的温暖期不断向北迁徙，而是时，华夏文明内空间的物流调配、人口流动较为频繁，这无疑为褐家鼠分布扩大至整个亚热带地区提供了便捷的条件和优越的寄生环境。

随着公元前 1 世纪至公元 6 世纪（约为西汉后期至南北朝）的亚热带南移，北方游牧文明和南方农耕文明之间的人口低密度缓冲带被不断压缩，频繁的人口迁徙以战争的方式表现出来，而通过人口频繁迁徙，褐家鼠北上的历史进程被大

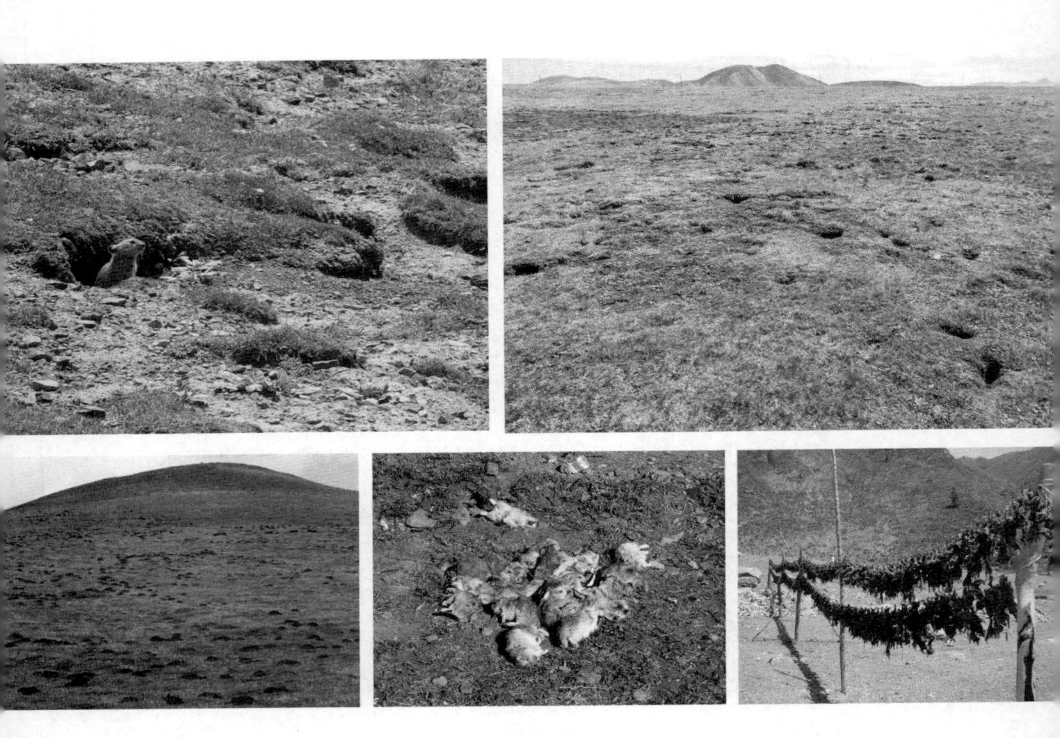

大陆地区的鼠类（左上）

草原上的鼠洞（右上、下左）

草原鼠灾（下中、下右）

大地提前了，这使得自然环境中可能在中古时期中后期才会出现的“褐家鼠与旱獭的相遇”早在公元前 1 世纪即已完成。

通过共同的虫媒，原本生活在热带、亚热带农耕区的褐家鼠成为和旱獭一样的，温带大陆性传染病的宿主，但与旱獭不同的是，褐家鼠与人居环境高度重合，褐家鼠的适应能力极强、繁育力惊人、种群迁徙跨度巨大。依赖于高密度的人口分布和高密度的褐家鼠分布，频繁的大规模疫灾才得以长时间存在。

目前，一些学者认为汉末及魏晋南北朝的疫灾是由于汉匈战争，通过汉军带回汉地的；这种传播方式不可否认，但绝非主要渠道。

其一，古代行军时间很长，而传染病发病率通常又与气温变化有关，加之两汉时军中已具有一定的防疫意识，某一种传播速度快，致死率高的传染病从西域或匈奴境内在军中流行并一直延续至班师回朝，这样的可能性不大。

其二，某些恶性的传染病以一年、数年或十数年为周期，在同一地域内反复暴发，比如历史上的三次鼠疫大暴发中的后两次，即欧洲中世纪的黑死病和 19 世纪末 20 世纪初的第三次鼠疫大暴发，分别都是由不同区域内的数次阶段性鼠疫流行构成的，它们能够被认定为一次鼠疫大暴发，也就是同一次鼠疫的不同阶段，是因为有足够的证据表明这几次阶段性的流行之间具备传播关系。那么，在某一种流行病的休眠期，病原体并没有在人类社会、在人体中广泛传播，它们就必须依赖庞大的宿主动物种群为其繁殖提供生存空间。显然，正是这些庞大的宿主动物种群为相关病原体提供了大范围传播和周期性流行的物质基础。而秦汉时期导致了一些如建安大瘟疫一样的传染病，其病原体大范围传播的基础很可能是褐家鼠族群的迁徙，即便是考虑到军队行军和其他人口迁徙的途径同样可以实现一些传染病的人际传播，其最主要的传播渠道也还是褐家鼠族群的迁徙。

气候变化下人类群体与鼠类族群的迁徙，正是导致秦汉时期中国瘟疫、疫灾频发的根本原因。

主要参考书目

黄寿祺、张善文撰.《周易译注》. 北京：中华书局，2016.

（唐）孔颖达撰.《宋本尚书正义》. 北京：国家图书馆出版社，2017.

程俊英译注.《诗经译注》. 上海：上海古籍出版社，2012.

（清）孙诒让撰，王文锦、陈玉霞注释.《周礼正义》. 北京：中华书局，2013.

（汉）何休解诂，（唐）徐彦疏.《春秋公羊传注疏》. 上海：上海古籍出版社，2014.

杨伯峻编著.《春秋左传注》. 北京：中华书局，2016.

黄侃批校.《黄侃手批尔雅义疏》. 北京：中华书局，2006.

（唐）孔颖达撰.《影印南宋越刊八行本礼记正义》. 北京：北京大学出版社，2015.

（清）焦循撰，沈文倬点校.《孟子正义》. 北京：中华书局，2017.

（清）阮元校刻.《十三经注疏》. 北京：中华书局，2009.

张志烈、马德富、周裕锴主编.《苏轼全集校注》. 石家庄：

河北人民出版社，2012.

俞绍初校.《建安七子集》. 北京：中华书局，2016.

姚春鹏译注.《黄帝内经》. 北京：中华书局，2014.

（汉）张仲景.《伤寒论》. 北京：人民卫生出版社，2005.

（清）马骕著，王利器整理.《绎史》. 北京：中华书局，2002.

（清）王先慎集解.《韩非子集解》. 北京：中华书局，2013.

李若晖撰.《老子集注汇考》（第一卷）. 上海：上海辞书出版社，2015.

（汉）许慎撰，（宋）徐铉校订.《说文解字》. 北京：中华书局，2013.

郭沫若主编，胡厚宣总编辑.《甲骨文合集》. 北京：中华书局，1982.

（民国）余云岫编著，张苇航、王育林点校.《古代疾病名候疏义》. 北京：学苑出版社，2012.

（汉）扬雄撰，（晋）郭璞注.《方言》. 北京：中华书局，2016.

李冬鸽.《〈释名〉新证》. 上海：上海古籍出版社，2014.

（清）钱大昭撰.《广雅疏义》. 北京：中华书局，2016.

（东周卢国）秦越人著，（三国吴）吕虞等注，（北宋）王惟一集注.《难经集注》. 北京：学苑出版社，2014.

（汉）班固撰.《汉书》. 北京：中华书局，2016.

（汉）司马迁撰，（宋）裴骃集解，（唐）司马贞索隐，（唐）

张守节正义.《史记》. 北京：中华书局，2014.

王明撰.《抱朴子内篇校释》. 北京：中华书局，1985.

陈宏天、赵福海、陈复兴.《昭明文选译注》. 长春：吉林文史出版社，2007.

许维遹撰，梁运华整理.《吕氏春秋集释》. 北京：中华书局，2017.

朱熹集注.《宋端平本楚辞集注》. 北京：国家图书馆出版社，2017.

邓云特.《中国救荒史》. 北京：商务印书馆，2011.

陈高傭编著.《中国历代天灾人祸（分类统计）表》（全三册）. 北京：北京图书馆出版社，2007.

（南朝宋）范晔撰著，（唐）李贤等注.《后汉书》. 北京：中华书局，2000.

（汉）刘珍等撰，吴树平校注.《东观汉记校注》. 北京：中华书局，2008.

袁宏.《后汉纪》. 长春：吉林出版集团股份有限公司，2005.

（晋）陈寿撰，（南朝宋）裴松之注，钱剑夫整理.《三国志集解》. 上海：上海古籍出版社，2012.

（宋）司马光编撰，沈志华今译，张宏儒主编.《资治通鉴》. 北京：中华书局，2009.

顾颉刚、史念海.《中国疆域沿革史》. 北京：商务印书馆，2015.

王锦秀译注．《救荒本草译注》．上海：上海古籍出版社，2015.

陈纪藩译．《金匮要略》．北京：人民卫生出版社，2011.

张雷编著．《马王堆汉墓帛书〈五十二病方〉集注》．北京：中医古籍出版社，2017.

（清）吴瑭著，南京中医药大学温病学教研室整理．《温病条辨》．北京：人民卫生出版社，2005.

（元）王履撰，邢玉瑞、阎咏梅注释．《医经溯洄集》．上海：上海浦江教育出版社，2011.

（南朝梁）刘勰著，詹锳义证．《文心雕龙义证》．上海：上海古籍出版社，1989.

（意）乔万尼·薄伽丘著，逯士博译．《十日谈》．北京：作家出版社，2015.

（隋）巢元方著，宋白杨校注．《诸病源候论》．北京：中国医药科技出版社，2011.

（清）郭庆藩撰，王孝鱼点校．《庄子集释》．北京：中华书局，2013.

（清）彭定求等编．《全唐诗》．上海：上海古籍出版社，1986。

（宋）陆佃著，王敏红校点．《埤雅》．杭州：浙江大学出版社，2008.

（汉）宋衷注，（清）秦嘉谟等辑．《世本八种》．北京：国家图书馆出版社，2008.

（宋）李昉编纂，夏剑钦校点 .《太平御览》. 石家庄：河北教育出版社，1994.

（唐）柳宗元 .《柳宗元集校注》. 北京：中华书局，2013.

（宋）洪迈、何卓点校 .《夷坚志》. 北京：中华书局，2006.

（唐）释玄奘译，（唐）释辩机撰 .《宋思溪藏本大唐西域记》. 北京：国家图书馆出版社，2017.

（古罗马）塔西佗著，贺严、高书文译 .《罗马帝国编年史》. 北京：中国社会科学出版社，2007.

（北齐）魏收 .《魏书》. 北京：中华书局，2017.

（唐）姚思廉撰、熊清元校注 .《梁书》. 成都：巴蜀书社，2013.

（美）亨廷顿著，王彩琴、葛莉译 .《亚洲的脉搏》. 乌鲁木齐：新疆人民出版社，2013.

杨寄林编 .《太平经》. 北京：中华书局，2013.

（唐）房玄龄 .《晋书》. 北京：中华书局，2015.

黄怀信等撰 .《逸周书彙校集注》. 上海：上海古籍出版社，2010.

（宋）罗泌 .《路史》. 北京：国家图书馆出版社，2003.

（宋）宋敏求撰 .《长安志长安志图》. 西安：三秦出版社，2013.

（北魏）郦道元 .《水经注》. 北京：线装书局，2016.

何宁 .《淮南子集释》. 北京：中华书局，1998.

（西汉）刘向集录，范祥雍笺证，范邦瑾协校.《战国策笺证》.上海：上海古籍出版社，2006.

陈桐生译注.《国语》.北京：中华书局，2013.

范祥雍订补.《古本竹书纪年辑校订补》.上海：上海古籍出版社，2011.

黄晖撰.《论衡校释（附刘盼遂集解）》.北京：中华书局，2017.

（唐）魏徵等撰.《隋书》.北京：中华书局，1973.

（汉）贾谊撰，阎振益、钟夏校注.《新书校注》.北京：中华书局，2014.

（汉）刘歆等撰，王根林点校.《西京杂记》.上海：上海古籍出版社，2012.

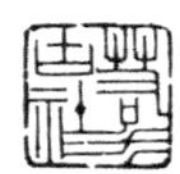

「若水古社」高高国际国学品牌

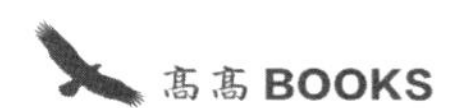

大瘟疫：病毒、毁灭和帝国的抗争

总 策 划 | 高　欣
品牌运营 | 孙　莉
出版统筹 | 陈　静
销售总监 | 彭美娜
执行编辑 | 万雄飞
营销编辑 | 王晓琦
装帧设计 | 高高国际
版式编辑 | 周　芳
制作编辑 | 李　雁

微信公号 | 高高国际
天猫旗舰 | 高高图书专营店
直销服务 | 010-65709800

全媒体策划 | 刘子华　李晓东
媒 体 统 筹 | 滴川（上海）文化传播工作室　华声工作室
媒 体 支 持 | 新华网

法律顾问 | 北京市百瑞律师事务所　贺芳 律师